Dr. rer. pol. Edgar Alexander Forster

# Kreuz und Äskulap

Literareon

Dr. rer. pol. Edgar Alexander Forster

# Kreuz und Äskulap
## Drei Heiler

Pfarrer Joseph Friedrich Forster (1790–1875)
Professor Dr. med. Johann Friedrich Forster (1800–1858)
Alexander Fürst von Hohenlohe (1794–1849)

Literareon

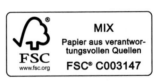

Bibliografische Information der Deutschen Nationalbibliothek:
Die Deutsche Nationalbibliothek verzeichnet diese Publikation in der Deutschen Nationalbibliografie.
Detaillierte bibliografische Daten sind im Internet über http://dnb.d-nb.de abrufbar.

Titelabbildung: inkje | photocase.de *und* Pixi | Fotolia.com

© 2014 Edgar Forster

Printed in EU
Literareon im Herbert Utz Verlag GmbH
Tel. 089 – 30 77 96 93 | www.literareon.de

ISBN 978-3-8316-1725-8

Gewidmet meiner verstorbenen Frau
Dr. med. dent. Hedwig Maria Theresia Forster,
geb. Szilard (ererbt: Stieger)
Zahnärztin & Psychotherapeutin
1951–2007

Vox audita perit, littera scripta manet

# Inhaltsverzeichnis

Vorwort – Kreuz und Äskulap . . . . . . . . . . . . . . . . . . . . . . . . . . . . 9

1. Herkunft der Heiler . . . . . . . . . . . . . . . . . . . . . . . . . . . . . . . . . 11
   1.1 Wie ich zum Thema kam . . . . . . . . . . . . . . . . . . . . . . . . . 11
   1.2 Die Familie Forster von Auerbach . . . . . . . . . . . . . . . . . . 17
   1.3 Auerbach – Amberg – Bamberg – Nürnberg . . . . . . . . . . . 21
   1.4 Bamberg . . . . . . . . . . . . . . . . . . . . . . . . . . . . . . . . . . . . . . 30

2. Der fürstliche Heiler: Alexander von Hohenlohe . . . . . . . . . . . 34
   2.1 Lebensskizze . . . . . . . . . . . . . . . . . . . . . . . . . . . . . . . . . . . 34
   2.2 Erste Heilungen . . . . . . . . . . . . . . . . . . . . . . . . . . . . . . . . 37
   2.3 Hohenlohe und Forster . . . . . . . . . . . . . . . . . . . . . . . . . . 40
   2.4 Berichte, Kritik und Lob . . . . . . . . . . . . . . . . . . . . . . . . . 43
   2.5 Der Abgang . . . . . . . . . . . . . . . . . . . . . . . . . . . . . . . . . . . 50

3. Der Geistliche Heiler: Pfarrer Forster . . . . . . . . . . . . . . . . . . . . 54
   3.1 Die Person . . . . . . . . . . . . . . . . . . . . . . . . . . . . . . . . . . . . 54
   3.2 Das Pfarramt . . . . . . . . . . . . . . . . . . . . . . . . . . . . . . . . . . 59
   3.3 Die Gebetsheilungen . . . . . . . . . . . . . . . . . . . . . . . . . . . . 69
   3.4 Finanzen, Spenden und Wohltaten . . . . . . . . . . . . . . . . . 96
   3.5 Die Wirkung über die Zeit . . . . . . . . . . . . . . . . . . . . . . . . 98

4. Der ärztliche Heiler: Professor Forster . . . . . . . . . . . . . . . . . . . 114
   4.1 Die Universität in Landshut 1821–1824 (LMU) . . . . . . . . 115
       4.1.1 Die neue alte Landesuniversität . . . . . . . . . . . . . . 115
       4.1.2 Lehre und Professoren . . . . . . . . . . . . . . . . . . . . . 117
       4.1.3 Stipendien . . . . . . . . . . . . . . . . . . . . . . . . . . . . . . 119
       4.1.4 Promotion 1824 . . . . . . . . . . . . . . . . . . . . . . . . . . 120
   4.2 Der Arzt 1825–1832 . . . . . . . . . . . . . . . . . . . . . . . . . . . . . 122
       4.2.1 Unikliniken Landshut und München . . . . . . . . . . 122

    4.2.2 Blatternarzt ............................................. 123
    4.2.3 Leibarzt Graf August Rechberg Mindelheim ......... 125
    4.2.4 Gerichtsarzt Starnberg ............................. 128
4.3 Professor 1832–1843 ........................................... 129
    4.3.1 Die chirurgische Schule ............................ 129
    4.3.2 Die Baderschule .................................... 144
    4.3.4 Der Niedergang ..................................... 150
    4.3.3 Ehe und Familie .................................... 155
    4.3.4 Der Niedergang ..................................... 158
    4.3.5 Typhus ............................................. 161
    4.3.6 Universität München (LMU) ......................... 170
        4.3.6.1 Katholische Politik ........................ 170
        4.3.6.2 Der Eklat 1841/42 .......................... 171
        4.3.6.3 Kämpfe zur Berufung ........................ 176
        4.3.6.4 Berufung und Entlassung ................... 179
        4.3.6.5 Medizinische Bewertung .................... 184
4.4 Gerichtsarzt in Freising 1843–1855 ........................ 189
    4.4.1 Der Amtsarzt: Armut, Pocken, Gericht, Chirurgie ... 189
    4.4.2 Die Cholera ........................................ 202
4.5 Der Ausklang 1855–1858 ...................................... 211
    4.5.1 Pensionierung und Tod ............................. 211
    4.5.2 Die Familie ........................................ 212
    4.5.3 Nachhall ........................................... 214

5. Die Heiler in ihrer Zeit: Kirche, Medizin, Kultur, Staat, Hochschule ............................................................. 217

Literaturliste ...................................................... 225

Anmerkungen ........................................................ 245

# Vorwort – Kreuz und Äskulap

## Drei Heiler

Die drei verbundenen Biografien sind eingebettet in stürmische Veränderungen des bayerischen Staates, der Medizin, der Universitäten und Hochschulen, auch der Kirchen und ihrer Gläubigen. Die Wandlungsprozesse werden für das Königreich Bayern beschrieben in ihrem Einfluss auf das Leben der drei Heiler, aber sie wirkten darüber hinaus in die Länder Europas und selbst in die USA. Manche Folgen fühlen wir bis in unsere Zeit. Die katholische Kirche verlor ihre Bindung an die Aristokratie, kämpfte sodann gegen staatliche Bevormundung und endete im isolierenden Ultramontanismus und Integralismus. Auf der anderen Seite zog sie sich aus dem Gebiet der Heilung zurück und beschränkte sich auf die Bewirkung des Heils, zwei Begriffe, die Jahrtausende nicht nur sprachlich zusammenhingen. Die Medizin entwickelte sich zur Naturwissenschaft, aber immer am Rande begleitet von Geistheilung und alternativen Methoden. Wissenschaft und Hochschulen gewannen und befreiten sich, aber ohne Wunder werden wir nicht leben. Das Buch handelt von verbundenen Biografien, zwei Wunderheilern und einem Arzt, verbunden durch Verwandtschaft und Freundschaft. Die beschriebene Zeit führt durch die Aufklärung und Revolutionsperiode, die am Mittelalter orientierte Romantik, die mit Restauration, Romantik und Biedermeier beschrieben wird, hin zur Moderne, die durch die Stärkung von Naturwissenschaft und Bürgerbeteiligung beschrieben wird. Diese geistigen Strukturen und Entwicklungen prägen die Biografien.

Drei Heiler, zweimal Forster! Entstand hier eine Forster-Familiensaga? So fingen die Recherchen zwar vor Jahrzehnten an, das fertige Buch hat mich in seinen weitgreifenden Ergebnissen zum Schluss selbst erstaunt. Aus der Familiengeschichte entwickelte sich im Verlauf meiner jahrelangen Quellen- und Literaturstudien eine Zeitreise in und durch das junge Königreich Bayern, die sich um die drei Akteure rankt. Daher der Titel

„Kreuz und Äskulap"! Die Wirkungen der geistlichen Heiler aber greifen aus in viele Länder. Mit rückwärtsgewandter Romantik ist das alles nicht zu erklären. Sie beherrschte das 19. Jahrhundert auch nur kurze Zeit.

Die politische Historie spielt mit durch die großen Handelnden: seine Majestät König Ludwig I. von Bayern, seine Exzellenz den k. Minister des Inneren Karl von Abel, seine Magnifizenz, den Herrn k. Obermedizinalrat Prof. Dr. Johann Nepomuk von Ringseis und viele andere Celebritäten des Zeitalters; doch ohne seine Durchlaucht, den Fürsten Alexander von Hohenlohe-Waldenburg-Schillingsfürst, Bischof von Sardica, sind das Buch und seine Geschichte(n) um „Kreuz und Äskulap" nicht denkbar. Er ist der Initiator oder ist es gar der Bauer Martin Michel oder noch früher Pfarrer Johann Joseph Gaßner (auch Gassner)? Welche Parallelgestalten existierten?

Fürst Alexander Hohenlohe ist der bekannteste und bis heute umstrittenste der drei Heiler. Über ihn wurde bis heute viel publiziert. Auch über die Brüder Forster wurde mehr geschrieben, als ich je erwartete. Pfarrer Josef Forster und Professor Johann Forster bemühten sich ihr Leben lang, kranken, geplagten und gedrückten Menschen in ihrer Not zu helfen mit den Mitteln ihres Fachs und Könnens auf dem damaligen, heute als beschränkt und bescheiden beurteilten, Wissensstand. Beide blieben in ihren lebenslangen Anstrengungen nicht erfolglos, sind aber eingebunden in ihre Zeit und die kirchlichen und politischen Widerstände. Prominenz haben sie offensichtlich nicht angestrebt. Heutigen theologischen und medizinischen Maßstäben können zwar beide nicht genügen, aber sie faszinieren mich und hoffentlich auch Sie, die Leser.

# 1. Herkunft der Heiler

## 1.1 Wie ich zum Thema kam

Im Sommer 1949, im Alter von fünf Jahren, fuhr ich in der Dampfeisenbahn mit dem Opa zum ersten Mal von Passau, meinem Geburtsort, nach Auerbach in der Oberpfalz. Dieses Städtchen war die Geburts- und Heimatstadt meines Großvaters Josef Forster (1889–1967), in die er im Urlaub immer wieder gern zurückkehrte. Zwölf seiner Geschwister waren ins Erwachsenenalter gekommen und kamen – soweit sie noch lebten – mit ihren Ehepartnern, ihren Kindern und Schwiegerkindern und der Generation der Enkel, zu der ich gehörte, in Auerbach immer wieder zusammen. Man übernachtete bei den Verwandten oder kam auf einen Tagesbesuch aus Nürnberg oder Bamberg angereist. So trafen sich alle Verwandten, bis zu fünfzig Personen, nach Wanderungen, Schwammerlsuchen und Himbeerreißen in den großen Biergärten der *Hohen Tanne*, in *Stein am Wasser* oder bei der *Rußhütte*. Vom Wirtshaus *Hohe Tanne* konnte, wer wollte, mit dem Dampfbockerlzug nach Hause fahren. Das genoss ich doch sehr; Bahnfahren war schon immer eine meiner Leidenschaften. Unter den alten Obstbäumen in der *Hohen Tanne* sprachen die Großonkel und -tanten von ihren längst verstorbenen Großonkeln und -tanten. Ich muss gestehen, es interessierte mich fünf- oder zehnjährigen Buben herzlich wenig. Heute ärgere ich mich darüber, dass ich so wenig aufgepasst habe. Aber die folgende Geschichte vom alten Pfarreronkel haftet doch noch fest in meinem Gedächtnis.

Diese eine Episode über Pfarrer Joseph Forster ist schnell erzählt: Im Jahre 1868 verheerte ein großer Stadtbrand Auerbach in der Oberpfalz, die Heimatstadt des Pfarrers Forster, in dem 107 Wohnhäuser und 146 Städel verbrannten. Auch das Durweberhaus, der Stammsitz der Familie Forster seit 1665, fiel dem Feuer zum Opfer.[1] Mein Urgroßvater Johann Georg Forster besuchte seinen Onkel, den Pfarrer Joseph Forster, in Hüttenheim, um ihn um finanzielle Unterstützung für den Wiederaufbau zu bitten. In unverfälschtem Oberpfälzisch fragte der Pfarrer: „Wie bist du hierher gekommen?" Mein Urgroßvater, damals dreißig Jahre alt, antwortete: „Mit der Eisenbahn!" Da gab der Pfarrer zurück: „Du hättest in deinem Alter ruhig zu Fuß gehen können." Die Entfernung betrug aber fast 200 Kilometer. Nichtsdestoweniger gab der Pfarrer reichlich, den Verwandten und den Auerbachern.

In der Stadt Auerbach zeigte mir der Opa noch die Erinnerungstafel an Pfarrer Josef Forster und Professor Johann Friedrich Forster, die an ihrem einstigen Geburts- und Wohnhaus angebracht war. Das Geburtshaus von Joseph und Johann Forster, Nr. 49, wurde 1953 abgerissen,[2] weil eine verbreiterte Zufahrt zur Altstadt von Auerbach gebaut wurde.

Im September 1977 trat ich meinen Dienst als wissenschaftlicher Assistent am Forschungsinstitut für Sozialpolitik der Universität zu Köln an. Im selben Jahr hatte ich noch in München mein erstes Buch herausgebracht: Edgar Forster, Kreislauf und Verteilung, München 1977. Darauf war ich ungeheuer stolz und so brachten mich Eitelkeit und Hoffart dazu, in der Kölner Staats- und Universitätsbibliothek nachzusehen, ob dieses Buch in deren Beständen schon gelistet und zugänglich ist. Ich blätterte den Kasten mit den Karteikarten durch, stieß auf den Namen Forster, fingerte mich durch die kleinen Karteikärtchen und suchte, suchte und reihte: Forster, Forster, Forster. Da fand ich eine alte Karte mit folgender Aufschrift in Fraktur:

# Joseph Forster,

## katholischer Pfarrer zu Hüttenheim

---

Ein Lebensbild,
gezeichnet
von
G. J. B.,
Pfarrer des Bistums Würzburg

---

Regensburg.
Druck und Verlag von Georg Joseph Manz.
1886

Ich war total überrascht, hier war eine Biografie des alten Pfarreronkels Joseph Forster archiviert, von dem mein gleichnamiger Opa Josef Forster und die Großonkel und Großtanten so oft irgendwelche uralten Geschichten erzählt hatten. Aber als acht- oder zehnjähriger Knabe interessiert man sich eben nicht für so einen alten Schmarren. Als Erwachsener denkt man ganz anders über solche Erzählungen, aber da war es schon zu spät. Die Großelterngeneration war verstorben. Ich war also ganz aufgeregt, bestellte das Buch, musste aber drei Tage warten und dann hatte ich es in der Hand. Es umfasst 167 Seiten. Ich las es in einem Tag. Hierin fand ich auch erstmals den Namen des Fürsten Alexander von Hohenlohe. Ich fertigte mir Fotokopien, ließ sie binden und suchte in der Bayerischen Staatsbibliothek weiter. Dabei stolperte ich auch über den Bruder des Pfarrers, den

Herrn Dr. med. Johann Friedrich Forster,[3] Professor an der Universität München, vorher Professor an der Baderschule in Landshut und Leiter der Klinik, die von der 1826 nach München verlegten Universitätsklinik übriggeblieben war. Später wurde er Professor für Chirurgie und Leiter der chirurgischen Abteilung der Universitätsklinik in München. Von seinem Leben war in der Verwandtschaft nie recht die Rede gewesen. Man wusste in der Familie nichts über ihn, nur von seiner leiblichen Existenz als Bruder des heiligmäßigen Pfarrers.

In der Familie Forster wird mündlich überliefert, dass vor dem ersten Weltkrieg in Auerbach ein vornehmer älterer Herr aus Regensburg zu Besuch war. Er sei ein Apotheker oder Arzt gewesen; beim späteren Bürgermeister Fritz Burger[4], dem Herrn Vetter, habe er nach der Familie Forster gefragt. Der habe sich aber der geringen Verwandtschaft geschämt und den fremden Besucher nicht an die Familie Forster im nahegelegenen Durweberhaus weiterverwiesen. Dass der unbekannte Besucher der Tölzer Verwandte, der Sohn des Professors Forster, nämlich der Apotheker Ludwig Forster war, hat sich mir erst später erschlossen.

Im Sommer 1984 besuchte ich erstmals den Ort Hüttenheim, da ich als selbstständiger Unternehmensberater beruflich in der Nähe zu tun hatte. Ich sprach mit dem dortigen Pfarrer Erwin Keil, der ebenfalls aus Auerbach in der Oberpfalz stammte. Er zeigte mir das Grab von Pfarrer Joseph Forster, das in hervorragendem Zustand, gepflegt und mit Blumen geschmückt war. Pfarrer Keil erzählte mir, dass Pfarrer Forster immer noch von der Bevölkerung verehrt wird und man ihn bei Krankheit und Nöten im Gebet um Hilfe bittet. Einige Zeit später sandte mir Pfarrer Keil einen Brief und ein Manuskript, die ich veröffentlichte und hier teilweise übernehme:[5]

Kath. Pfarramt
Hüttenheim
z. Hd. Keil Erwin
8711 Willianzheim
Tel.: 09326 / 1095

Dr. Edgar Forster
Viktualienmarkt 5
8000 München 2

Ich möchte Ihnen nun einige Auszüge aus der kath. Kirchenchronik senden. Pfr. Forster (der Pfarrer von Hüttenheim) soll einmal gesagt haben: Nach meinem Tode werdet ihr keine Briefe (von ratsuchenden Armen bis zum König) mehr finden. Leider ist dies anscheinend der Fall. Seine Heiligsprechung soll durch das 3. Reich unterbunden worden sein. Bücher von bzw. über ihn tauchen vereinzelt auf, verschwinden plötzlich wieder. Mündliche Überlieferungen gibt es viele. Frau Gerlinger Heinrika Tel.: 09326/652 (Bayer Alfred) weiß Einiges. Sie sprach noch mit Augenzeugen seiner Taten.

Mit freundlichem Gruß

gez. Keil Erwin

Auszug aus der Ortschronik von Hüttenheim, die erstellt wurde von Herrn Emil Kilgenstein

Unser Chronist Geistlicher Rat Conrad schreibt von ihm: In der langen Reihe der katholischen Pfarrer in Hüttenheim ist ohne Zweifel die bedeutendste und gerühmteste Persönlichkeit Pfarrer Forster; nicht nur er selbst war weltbekannt, sondern auch das Dorf Hüttenheim wurde in der ganzen Welt bekannt, da Pfarrer Forster meist nur „der Hüttenheimer Pfarrer" genannt wurde. Deshalb ist sein Lebensbild besser zu beleuchten.

Berühmt wurde Pfarrer Forster durch seine Gebetskrankenheilungen. Herr Geistlicher Rat Conrad berichtet hierüber in seiner „Geschichte der kath. Pfarrei Hüttenheim" ausführlich auf den Seiten 267–277, die ich in der Zeitschrift „Oberpfälzer Heimat" 2010 veröffentlicht habe. Diese Chronik vom Geistlichen Rat Franz Conrad[6] und die oben genannte

Biographie von Pfarrer Georg Joseph Barthelme aus Marktbreit sind die beiden Hauptquellen über das Leben von Pfarrer Forster. Ich habe sie im Folgenden mit weiteren Informationen zusammengeführt unter Vermeidung übergroßer Verherrlichung des Pfarrers.

Damit sind die Hauptquellen über das Leben von Pfarrer Joseph Forster genannt. Das Diözesanarchiv und das Staatsarchiv in Bamberg enthielten keine Archivalien, wie auch ich im Jahr 2009 erfahren musste. Von hinterlassenen Papieren und Handschriften sowie Predigten Forsters, die Hohenlohe ausarbeiten ließ, berichtet der Biograf Barthelme.[7] Zu finden war nichts. Die reichhaltige Erwähnung in den unterschiedlichsten Veröffentlichungen wertet immer wieder die gleichen Quellen über Fürst Alexander Hohenlohe aus. Pfarrer Forster ist meist nur ein kleiner Anhang oder eine kurze Erwähnung gewidmet. Ob damit die Stellung und die Arbeit Forsters hinter den Kulissen und neben Fürst Hohenlohe voll gewürdigt werden, ist zu prüfen. Kaum ausgewertet wurden bisher französische, italienische, englische, irische und amerikanische Quellen. Sie sind aber zum kleinen Teil in der deutschsprachigen Literatur des 19. Jahrhunderts zitiert. Professor Forster ist aufgrund seiner öffentlichen Stellung öfters in fremden und eigenen Publikationen erwähnt. Die Inhalte der Artikel und Buchabschnitte über Alexander Hohenlohe und Joseph Forster wiederholen sich öfters. Man schrieb im 19. Jahrhundert sehr ungeniert voneinander ab. Auch die Archivbestände wurden in Veröffentlichungen – wenn auch in anderem Zusammenhang – bereits ausreichend ausgewertet. Ich habe sie nochmals durchgesehen. Die Verwandtschaft Forster hat nur ein Schriftstück und kein Foto ihrer bekanntesten Mitglieder in der Familie aufbewahrt.

## 1.2 Die Familie Forster von Auerbach

Der Familienname Forster bezeichnete im früheren Sprachgebrauch den Beruf, den man im heutigen Hochdeutsch als Förster bezeichnet. Noch in der Literatur und in amtlichen Texten aus Bayern war in der ersten Hälfte des 19. Jahrhundert die Berufsbezeichnung Forster allgemein in Gebrauch. Schaut man auf die regionale Verbreitung des Namens in www. verwandt.de, so liegt der Schwerpunkt in einem Landstreifen, der von der nördlichen Oberpfalz bis Landshut reicht. Die Stadt Auerbach im Landkreis Amberg liegt im Gebiet der höchsten relativen Verteilung des Namens Forster. Die folgende Tabelle zeigt die Verbreitung ähnlicher Namen und die aus Telefonanschlüssen geschätzte Zahl ihrer Träger.

| Name | Zahl der Personen | Schwerpunkte der Verbreitung |
|---|---|---|
| Forster | 15.114 | Nördliche Oberpfalz bis Landshut |
| Förster | 36.877 | Östliches Sachsen, ganz Deutschland |
| Forstner | 2.640 | Westliches Niederbayern |
| Förstl | 408 | Region Ingolstadt |
| Ferstl | 2.626 | Südliche Oberpfalz |
| Först | 1.165 | Schleswig Holstein, Bamberg |
| Forst | 2.272 | Westliches Rheinland |

Das Durweberhaus, d. h. Torweberhaus, in Auerbach/Oberpfalz, das Stammhaus der Familie Forster, wird so genannt, weil es am oberen Stadttor lag. Der jeweilige Inhaber führte den Hausnamen Durweber oder als Senior die Bezeichnung Durvater. An das Wohngebäude war das Stadttor angebaut, das nach dem Stadtbrand von 1838 nicht mehr neu errichtet wurde.[8] Zwischen dem Tor, dem damit verbundenen Durweberhaus und der vorgelagerten Barbakane lag der Stadtgraben. Er wurde nach der Säkularisation des Klosters Michelfeld 1803 zum Teil mit beschlagnahmten Büchern aus der Klosterbibliothek aufgefüllt. Im Durweberhaus war um 1900 noch eine ganze Reihe von medizinischen Fachbüchern vorhanden, die der Vorfahr gerettet und überliefert hatte. Die letzten ärztlichen Druckwerke hat mein Opa in den 1950er Jahren an seinen Hausarzt in Dachau verschenkt.

Das Durweberhaus ist nach der handschriftlichen Köstler'schen Chronik[9] seit 1665 Eigentum der Familie Forster. Der mündlichen Familienüberlieferung nach ist Hans Forster, der erste Eigentümer, aus Miltenberg zugewandert, das als katholische Enklave von Kurmainz regiert wurde. Miltenberg gehört aber nicht zum Verbreitungsgebiet des Familiennamens Forster; es war wahrscheinlich nur der Ausgangsort der letzten Wanderung des Webergesellen Hans Forster. Es spricht also einiges dafür, dass Hans Forster, der erste Durweber, ein Sohn des Auerbacher Hafners Wolfgang Forster und Enkel des Hafnermeisters Hans Forster und Urenkel von Wolf Forster, 1583 als Hafner erwähnt, gewesen ist. Ab dem Durweber Hans Forster waren alle männlichen Mitglieder der Familie Forster bis in das 20. Jahrhundert in allen Abstammungslinien Webermeister[10]. Sie waren selbstständige Handwerksmeister, die auf eigene Rechnung mit eigenen hölzernen Handwebstühlen arbeiteten. Der alte Webstuhl im Durweberhaus wurde leider verheizt, als die Stadt Auerbach keinerlei museales Interesse daran erkennen ließ. Die Reihe der Eigentümer des Durweberhauses soll kurz dargestellt werden:[11]

| Jahre des Eigentums | Name der Eigentümer | Beruf | Anmerkung |
|---|---|---|---|
| 1665–1710 | Hans Forster | Webermeister | Kauf der Ruine |
| 1710–1747 | Friedrich Forster | Webermeister | Kaufpreis 150 fl. |
| 1747–1783 | Elias und Margarete Forster | Webermeister | Kaufpreis 200 fl. |
| 1783–1829 | Ignatz Forster sen. | Webermeister | Kaufpreis 240 fl. |
| 1829–1864 | Ignatz Forster jun.[12] | Webermeister | Stadtbrand 1838 |
| 1864–1919 | Johann Georg Forster | Webermeister | Stadtbrand 1868 |
| 1919–1965 | Franz Forster | Bergmann | Erbe |
| 1965–2005 | Alexander Forster | Bankkaufmann | Erbe |
| 2005– | Inge Richter, geb. Forster | Bankkauffrau | Erbin |

Meine Abstammung:
> Johann Georg Forster, Webermeister (1838–1919)
> Josef Forster, Finanzbeamter (1889–1967)
> Alexander Forster, Studiendirektor, Altphilologe (1918–2006)[13]
> Dr. Edgar Alexander Forster, Diplom-Volkswirt, Unternehmer (*1944)

In diesem Zusammenhang können nicht alle Neben- und Abstammungslinien der zahlreichen Mitglieder der Familie Forster aufgeführt werden. Sie sind in den zwei Bänden des Auerbacher Stadt- und Familienbuchs von Hans-Jürgen Kugler[14] ausführlich dargestellt.

Im Besitz der verschiedenen Mitglieder der Familie Forster gibt es Dutzende von Urkunden, die das Schicksal der Verwandten seit über 200 Jahren begleiten: Heiratskontrakte, Kauf- und Verkaufsurkunden von Grundstücken, Erbbestimmungen und so weiter. Dem Alltagsleben am nächsten kommt die Familienchronik, verbunden mit einem Musterbuch zur Weberei, die 1785 begonnen wurde.[15] Aber all diese Texte tragen zu den Intentionen dieses Buches nichts bei, so interessant sie im Einzelnen auch zu lesen sind.

Das Geburtshaus der Brüder Johann und Joseph Forster bestand aus zwei Teilgebäuden, dem Predigerturm, einem Teil der alten Stadtmauer und dem nebenan liegenden sogenannten Sauschusterhaus.[16] Hier wurden die Geschwister Forster geboren: Josef (Friedrich[17]) (1790), Michael (1793), der lange Jahre in Auerbach Volksschullehrer war, Johann Friedrich[18] (1800) und eine mir namentlich unbekannte Schwester, die später Pfarrer Joseph Forster als Haushälterin diente. Michl Forster[19], ein Bruder des vorgenannten Pfarrers, war ein sehr verdienter Mädchenlehrer in Auerbach 1819–1860. Die kleine, einräumige Mädchenschule, an der Michael Forster sein Berufsleben verbrachte, steht neben der Stadtpfarrkirche St. Johannes der Täufer in Auerbach. Hier hat er gleichzeitig bis zu 150 Mädchen unterrichtet. Er heiratete 1824 Barbara Reißner und 1860 Margaretha Bundscherer[20]. An der Außenwand der Friedhofskirche St. Helena befindet sich eine gut erhaltene Grabplatte von Kathi Forster, dem Töchterchen von Michael Forster.

Der Familienvater Friedrich Forster war Sohn seines gleichnamigen Vaters; Sohn Johann Friedrich führte die Namen der Vorfahren Johann, bzw. Hans, und Friedrich weiter. Johann Friedrich Forster wird allerdings fälschlicherweise in alter und neuerer Literatur als Johann Michael, Johann Baptist und Johann Nepomuk Forster erwähnt, sogar der Nürnberger Familie „von Forster"[21] wurde er zugeteilt, aber an seiner Identität besteht kein Zweifel. Auch mit Namensvettern wurde er verwechselt. Joseph Friedrich Forster wurde etwas besser im Schrifttum behandelt. In französischen Quellen heißt er abgekürzt „Jas. Forster", wahrscheinlich eine fälschliche Umformung und Abkürzung von „Jos", in englischsprachigen Veröffentlichungen als „Jas" übernommen und auch wieder zu „James Forster"[22] erweitert. Man hat damals unbekümmert weltweit voneinander abgeschrieben.

Das Geburtshaus der Geschwister Forster wurde seit 1753 als Ratsdienerwohnung benutzt, 1796 kaufte es Josephs und Johanns Vater, der Leinweber Friedrich Forster, der schon vorher darin wohnte, von der Stadt Auerbach. Schon im Jahr 1800 starb der Vater Friedrich Forster.

„Durch die Verheiratung der Witwe Forster[23] kam das Haus in den Besitz der Wunderlichs, von denen vom Chronisten besonders der Weber Josef Wunderlich (bis 1854) erwähnt wird, der ein Riesenkrakeeler und Prozesskrämer gewesen sei und der speziell den Magistrat verhöhnt und beschimpft habe." Nach amtlichen Urkunden erschließt sich noch Folgendes: Die Tochter, Anna Maria Magdalena Wunderlich, geb. 4.2.1844, gest. 18.10.1875, des Webermeisters Josef Wunderlich, geb. 25.1.1806 in Auerbach, gest. 23.8.1855 in Auerbach, war die erste Ehefrau meines Urgroßvaters Johann Georg Forster, geb. 20.8.1838, gest. 10.2.1919. Sie war die Mutter der beiden überlebenden Halbgeschwister Andreas und Margarete meines Großvaters Josef Forster.[24]

In diesem Haus Nr. 49 soll nach diesem Artikel auch der Auerbach-Chronist Neubig gewohnt haben; es wurde 1862 verkauft und brannte wie das naheliegende Stammhaus[25] der Familie Forster im großen Stadtbrand von 1868 ab. Beide Häuser wurden aber wieder aufgebaut. „Aus jener Zeit verkündete eine an dem Haus angebrachte Tafel die Geburt des späteren Pfarrers Josef Forster (geb. 5. März 1790, gest. 23. Nov. 1875) und des kgl. bayerischen Universitätsprofessors und Gerichtsarztes Dr. Johann Mich.( richtig: Friedrich!) Forster (geb. 7. Okt. 1800, gest. 1. Nov. 1858 )". Ich habe das Gebäude Nr. 49 als Kind noch gekannt. Das Geburtshaus von Joseph und Johann Forster wurde 1953 abgerissen[26], weil eine verbreiterte Zufahrt zur Altstadt von Auerbach geschaffen wurde. Die Lücke ist bis heute noch nicht städtebaulich zufriedenstellend geschlossen. Die Erinnerungstafel an die beiden Brüder Forster war seitdem verschwunden; 2004 tauchte diese Steintafel auf dem Dachboden des Auerbacher Rathauses wieder auf.

## 1.3 Auerbach – Amberg – Bamberg – Nürnberg

Auerbach war Anfang des 19. Jahrhunderts ein kleines Landstädtchen mit wenigen Einwohnern, die ihren Lebensunterhalt überwiegend aus Handwerk und Landwirtschaft bezogen. Im Jahr 1796 zählte Auerbach 1340 Seelen, woran sich bis 1900 nur wenig änderte.[27] Die Bevölkerung war seit der Gegenreformation im Dreißigjährigen Krieg[28] geschlossen katholisch. 1796 erging das Ansbacher Memoire, und im Religionsedikt vom 10. Januar 1803 wurden auch das lutherische und das reformierte Bekenntnis staatsrechtlich anerkannt. Die Verfassungen von 1808 bzw. 1818 bestätigten die Glaubensfreiheit im Königreich Bayern. 1811/12 lebten aber erst drei evangelische Einwohner in Auerbach.[29] Die Brüder Forster hatten also in ihrer Kindheit und Schulzeit in Auerbach keine evangelischen Mitbürger kennengelernt.

Auerbach verfügte zwar über eine Volksschule, aber über keinerlei weiterführende Schulen. Der Grundsatz der allgemeinen Schulpflicht wurde in einem kurfürstlichen Mandat vom 5. Februar 1771 ausgesprochen und in einer kurfürstlichen Verordnung vom 23. Dezember 1802 bestärkt.[30]

Gekennzeichnet war das Schulwesen durch die geistliche Schulaufsicht und durch eine für uns heute unbegreifliche Schulraumnot, durch Klassenüberfüllung, Lehrmittelmangel, schlechte Bezahlung und Überlastung der Lehrer, deren jeder 100 und mehr Kinder zu unterrichten hatte. Die Brüder Forster besuchten das damalige Schulhaus für Knaben, das sog. Metz-Schulhaus. Joseph und Johann Forster waren in Auerbach Schüler von Johann Dominik Köstler, geb. 4. Aug. 1756, gest. 25. Mai 1833, der am 8. Januar 1785 als Schulrektor vom Magistrat in sein Amt eingeführt wurde. „… eine Menge Jünglinge förderte er zu den gelehrten Studien, und indem er sie zugleich im Singen unterrichtete, so gab er namentlich den ärmeren eine herrliche und besser als Geld klingende Aussteuer mit, so dass sie unentgeltlich und vor allen Andern gesucht in Seminarien aufgenommen wurden. Unter seinen Schülern ragen vorzüglich die beiden hiesigen Brüder Jos. und Joh. Forster"[31].

Der Auerbacher Chronist Neubig[32] berichtet über Joseph Forster auf Seite 73 seiner Chronik: „Seinem ersten Lehrer, Dominikus Köstler[33] in Auerbach, der Joseph zum Studium vorbereitete u. Gesangsunterricht gab, war Pfr. Forster zeitlebens dankbar ergeben, weil er ihm den entscheidenden Einfluss auf seine Charakterbildung zuschrieb."

In der Lehrerwohnung im Schulhaus wohnte seit dem Jahr 1800 der Lehrer und Chorrektor Dominikus Köstler mit seiner Familie. In die Wohnung der nahen Pröbstl-Schule zog 1820 der Bruder Michael Forster als Mädchenlehrer, Mesner und Organist ein.[34] Die Brüder Joseph und Johann dürften sich wegen des Altersunterschieds von zehn Jahren bestenfalls in den Ferien zu Hause in Auerbach getroffen und kennengelernt haben.

„Schon als Knabe von zehn Jahren zog er (Joseph) die Aufmerksamkeit des hochwürdigsten Erzbischofs von Bamberg durch sein Sopransolo während der bischöflichen Feier auf sich und musste demselben vorgestellt werden."[35] Hier könnte ein Erklärungsansatz sein für die Möglichkeit Josephs auf das Gymnasium geschickt zu werden, was für einen armen Webersohn, dessen Vater verstorben war, ungewöhnlich war.

Begabte Söhne der Stadt mussten für den Besuch des Gymnasiums entweder nach Amberg (im Jahr 1800 circa 5.700 Einwohner), der alten Hauptstadt der Oberpfalz, oder nach Bamberg (im Jahr 1811 circa 17.000 Einwohner), dem Bischofssitz, gehen. Beide Städte waren katholisch, Nürnberg dagegen war evangelisch und kam daher als Studienort nicht infrage, denn das königlich-bayerische Bildungswesen war streng konfessionell organisiert.

Joseph Forster begab sich nach Amberg und besuchte das heutige Erasmus-Gymnasium. Im Jahr 1626 wurde diese Schule als Gymnasium von Jesuiten gegründet. Dem Institut wurde ein Priesterseminar und bis 1865 ein Lyzeum angeschlossen. Das Jesuitengymnasium bezog Räume im Amberger Maltesergebäude. Nach Aufhebung des Jesuitenordens im Jahre 1773 wurde die Schule ein kurfürstliches, 1806 ein königliches, 1914 ein humanistisches Gymnasium. 1921 bezog die Schule einen Neubau auf dem Amberger Kugelbühl[36].

Joseph Forster nahm regelmäßig den ersten Platz ein, „wie er sich einmal in der Unterhaltung über einen anderen Gegenstand dieses Geständnis entlocken ließ"[37]. Dieser Satz Forsters bestätigt sich in den nachfolgenden Statistiken über die Lernleistungen der Amberger Gymnasiasten. Die Ziffer 1 bedeutet in den anschließenden Tabellen, dass Joseph Forster die erste Stelle in allen Wissensgebieten eingenommen hat.

Diese Aussage belegt ein Blick in das „Verzeichnis aller Studierenden, welche in dem churpfälzischen Schul-Hause zu Amberg aus den Lehrgegenständen des vaterländischen Studienplanes was immer für einen Fortgang gemacht oder öffentliche Preise erhalten haben. Den 2ten September, 1804". In der Abteilung Philosophie des Lyzeums wird unter den „Herren Kandidaten des zweyten Jahrganges" Johann Nepomuk Ringseis genannt, von dem noch viel die Rede sein wird.

## Erstes Semester

| Namen aller HH. Kandidaten vom 2ten Jahrgange der Philosophie in alpha-betischer Ordnung | Höhere Mathematik | Allgemeine Physik und angewandte Mathematik | Pädagogik | Mineralogie |
|---|---|---|---|---|
| ... | | | | |
| Ringseis, Joh. Nep. | – | – | 1 | – |

## Zweytes Semester

| Namen aller HH. Kandidaten vom 2ten Jahrgange der Philosophie in alphabetischer Ordnung | Sonderheitliche Physik und Chemie | Naturrecht | Oekonomie | Religions Kollegium | Mineralogie | Allgemeiner Fortgang aus allen Lehrfächern der Philosophie des 2ten Jahrganges |
|---|---|---|---|---|---|---|
| ... | | | | | | |
| Ringseis, Joh. Nep. | 1 | 1 | 1 | 1 | 1 | – |

Fußnote: „Auch Hr. Joh. Nep. Ringseis konnte, durch Krankheit gehindert, aus der allgemeinen Physik und höhern Mathematik nicht geprüft werden, in welchen er einen eben so guten Platz wie in den übrigen Gegenständen würde erhalten haben.

Diese Klasse hat sich, im Ganzen genommen, durch Fleiß und gutes Betragen besonders ausgezeichnet, und sich dadurch die ungetheilte Zufriedenheit ihrer SchulObern und Lehrer in einem vorzüglichem Grade erworben."

In der vierten Klasse des Gymnasiums wird Sebastian Ringseis, der früh verstorbene Bruder von Johann Nepomuk Ringseis[38], mit recht ordentlichen Leistungen erwähnt. Auch er erhielt Preise in Latein, Griechisch und der schönen Literatur.

In der Zweiten Klasse des Gymnasiums wird Joseph Forster aufgelistet:

| Namen aller Schüler in alphabetischer Ordnung | Jährlicher Fortgang aus den lateinischen Sprachübungen | Teutsche Sprachübungen | Religions- und Sittenlehre | Geschichte und Geographie | Mathematische Uebungen | Natur-geschichte und Naturlehre | Allgemeiner Fort-gang aus den teutschen Sprach-uebungen und allen Sprachgegenständen |
|---|---|---|---|---|---|---|---|
| … | | | | | | | |
| Forster Joseph | 1 | 1 | 1 | 1 | 1 | 1 | 1 |
| … | | | | | | | |

Preise haben erhalten:
I. Aus den lateinischen SprachUebungen.
   1. Joseph Forster, von Auerbach in der Oberpfalz, Seminarist
   2. …
II. Aus den teutschen Sprachuebungen und allen Sachgegenständen.
   1. Joseph Forster
   2. …

Im Verzeichnis des Amberger Gymnasiums für 1806 hat der Seminarist Forster in der sechsten Klasse ebenfalls in allen Fächern den Platz 1 eingenommen. Auch erhielt er ein Preisdiplom für seine Leistungen in den griechischen und lateinischen Sprachübungen und der schönen Literatur, sowie für die deutschen Sprachübungen, die schöne Literatur und in allen Sachgegenständen.[39]
   Joseph Forster wird im Jahre 1809 in einer amtlichen Veröffentlichung „der königlich baierischen StudierAnstalt zu Amberg"[40] lobend für seine Studienleistungen erwähnt.

## Allgemeine oder philosophische Sektion

### Zweiter Kursus

| Fort-Gangs-Plätze | Namen der sämtlichen H.H. Kandidaten | Alter | Geburts-Oerter | Stand der Aeltern |
|---|---|---|---|---|
| 1.a*) | Joseph Forster, Sem. | 19 J. | Auerbach im Naabkreis | Rathsdiener |

### Anmerkungen

a*) Herr Joseph Forster ist in seiner Klasse der Erste mit Auszeichnung; auch hat er das Studium der alten Klassiker mit vorzüglichem Fleiße fortgesetzt.

c) Die HH. Joseph Forster, Adam Ziegler, Matthias Altmann, Anton Göschl, Georg Haltemayer, Joseph Birett, Sigmund Luber, Fr. Ignatz Loj. Brunner, Matthias Stubenrauch und Leonhard Besenhard werden im künftigen SchulJahre Theologie studieren.

Während seiner Lyzeumszeit in Amberg war der spätere Medizinprofessor Dr. Johann Nepomuk Ringseis[41] Forsters Instruktor im Gymnasium, wie er in seinen Memoiren hervorhebt.[42] Forster wie Ringseis waren die besten Absolventen des Amberger Gymnasiums. So hatten sie offensichtlich zueinander gefunden. Die Verbindung Forster-Ringseis setzte sich ihr Leben lang fort, übertrug sich aber von Joseph auf Johann Forster.

Joseph Forster setzte sein Studium am Lyzeum in Amberg fort, wie angekündigt in der theologischen Fakultät. Sein Lehrer in Kirchenrecht und Pastoraltheologie war der Auerbacher Maurus von Schenkl[43]. Das Lyzeum in Amberg wurde 1723 gegründet und 1865 aufgelöst. Lyzeen waren eine sich an das Gymnasium anschließende hochschulartige Einrichtung für philosophische und theologische Studienrichtungen mit akademischem Rang. Promotionen und Habilitationen durften dort allerdings nicht erfolgen. Größere akademische Freiheiten und Selbstverwaltungsrechte genossen sie zunächst nicht. Im späten 20. Jahrhundert wurden sie in philosophisch-theologische Hochschulen umgewandelt und gingen in den 1970er Jahren als theologische Fakultäten in den bayerischen Universitäten auf.[44] Am 6. Oktober 1811 erhielt Joseph Forster vom königlichen Generalkommissariat des Mainkreises aus Bayreuth die Entschließung, „daß Seine Königliche Majestät das erledigte Baunachsche Stipendium ihm allergnädigst verliehen habe, und die Eröffnung hierüber, auf daß er sich wegen des Eintritts in das Klerikalseminar bei der Behörde legitimieren könne"[45]. Das Stipendium wurde vom früheren Generalvikar des Erzbistums Bamberg, Dr. Christophorus Baunach, im Jahr 1657 gegründet; zu Forsters Zeit wurde es jährlich als Freiplatz im Bamberger Priesterseminar verliehen. Der hochwürdigste Ordinarius von Bamberg durfte es an den Primus des Studiums vergeben.[46] Joseph Forster aber zog mit dem Baunachschen Stipendium ein im Lyzeum Bamberg, um seine philosophischen und theologischen Studien fortzusetzen. Damit trafen die Brüder Joseph und Johann Forster in Bamberg wieder zusammen, der erstere als Lyzentiat, der zweite als Gymnasiast.

„Am 10. März 1813 erhielt Joseph Friedrich Forster vom Suffraganbischofe der Diöcese Eichstädt, Felix[47], die Tonsur und vier niedere Weihen, am Tage darauf die Weihe des Subdiakonats von demselben Bischofe … Am 14. März 1813 erhielt Forster die heilige Priesterweihe[48] und wurde als Kaplan nach Nürnberg angewiesen"[49], nachdem er am 2. August 1813 die Approbation, die Bestallung im geistlichen Amt, erhalten hatte.[50] Am 1. Juni 1814 trat er eine Stelle als Aushilfskaplan in Nürnberg an.[51]

Die Freie Reichsstadt Nürnberg, die im Jahre 1525 die Reformation eingeführt hatte, war mit vielen anderen evangelischen Territorien im Jahre 1806 in das Königreich Bayern eingegliedert worden.[52] Das neue Königreich Bayern war somit im Gegensatz zum alten Kurfürstentum kein konfessionell abgegrenzter Staat mehr, wie es das alte Herzogtum seit dem Augsburger Reichs- und Religionsfrieden von 1555 gewesen war. Den drei christlichen Konfessionen, der katholischen, der protestantischen (lutherischen) und der reformierten Kirche wurde nunmehr der gleiche Rechtsstatus eingeräumt. Die Juden erhielten noch nicht die volle Gleichberechtigung. Für das fast rein protestantische Nürnberg war die Konsequenz, dass nunmehr auch der katholischen Konfession freie Wirkungsmöglichkeit für ihre religiösen Amtshandlungen zugestanden wurde. Bis 1806 wirkte die territorial und reichsrechtlich unabhängige Deutsch-Ordens-Kommende als seelsorgerische Betreuungsinstitution für die kleine katholische Diaspora-Gemeinde. Stadtkaplan Forster war nach der Reformation von 1525 der erste katholische Geistliche in der Freien Reichsstadt Nürnberg, nunmehr königlich-bayerischen Stadt, der nicht vom exterritorialen Deutschen Orden entsandt wurde. Die katholischen Gottesdienste wurden in der kleinen gotischen Kartäuserkirche[53] zelebriert, die innerhalb der mittelalterlichen Stadtmauern lag und die seit 1857 und heute wieder, seit dem Wiederaufbau nach 1945, Teil des Germanischen Nationalmuseums ist. „Die Kirchenbesucher fühlten sich in ihr keineswegs wohl, wie eine Äußerung von Kaplan Forster belegt, der sie als ‚Winkelkirche' bezeichnete, die man möglichst bald mit einer besseren vertauschen müsse"[54]. Zwar war seit dem 1. Mai 1810 die Frauenkirche die offizielle Pfarrkirche der Katholiken Nürnbergs, allerdings war sie stark renovierungsbedürftig und konnte erst am 7. Juli 1816 nach Vorschrift des „Benedictionalis Bambergensis" feierlich von Stadtpfarrer Kugel benediziert werden.[55] Die Großstadt Nürnberg war das erste Seelsorgeamt von Kaplan Forster; er entstammte dem geschlossenen, katholischen Milieu einer oberpfälzischen Kleinstadt und so hat er sich in der nahezu ausschließlich evangelischen Großstadt, mit damals circa 26.000 Einwohnern, anscheinend nicht recht wohlgefühlt, wie er es in seinen „Rhapsodien"[56], mehr einer Klageschrift, niederlegte. So beanstandete Forster, dass es den katholischen Gottesdiensten an „Abwechslung und Feierlichkeit" ermangele, dass der katholische Klerus nicht miteinander in einem Hause wohne und zu wenig zwischenmenschliche Verbindung bestünde.

Forster befreundete sich in Nürnberg mit dem norwegischen Konvertiten und Gymnasiallehrer Nikolaus Möller[57] (1777–1862), „so daß beide von nun an sich als wahre Freunde innig liebten und ebenso hochschätzten"[58] Im Jahr 1835 sollte Möller zusammen mit seinem Sohn Johannes Möller (1806–1862)[59] zum Professor an der wieder errichteten Universität Löwen befördert werden. Später erklärte Forster vor dem Erzbischof Michael von Deinlein[60], „in Nürnberg sei er erst katholisch geworden" und zwar unter dem Einfluss Möllers. Auch „fügte er noch bei, daß er die katholischen Grundsätze, wie jene über gemischte Ehen, in Nürnberg aus dem Umgang mit Möller schon vor der päpstlichen Erklärung sich angeeignet habe"[61]. Mit dieser streng katholischen Haltung machte sich Kaplan Forster aber nicht nur Freunde. Das liberale Blatt Hesperus[62] kritisiert: „Als er einst Kaplan zu Nürnberg war, machte er sich durch seine Bemühungen, Protestanten zu Katholiken zu bekehren, so verhaßt, daß er die Stadt verlassen mußte"[63].

In den Jahren 1814/15 ging Johann Nepomuk Ringseis, versehen mit einem Stipendium, auf seine wissenschaftlichen Wanderjahre, die ihn bis nach Berlin zu den medizinischen Kapazitäten seiner Zeit führten. In seinen Memoiren, die seine Tochter Emilie Ringseis 1886 herausgegeben hat, schildert er einen Besuch in Nürnberg während seiner Rückreise. „Weiter kam ich nach dem unvergleichlichen alten Nürnberg, das wegen der politischen Eintheilung von Vielen ungerechterweise den Franken zugerechnet wird, da es doch Hauptstadt des oberpfälzischen Nordgaues gewesen und, wie zugleich die Sprache bezeugt, von Oberpfälzern bevölkert ist. Einkehr nahm ich bei Kaplan Forster, dessen Instruktor ich in Amberg gewesen, und wartete auch hier etwa vierzehn Tage vergeblich auf Entschließung der Behörde. Dieser Freund wurde in der Folge, als er schon eine Pfarrei inne hatte, das schriftliche Organ des Fürsten Alexander von Hohenlohe, indem er in Angelegenheit der bekannten Gebetsheilungen dessen Korrespondenz in alle Welttheile besorgte, und hat mir eine Menge des interessantesten Berichts mitgetheilt. In seiner Gesellschaft kam ich mit Maler Xeller[64], dem Freund von Cornelius[65], zusammen und ließ mir mit großem Antheil über Letzteren erzählen."[66] Auch Christian Xeller war Konvertit. Am 9. November 1815 wurde Forster nach Bamberg versetzt.

## 1.4 Bamberg

Die von Georg Dientzenhofer im Jesuitenbarock erbaute Pfarrkirche von St. Martin wurde 1693 geweiht und war ab 1773, dem Jahr der Auflösung des Jesuitenordens, Universitätskirche. Mit der Auflösung der Universität im Verlauf der Säkularisation bestimmte die bayerische Landesdirektion am 22. August 1803 die Kirche zum Gotteshaus der uralten Pfarrei St. Martin[67]. Pfarrer war von 1813 bis 1821 der spätere Domkapitular Dr. Franz Kaspar Fraas (1763-1844). Zu dieser Zeit standen dem Pfarrer vier Kapläne und vier Benefiziaten zur Seite.[68] Joseph Forster war der erste Kaplan.[69]

Johann Forster kam 1810 an das Gymnasium in Bamberg. Der Anstoß dazu erfolgte durch seinen Bruder Joseph und sicherlich auch vom Auerbacher Lehrer Köstler. „Vorzügliche Geistesanlagen, die sich in dem Knaben entwickelten, bestimmten die Eltern, ihn den Studien zu widmen, und da sein älterer Bruder ... damals Stadtcaplan in Bamberg war, so bezog er das dortige Gymnasium, und setzte, nachdem er den Gymnasialcurs mit Auszeichnung beendet hatte, seine Studien am Lyceum fort. Sein Bruder und seine Mutter wünschten, dass er sich dem Dienste der Kirche weihen möge ..."[70]. Mit der Studienordnung vom 3. November 1808, dem „Allgemeinen Normativ der Einrichtung der öffentlichen Unterrichts-Anstalten im Königreich Bayern" wurden die höheren Schulen auch in Bamberg neu geordnet, denn sie waren durch die Säkularisation und die Eingliederung weltlicher und geistlicher Fürstentümer in das Königreich Bayern völlig desorganisiert. Gymnasien und Lyzeen wurden organisatorisch getrennt; die Bamberger Universität löste die Regierung 1803 auf. Das Lyzeum führte die Studien eingeschränkt fort. 1979 wurde die Bamberger Universität wieder gegründet und 1988 erhielt sie ihren alten Namen Otto-Friedrich-Universität zurück.

Für das Bamberger Gymnasium ergab das Jahr 1808 folgende Unterteilung:
I. Primär=Schule: untere, I. und II. Kurs + obere, I. und II. Kurs
II. Sekundär=Schule:

a) Progymnasium I. und II. Kurs
b) Realschule I. und II. Kurs
III. Studien=Institut
a) Gymnasium 4 Klassen
b) Real=Institut Polytechnische Schule 4 Klassen

Viele Lehrer waren Geistliche oder ehemalige Mönche, auch französische Emigranten. Die Schulleiter waren von 1811 bis 1816 Dr. Johann Baptist Kronbaur, von 1816 bis 1821 Gottfried Gengler.[71] Kronbaur war zuvor von 1806 bis 1811 Rektor des Gymnasiums und Lyzeums in Amberg gewesen;[72] er kannte also Joseph Forster von dort. Johann und Joseph Forster unterstanden in Bamberg dem gleichen Schulleiter von 1810 bis 1813. 1816 erfolgte eine neuerliche Umgestaltung aufgrund einer Verordnung vom 28. September 1816; Gymnasium und Lyzeum wurden auch inhaltlich getrennt. Eine der Folgen der Umorganisation war: „Der Religionsunterricht am Progymnasium wurde dem Kaplan bei St. Martin, Jos. Forster, übertragen"[73]. Er erhielt gegen eine Jahresbesoldung von 50 Gulden ein Deputat von zwei Wochenstunden. „Diese Entschließung mag wohl ihren Ursprung einem Bittgesuch Forsters nach seinem Austritte aus dem Seminar im Jahre 1814 um eine Professurstelle verdanken. Hierzu wurde vom Königlichen Gymnasiumsrektorat am 17. September 1814 das gewiß höchst empfehlende Zeugnis ausgestellt:

daß Clericus alumnus Joseph Forster, dermalen Hilfspriester und Kooperator bei der katholischen Gemeinde zu Nürnberg, bei vorzüglichen Fähigkeiten, unermüdetem Fleiße und vorzüglichem sittlichen Betragen:
a) Seit drei Jahren an der hiesigen Studienanstalt in dem Progymnasium sowohl als in der unteren Klasse des königlichen Gymnasiums zur vollkommensten Zufriedenheit der Professoren und Eltern Privatunterricht, in der Obermittelklasse und Oberklasse aber Privatrepetitionen mit dem glücklichsten Erfolge gegeben und hierbei ausgezeichnete Beweise seiner vorzüglichen pädagogischen und philologischen Kenntnisse abgelegt hat.
b) Daß ebenderselbe mehrmals bei Erkrankungen der Professoren in

dem Progymnasium sowohl als in der Unterklasse des Königlichen Gymnasiums Aushilfe geleistet und durch Aufrechterhaltung einer guten Ordnung unter den Studierenden den ungeteilten Beifall des Gesamtrektorats und aller übrigen Professoren sich erworben habe.

Wird ihm bei seinem allerunterthänigsten Gesuche um eine Professurstelle der Wahrheit gemäß hiermit bezeugt.

Königliches Gymnasialrektorat
   Joh. Evang. Kronbaur, Rektor
   Gengler, Professor und Assessor
   Friedrich Wunder, Professor und Assessor"[74].

Die Brüder Forster waren also seit 1817 wieder an einer Schule vereint „infolge höchster Entschließung vom 28. Februar 1817"[75], Joseph als besoldeter Religionslehrer, Johann als Schüler. Die Schule besteht heute noch als Kaiser-Heinrich-Gymnasium, seit 1973 in einem Neubau. Das alte Schulgebäude nützt heute die neu gegründete Otto-Friedrich-Universität als Magazin der Teilbibliothek Sprach- und Literaturwissenschaften und als Hörsaal.[76]

Im Lyzeum Bamberg war ab 1820 einer der Studenten Ignaz Döllinger jun.,[77] der später weitbekannte Theologe. Er müsste hier Johann Forster kennengelernt haben, ebenso Fürst Alexander Hohenlohe. Am 22. April 1822 empfing Döllinger in Würzburg die Priesterweihe, sodann traf er als neu bestellter Kaplan in Scheinfeld 1822 den neu ernannten Pfarrer von Hüttenheim Joseph Forster bei seinem Antrittsbesuch bei der Patronatsherrschaft, den Fürsten Schwarzenberg[78]. Der gleichnamige Vater Ignaz Döllinger[79] war Medizinprofessor in Bamberg, ab 1803 in Würzburg und seit 1823 in München. Johann Forster und Ignaz Döllinger jun. müssen sich in Bamberg und München, aber auch 1826 in Landshut miteinander bekannt gewesen sein, als Döllinger jun. dort in Theologie promovierte. 1826 finden wir Johann Forster als Assistenzarzt an der neu gegründeten Universität München, Ignaz Döllinger sen. als Medizinprofessor. Der

Theologe und Kirchenhistoriker Ignaz Döllinger jun. erhielt im gleichen Jahr ebenfalls einen Ruf an die Ludwig-Maximilians-Universität.

In Bamberg müssten sich noch zwei Lebenswege gekreuzt haben. „Seine Majestät der König haben geruht: ... im Monate Dezember (1817) ... den 11 ... die erledigte Polizey=Commissaire=Stelle in der Stadt Bamberg dem ersten Assessor bey der Regierung des Isarkreises Karl August Abel zu verleihen."[80] Seine Aufgabe war die Pressezensur, die Überwachung des Magistrats und des Magazin- und Münzwesens. Bamberg hatte 1811 nur 17.000 Einwohner. Wie aus späteren Anmerkungen Abels zu schließen ist, hatte er in Bamberg ein wachsames Auge auf Fürst Alexander von Hohenlohe-Schillingsfürst, der als Wunderheiler schicksalsbestimmend in das Leben Joseph Forsters eingriff. Karl Abel hat sich aber offensichtlich von Hohenlohe nicht beeindrucken lassen.[81] Dass sich die Brüder Forster und Karl Abel, der spätere königlich-bayerische Innenminister, in Bamberg kennengelernt haben, ist als wahrscheinlich anzunehmen, aber nicht nachzuweisen.

„Über die Wirksamkeit (Joseph) Forsters in Bamberg stellte ihm ein hervorragender Geistlicher daselbst als ehemaliger Schüler das Zeugnis aus, daß sein Wirken die Note ‚ausgezeichnet' verdient habe. Von drei bis vier Stunden in der Entfernung kamen Leute, um ihm zu beichten. Wie er sich der Studenten annahm, besonders jener aus seinem Geburtsorte Auerbach, sie mit Wort und Werk unterstützte, sie oft schon früh um sechs Uhr besuchte, steht noch heute (a. d.1886!) in gutem Gedächtnisse. Ein Landarzt aus der ehemaligen Bamberger Schule erzählte noch vor mehreren Jahren von Forster, daß er selbst sein Frühstück mit armen Studenten geteilt habe"[82]

# 2. Der fürstliche Heiler: Alexander von Hohenlohe

## 2.1 Lebensskizze

Wunderheiler hat es zu allen Zeiten gegeben. Fürst Leopold Alexander Franz Joseph Emmerich von Hohenlohe-Waldenburg-Schillingsfürst wurde am 17. August 1794 als jüngstes der dreizehn Kinder des königlich kaiserlichen Kammerherrn und Generalmajors Karl Albrecht Fürst von Hohenlohe in Kupferzell in Württemberg geboren. Seine Mutter Freiin Judith von Reviczky von Revisnie stammte aus Ungarn und hatte als Witwe den Vater in zweiter Ehe am 15. August 1773 geheiratet, war aber für ein regierendes Haus nicht ebenbürtig. Aber das Reichsfürstentum der Hohenlohe wurde 1806 im Zuge der napoleonischen Kriege mediatisiert. Die beherrschten Gebiete fielen überwiegend an das Königreich Württemberg, die übrigen an Bayern.[83]

Der Lebenslauf Alexander Hohenlohes soll hier nur soweit skizziert werden, wie er für die Lebensbeschreibung seines Schülers und Helfers Joseph Forster und für beider Heilungsmaßnahmen von Bedeutung ist. Zu Hohenlohe gibt es Aktenberge in Archiven, zahlreiche bejubelnde und kritische Veröffentlichungen über ihn aus seiner Zeit und auch viele Schriften aus seiner Hand. Bis in unsere Zeit reicht das veröffentlichte Interesse an seinen Gebetsheilungen aus theologischer und medizinischer Sicht.[84]

Prinz Alexander – als nachgeborener Sohn in finanziell ungesicherter Position – wurde für den geistlichen Stand bestimmt. „Der Großvater des Prinzen, Karl Albert I., Fürst von Hohenlohe-Schillingsfürst-Kupferzell zu Bartenstein, war ein warmherziger Anhänger Gaßners[85]. ... Der Vater des Prinzen, Karl Albert II., nahm allem Anschein nach nicht so regen Anteil an der Sache."[86] Der zu seiner Zeit weithin bekannte Wunderheiler Johann Joseph Gaßner[87] war aber auch zeitlebens immer heftig umstritten gewesen. Trotz der positiven Intervention des Fürsten Hohenlohe, lehnten die Höfe in München und Wien das Wirken Gaßners und seine Lehre heftig ab.[88]

Nach einigen Wechseln und Wirrnissen seiner schulischen Bildung wurde Alexander am 10. September 1811 von Fürsterzbischof Sigismund Graf von Hohenwart[89] gefirmt; gleichzeitig empfing er die vier niederen geistlichen Weihen. 1814, noch vor der Priesterweihe, erhielt er eine Kanonikatspräbende, d.h. eine Domvikarsstelle in Olmütz; am 18. Januar 1815 wurde er zum Subdiakon und bald danach zum Diakon geweiht. Am 18. September 1815 erhielt er von seinem Onkel[90] die Priesterweihe in Ellwangen, wo auch Gaßner aktiv gewesen war. Der „bayerische Kirchenvater"[91] Professor Johann Michael Sailer aus Landshut, der theologische Freund und Lehrer des Kronprinzen und nachmaligen Königs Ludwig I. und spätere Bischof von Regensburg, hielt die Primizpredigt.[92] Hohenlohe erwarb die Gunst König Max I. und Kronprinz Ludwigs und wurde am 15. Juni 1817 (Zustellung zum 20. Juni) zum Domkapitular und Geistlichen Rat beim Vikariat Bamberg ernannt. „Nachdem ich dem Präsidenten des Generalvicariats, Freiherrn (Adam) Friedrich von Groß (von Trockau) meinen Besuch abgestattet hatte, der mich äußerst gütig empfing, verfügte ich mich zu meinen übrigen Herren Collegen. Diese waren: Der geistliche Rat und Stadtpfarrer der obern Pfarre: (Augustin Andreas) Schellenberg(er)[93], – Geistl. Rath Andreas Frey, zugleich Professor des Kirchenrechts am königlichen Lyceum. († 1819) – G.R. (Franz) Stapf[94], G.R. (Kaspar) Fraaß, Stadtpfarrer bei St. Martin (nunmehriger Domherr und Generalvicar daselbst.) – G.R. (Johann Georg) Nüßlein, damals Professor der Philosophie, (nun Domherr zu Bamberg.) – G.R. Betz, damals Dompfarrer, nun Domherr daselbst"[95] Hier zeigt sich ein gemeinsamer Bekanntenkreis Hohenlohes mit Joseph Forster: Frey ist sein Protektor, Stapf Regens des Klerikalseminars, Fraas ist Forsters Pfarrvorgesetzter, sodann die Professoren des Lyceums, an dem Joseph Forster zum Priester ausgebildet wurde. Hohenlohes Verlangen aber ging in Richtung Bischofsstuhl, wie aus vielen seiner Bemerkungen zu erkennen ist. Da hierzu auch wissenschaftliche Meriten nützlich waren, bat er den Theologiekandidaten Ignaz Döllinger, damals an der Universität Würzburg, um Mithilfe bei der Abfassung einer theologischen Doktorarbeit. Aber das Vorhaben zerschlug sich.[96]

1820 ging ein Gerücht um: „Der durch die Schweizer Zeitungen vor einigen Jahren so übel verschriene Fürst Alexander von Hohenlohe, welcher zu Bamberg als Mitglied des Generalvikariats, durch sein herablassendes und liebenswürdiges Benehmen sich außerordentliche Achtung erworben haben soll, ist von unserer Großherzoglichen Regierung (von Baden) zum einzigen Landesbischof mit einer Besoldung von 15.000 fl. ernannt, und der garniert ehemalige Palast der Familie von Sickingen in unserer Stadt zu seinem bischöflichen Wohnsitz bestimmt worden. Bei dem Römischen Hofe sind bereits die ersten Einleitungen zur Genehmigung getroffen: hat von Hohenlohe gleichwohl das vorschriftsmäßige Alter von 30 Jahren – jedoch 27 noch nicht, so zweifelt man doch nicht an der päpstlichen Einwilligung"[97]. Bald danach wurde aufgrund einer Meldung des Schwäbischen Kuriers diese öffentliche Falschmeldung korrigiert. Es zeigt aber, welches Aufsehen und Ansehen Hohenlohe erreicht hatte. Die negative Sicht war aber auf allen Ebenen ebenso stark, wie Beda Bastgen im Anhang „Über Hohenlohes Aussichten, Bischof zu werden"[98] schreibt. Demnach war Hohenlohe im Gespräch für die Bischofssitze in Passau und Würzburg, nach Bischof Michael Wittmann für Würzburg und Eichstätt.[99] Seine umstrittene Persönlichkeit verhinderte diesen Aufstieg immer wieder. Pfarrer Forster in seiner priesterlichen Bescheidenheit hat das wohl zu allen Zeiten realistisch gesehen.

Von welchem genauen Zeitpunkt die Bekanntschaft Joseph Forsters mit Fürst Hohenlohe erfolgte, ist nicht genau zu bestimmen, aber Johann Forster soll sie zusammengeführt haben.[100]

## 2.2 Erste Heilungen

„Gegen die 20er Jahre des 19. Jahrhunderts machte ein frommer Bauer namens Martin Michel aus Unterwittighausen im Badischen viel Aufsehen durch seine Gebetsheilungen: Anfang des Jahres 1821 wurde dieser dem Fürsten Alexander von Hohenlohe, damals Geistlicher Rat am Generalvikariat Bamberg, bekannt und befreite diesen durch Gebet von heftigen Halsschmerzen (1.2.1821). Dies machte einen heftigen Eindruck auf den Fürsten und war der Anlass zu dessen späteren Krankenheilungen. Mit diesem Martin Michel betete er dann am 21.6.1821 für die junge Fürstin Mathilde Schwarzenberg, die seit 8 Jahren gelähmt war und nicht gehen konnte, und diese wurde plötzlich geheilt. Diese Vorgänge bewegten den Fürsten, sich mit allem Eifer diesen Gebetsheilungen hinzugeben und unzählig sind die Fälle, wo sein fester Glaube und sein vertrauensvolles Gebet den Kranken Hilfe brachte. Der Name Hohenlohe war in aller Mund, aber Kritiker erwuchsen ihm ebenso."[101]

Dieses Zusammentreffen mit dem Bauern Martin Michel im Hause des Haßfurter Stadtpfarrers Dr. Georg Martin Bergold brachte eine Wende in Hohenlohes Leben. Martin Michel, ein wohlhabender Bauer, geboren circa 1760, hatte sich durch Gebete und die fromme Lektüre von Abt Oswald Loscherts[102] „Der allzeit siegende Christ"[103] von einem jahrzehntelangen Bruchleiden geheilt, eine Heilmethode, die er nun bei anderen Personen anwandte. Nun lernte Hohenlohe die 17-jährige Prinzessin Mathilde von Schwarzenberg kennen, die sich wegen einer Wirbelsäulen-Tuberkulose in Behandlung von Professor Cajetan Textor befand.[104] Im Juni 1821 beschloss Hohenlohe zusammen mit Bauer Michel seinen ersten religiösen Heilungsversuch an der chronisch kranken Prinzessin vorzunehmen, der aus seiner Sicht erfolgreich war, aber von vielen Medizinern heftig bestritten wurde, da die schulmedizinische Behandlung nahezu erfolgreich abgeschlossen war. Die Kommentare aus dem Theologenkreis waren zwiespältig. Eine große in Zeitungen und Monographien ausgetragene Kontroverse erhob sich; schon im Juli 1821 erschienen die ersten Druckwerke pro und contra.[105]

Die sich verbreitende Nachricht von der wunderbaren Heilung der Prinzessin führte nunmehr zu einem Ansturm von Kranken, Bresthaften und Hinfälligen aller Art, die alle hofften, auf ähnlich wundersame Weise Gesundung zu finden. Kronprinz Ludwig, der Hohenlohe bereits gewogen war, stellte für Massenheilungen sogar die Räume der ehemals fürstbischöflichen Residenz in Würzburg zu Verfügung. Noch sahen die Behörden, wenn auch beunruhigt, zu.

Kronprinz Ludwig, der zeitlebens schwerhörig war, unterzog sich am 26. Juni 1821 einer Gebetsheilung durch Fürst Hohenlohe und äußerte die Zuversicht, dass sich sein Leiden, an dem er seit seiner Kindheit gelitten habe, bedeutend gebessert habe.[106] Diese Illusion verflog aber bald. Am 2. Juli 1821 war Hohenlohe wieder zurück in Bamberg. „Der Andrang von Heilungsuchenden in dem Kapitelhause war enorm"[107], so schildern die „Akta des Magistrats der Stadt Bamberg" das erste Auftreten des Fürsten in Bamberg am 8. Juli des Jahres. „Auch das K. Garnisons-Lazarett Bamberg sollte Zeuge werden der geistlich-fürstlichen Heilversuche, wie der folgende Bericht des K. Regimentsarztes Dr. Eberl vom 8. Juli 1821 an die K. General-Lazarett-Inspektion in München bekundet … ‚Allgemeines Aufsehen erregende, für Ärzte von nicht geringer Wichtigkeit und in jedem Falle immer merkwürdig bleibende Ereignisse, die sich in dieser Woche dahier zugetragen haben, sind die Veranlassung dieses Berichtes.'" Es folgten vergebliche Heilversuche des Fürsten an Soldaten.[108] Schon am 12. Juli 1821 sah man ihn wieder in Brückenau zu Besuch beim Kronprinzen, am 13. August traf er wieder in Bamberg ein. Wohin Hohenlohe auch kam, drängten sich große Menschenmengen zu ihm, um Heilung zu suchen und zu finden. Am 28. Juli des Schicksalsjahres 1821 veröffentlichte er eine Rechtfertigungsschrift,[109] in der er sich verbal voll in die kirchliche Ordnung integrierte.

Die Berichte über den Erfolg der Gebetsheilungen des Fürsten sind widersprüchlich. Die große Masse der Gesundheitsuchenden blieb nachweislich ohne Erfolg, wie viele ärztliche Diagnosen und Berichte darstellen. Einige Erfolge scheint es gegeben zu haben, die allerdings zum größten Teil in kurzer Zeit wieder verloren gingen.

Der österreichische Kaiser hat sogar seinen Bischöfen, Generalvikariaten und Polizeibehörden empfohlen, dem Fürsten Hohenlohe alle Unterstützung bei seinen Heilversuchen zu leisten.[110] Gegenteilig reagierte König Max I. von Bayern, der über die Heilungsansprüche des Fürsten Hohenlohe und seine Unterstützung durch Kronprinz Ludwig verärgert war.[111] Die kritische Haltung des Innenministeriums eskalierte. Hohenlohe sollte die Diözese Bamberg nicht mehr verlassen, sich an polizeiliche Anordnungen halten, und der Presse wurde die Berichterstattung über die Wunderheilungen verboten. Der weiterhin durch Gebete heilende Bauer Michel wurde aus Bayern ausgewiesen. „M. Forster announced the death of Martin Michel, the pious peasant, who was united in pious friendship with Prince Hohenlohe. He departed his life on the 29th of February (1824)."[112]

In Bamberg wurde Hohenlohe von der geistlichen und weltlichen Obrigkeit über seine Gebetsheilungen kritisch befragt, so vom Vikariatspräsidenten Adam Friedrich Freiherrn Groß von Trockau, später Bischof von Würzburg, den Geistlichen Räten Friedrich von Brenner und Johann Friedrich Oesterreicher,[113] später Bischof von Eichstätt, dessen Neffe Johann Heinrich Oesterreicher später Professorenkollege von Johann Forster in Landshut sein sollte. Das Generalvikariat ordnete an, dass der Fürst nur zu vorher bestimmten Lokalen den transportablen Kranken seinen Zuspruch geben dürfe. Die Gebrechlichen dürfe er in ihren Wohnungen besuchen, aber nur unter Beteiligung des örtlichen Pfarrers, auch solle eine Niederschrift angefertigt werden.

„Am 27. August (1821) wurde er wiederum von einer magistratischen Kommission vernommen, weil er wegen angestellter Heilungsversuche in seiner Wohnung und in der Sakristei der St. Martinskirche zur Anzeige gebracht worden war. Der Fürst gestand dies zu und fügte bei, daß er bereits am 25. Juli (1821) der Kgl. Regierung unterbreitet habe, daß in dieser rein religiösen Handlung eine höhere Verpflichtung ihm gebiete, Gott mehr als den Menschen zu gehorchen. Hierüber erwarte er näheren Aufschluß."[114] Der Bamberger Magistrat unter Bürgermeister Franz Ludwig von Hornthal,[115] ein konvertierter Jude, sprach eine Strafe aus und drohte im Wiederholungsfall einen Hausarrest an. Eine Kommission des Magistrats stellte die Wirkungslosigkeit der Hohenlohe'schen Heilungsversuche fest.[116] Zeitgenössische Ärzte bestätigten, dass die Heilungen ausblieben, nur vorübergehend waren, dass der Fürst falsche Krankheiten heilte, Heilungssuchende vergaß oder übersah, und ähnliche unliebsame Vorkommnisse.

Hohenlohes Heilungsversuche verursachten große Volksaufläufe, vor allem auf dem Bamberger Domplatz. Wo er auch auftrat, fanden sich Hilfesuchende aller Art ein. „Weniger ernst, aber doch bezeichnend für die Volkserregung in jenen Tagen war ein Vorfall in der St. Martinskirche. Am 10. September (1821) blieb dort Domvikar Alois Bihn nach der Nachmittagsandacht zu lange in dem sog. Oberen Chor zurück. Beim Weggehen fand er den Ausgang bereits versperrt. Er beugte sich nun über die Chorbrüstung hinaus und suchte durch stetes Winken die unten im Schiff der Kirche im stillen Gebete noch Weilenden auf seine mißliche Lage aufmerksam zu machen. Sofort dachte man ein Wesen aus der anderen Welt zu sehen und es wurden Rufe hörbar: ‚Komm nur herunter, wenn du der Böse bist!' Als ihn endlich eine Frau erkannte, mußte sie sich gleich den harten Vorwurf von anderen Kirchenbesuchern gefallen lassen, daß sie sich gewiß auch zu den Aufgeklärten zählen wolle. Der herzukommende Stadtkirchner hatte große Mühe, die erregte Menge von dem heiteren Erlebnis zu überzeugen."[117] Dieses Ereignis und andere aufwühlende Vorkommnisse in St. Martin können eigentlich am ersten Kaplan von St. Martin Joseph Forster nicht vorübergegangen sein.

## 2.3 Hohenlohe und Forster

Wie bereits festgestellt, müssen sich Fürst Hohenlohe und Kaplan Forster in Bamberg bereits begegnet sein. Die tiefe Freundschaft Joseph Forsters zu Fürst Alexander Hohenlohe datiert auf den März 1822. Hierzu gibt es zwei leicht abweichende Darstellungen: „Einer seiner Verwandten, Webersohn Forster von Auerbach, hatte ihn durch den dortigen Kaplan Dr. Schwager ersuchen lassen, er möge den Fürsten auch für ihn um das Gebet bitten, da er schon seit 6 Jahren an Abzehrung und Luftröhrenleiden erkrankt und von den Aerzten aufgegeben war. Der Fürst setzte den 28. März als Tag fest, an welchem er für den Kranken beten wolle. Dieser empfing zur vereinbarten Stunde die hl. Sakramente, er vereinigte sein Gebet mit dem des Fürsten, allein jeglicher Erfolg blieb aus. Es wurde nun der 28. April als Tag des Gebets bestimmt, der Patient tat wie das erste Mal und fühlte sich plötzlich so gekräftigt, daß er seine Kleider verlangte und vom Bette aufstand"[118].

„In Bamberg in St. Martin wurde in den Jahren 1817–22 Kaplan Forster mit dem Fürsten Hohenlohe bekannt. In näheren Verkehr brachte sie jedoch erst ein Fall von Krankenheilung in Forsters Verwandtschaft: ein junger Mensch, Johann Forster[119] zu Auerbach, lag seit 6–7 Jahren in schwerer Krankheit (Abzehrung und Luftröhrenleiden). Seit den letzten 3 Jahren hatten ihn die Ärzte aufgegeben. Der Kranke war nicht im Stande sich im Bette aufzurichten, sich zu wenden, die Nahrung mit den Händen dem Munde zuzuführen, die Sprache war nur noch ein leises Hauchen, brachte man ihn aus dem Bett, so brach er ohne Halt und Habung wie ein lebloses Skelett zusammen. Pfarrer Forster, damals Kaplan in Bamberg, ging den Fürsten Hohenlohe an und schilderte den Zustand seines Verwandten. Der Fürst bestimmte nun den 28. März 1822; an diesem Tage wolle er die Hl. Messe für den Kranken aufopfern und dieser solle kommunizieren. Aber die Krankheit blieb und der Kranke wurde umso trostloser, da sein letzter Halt geschwunden war. Der Fürst wurde erneut um Hilfe angegangen und dieser bestimmte den 25. April 1822. Und siehe da, nach Empfang der hl. Kommunion fühlte sich der Kranke wunderbar gestärkt; nach dem Weggang des Geistlichen verlangte er seine Kleider, die er so viele Jahre nicht mehr gebraucht hatte; er kleidete sich selbst an und begann im Zimmer auf und abzugehen, zum größten Erstaunen seiner Mutter und Schwester. Der Geheilte blieb auch geheilt und konnte sofort in seinem Geschäfte tätig sein."[120]

## Exkurs: Noch ein geheilter Auerbacher

Fürst Hohenlohe heilte einen weiteren Auerbacher, den quieszierten, königlich baierischen Rath der vormaligen Finanzdirektion des Naabkreises Titl. Herrn Friedrich von Niller, der damals in Amberg lebte, und zwar morgens um acht Uhr am 15. November 1821. Niller hatte sich im März 1800 in Bernau bei einer nächtlichen Feuersbrunst ein Übel am linken Fuß zugezogen, das im Laufe der Dienstjahre immer schlimmer wurde. „Er empfing nach abgelegter Beichte die heilige Kommunion und machte sich gefaßt, gleichzeitig mit dem Herrn Fürsten recht eifrig zu beten. In dieser Absicht schloß er sich eine viertel Stunde vorher in sein Zimmer ein und da er am kranken Fusse heftige Schmerzen gefühlet hatte, so getraute er sich anfangs nicht, nieder zu knien, weil ihm das Aufstehen bisher immer zu viel Anstrengungen gekostet hatte; er blieb unter fortwährenden Schmerzen auf dem Sessel sitzen und flehete zu Gott, mit völliger Ergebung in seinen heiligen Willen, daß er das Vertrauen auf seine huldreiche Erbarmungen, welches durch jene Schmerzen gefährdet zu werden schien, stärken und vermehren möchte. Endlich als die Uhr die achte Stunde gezeigt hatte, kniete Herr von Niller nieder, vereinigte sein Gebet mit jenem des Herrn Fürsten, ermunterte sich immer mehr zur zuversichtlichen Hoffnung auf die unendlichen Erbarmnisse, Verdienste, Verheissungen unseres Erlösers, und fand auch wirklich, dass die Hoffnung nicht zu Schanden macht. Noch in der nämlichen Stunde stand er nicht nur ohne Beschwerniß und ohne Anstrengung auf, sondern gieng auch ohne Schmerzen und ohne Stock von einem Zimmer ins andere hinüber."[121] Die Niller waren eine der bekannten Auerbacher Adelsfamilien, die die Geschicke der Stadt für Jahrhunderte prägten.[122]

## 2.4 Berichte, Kritik und Lob

Der Druck auf den Fürsten Hohenlohe verstärkte sich durch negative Veröffentlichungen, durch behördliche Maßnahmen und die Untersuchungen, die der Vatikan vornehmen ließ.[123] Papst Pius VII., von Hohenlohe angeschrieben, freute sich zwar über die Heilung des Kronprinzen Ludwig, forderte ihn dennoch auf, seine Krankenheilungen ohne große Öffentlichkeitswirkung vorzunehmen. „Questo vuol far die miracoli!" „Der will Wunder wirken!", soll der Papst über die Heilungsversuche des Fürsten geäußert haben.[124] Die Kurie verwies den Wunderheiler auf den Beschluss des Konzils von Trient (1545–1563), demnach auf die päpstliche Definition von Wundern, die ohne Prüfung und Billigung des zuständigen Bischofs nicht anerkannt werden können.[125] Man wollte die laufenden Verhandlungen über die Umsetzung des neuen Konkordats in Bayern nicht beeinträchtigen, denn die bayerische Regierung war gegenüber den Gebetsheilungen des Fürsten Hohenlohe sehr negativ eingestellt. Kardinal-Staatssekretär Consalvi hatte sich über die Heilungsversuche ohnehin sehr skeptisch gezeigt. Erst im Juni 1822 erging vom Vatikan eine Weisung an die bayerischen Bischöfe, Nachforschungen über die Hohenloheschen Heilungen vorzunehmen. Das Ergebnis: Allein in der Diözese Bamberg wurden aus 124 Pfarreien überwiegend erfolglose Heilungsversuche gemeldet. „Wir sehen, wie behutsam er (Kardinal-Staatssekretär Consalvi) die anfänglich begeisterten Berichte des Münchener Nuntius empfängt, wie ablehnend er sich verhält, wie der Nuntius zurückhaltend wird und wie der Heilige Stuhl, ja der Papst die einzig vernünftige Haltung annimmt: strengste Untersuchungen durch die bischöfliche Behörde und eidliche Zeugnisse und Bestätigungen. Da diese ausbleiben, blieb auch das Urteil des Heiligen Stuhles aus. Rom hat in dieser Sache nicht gesprochen, aber durch sein Verhalten gezeigt, wie zurückhaltend es solchen Erscheinungen gegenüber ist und sein muß."[126]. Konsequenzen hatte das kirchliche Vorgehen keine mehr, denn der Fürst hatte sich über Wien in die mütterliche Heimat Ungarn zurückgezogen. Der politische, kirchliche, katholische und protestantische, schulmedizinische und publizistische Druck war zu groß geworden. Der Vatikan ließ es damit bewenden.

Auch Heinrich Heine (1797–1856) goss seinen dichterischen Spott über Fürst Alexander Hohenlohe und seine Wunderheilungen. Unter der Abteilung: „Verstreut gedruckte Gedichte", ist ein kritisches Sonett unter der Rubrick Nachgelassene Gedichte 1812–1827 veröffentlicht. Zeitlich näher ist das Poem wohl in die Zeit von 1821/22 einzuordnen.[127] Heine war damals Student in Berlin.

## Bamberg und Würzburg

In beider Weichbild fließt der Gnaden Quelle,
Und tausend Wunder täglich dort geschehen.
Umlagert sieht man dort von Kranken stehen
Den Fürsten, der da heilet auf der Stelle.

Er spricht: „Steht auf und geht!" und flink und schnelle
Sieht man die Lahmen selbst von hinnen gehen;
Er spricht: „Schaut auf und sehet!" und es sehen
Sogar die Blindgebornen klar und helle.

Ein Jüngling naht, von Wassersucht getrieben,
Und fleht: „Hilf, Wunderthäter, meinem Leibe!"
Und segnend spricht der Fürst: „Geh hin und schreibe!"

In Bamberg und in Würzburg machts's Spektakel,
Die Handlung Göbhardt's[128] ruft laut: „Mirakel!"
Neun Dramen hat der Jüngling schon geschrieben.

Am 22. Mai 1822 erbat Hohenlohe Urlaub von König Max I., angeblich zum Besuch seiner hochbetagten Mutter, zu der ein sehr emotionales Verhältnis hatte.[129] In Regensburg traf er mit seinem Primizprediger Sailer, damals Weihbischof und Koadjutor, und Domkapitular Wittmann[130] zusammen. Auch in Passau[131] wartete eine tausendköpfige Menschenmenge mit Domkapitularen auf ihn, ebenso in den ersten Wochen seines Aufenthalts in Wien und Preßburg, wo er am ungarischen Nationalconcilium teilnahm.[132] Er hatte damit Bayern endgültig verlassen.

Zar Alexander I. von Russland gewährte dem Fürsten eine Audienz und empfing kniend seinen Segen.[133] Manche Karrierehoffnungen zerschlugen sich, Kirche und Kaiser ließen ihn warten. Erst am 24. August 1824 ernannte ihn Kaiser Franz zum Domherrn in Großwardein, der Heimatstadt seiner Mutter, die er wegen angeblicher Kränklichkeit und Missvergnügen erst am 17. April 1825 antrat.[134] Hier die Originalnachricht: „+ Wien, 3. Januar. Die Ernennung Sr. Durchlaucht des Fürsten Alexander von Hohenlohe als Domherr zu Großwardein (Ungarn) mit einem, dieser hohen kirchlichen Würde angemessenen Gehalte, ist ein in mehrfacher Beziehung erfreuliches Ereigniß. Se. Durchlaucht befinden sich aber noch in dieser Kaiserstadt, wohnen, wie seither, in dem Hochfürstlich=Schwarzenberg'schen Palaste, und werden Sich, dem Vernehmen nach, erst im kommenden Frühjahre an den Ort Ihrer neuen, erhabenen Bestimmung begeben"[135].

Anfänglich strömten Hohenlohe noch die Wundersüchtigen zu, aber er erntete auch heftigen Widerspruch. Als Flucht vor massiven Schwierigkeiten in Bayern ist die Abwanderung von Fürst Hohenlohe in seine zweite Heimat Ungarn zu bewerten, der als Aristokrat sehr viel später dann doch noch Weihbischof in Ungarn wurde. König Ludwig I. von Bayern erwog Anfang der dreißiger Jahre, ihn als Diözesanbischof von Würzburg zu etablieren, konnte sich aber nicht durchsetzen.[136]

In Ungarn nahm der Fürst dann später kaum mehr persönliche Geistheilungen vor. Er gab Heilung Suchenden Scheine und Briefe, in denen er zusagte, zu einer bestimmten Stunde die Messe zu lesen und Gebete zu sprechen. Erfolg oder Misserfolg hingen damit vom persönlichen Glauben des Hilfesuchenden ab. So schreiben zeitgenössische Blätter von Heilungen in den Niederlanden, Portugal und Frankreich.[137] Über diese und die Heilungen in Irland und den USA sei unten ausführlicher berichtet. Die Korrespondenz überließ der Fürst zum guten Teil seinem Partner Pfarrer Joseph Forster.

Eine seiner bekanntesten Heilaktionen sei nunmehr im Originaltext vorgestellt: „+ Washington. Der fromme Fürst von Hohenlohe verbreitet die Ehre Gottes auch hier in diesem Lande. Neulich im März 1824 wirkte Gott durch ihn ein offenbares Wunder an der Schwester des Herrn Bürgermeisters von Washington, Thomas Carbery. Diese Dame (Ann Mattingly) war schon mehrere Jahre bettlägerig. Nach der Aussage der Aerzte hatte sie einen innerlichen Krebsschaden und wurde daher von ihnen für unheilbar erklärt. Durch englische öffentliche Blätter und einige andere Privatschreiben in Kenntniß gesetzt von den mancherlei wunderbaren Heilungen, welche das gläubige Gebet des Fürsten von Hohenlohe bewirkt hatte, faßte sie nun ebenfalls den Entschluß, sich an diesen zu wenden. Ihre Familie forschte nach dessen Aufenthalt; bald erfuhr sie denselben, und ein Brief des Herrn Bürgermeisters gelangte nun, durch Mitwirkung eines sehr ehrwürdigen Geistlichen[138] an den Fürsten von Hohenlohe. Rücksichtlich der weiten Ferne bestimmte derselbe den 20. März,[139] an welchem Tage er für die Kranke beten würde, und diese, der von ihm gegebenen Vorschrift gemäß, sich in den Stand der Gnade setzen und die heil. Communion empfangen sollte. Gott fügte nun, daß schon 3 Wochen vor dem bestimmten Tage die Krankheit schnell und sichtbar zunahm. Am 19. März lag sie wie eine Sterbende da. Sie konnte weder essen noch trinken, warf unaufhörlich Blut und Eiter aus und schien die Stimme schon verloren zu haben. Endlich erschien der ersehnte Tag. Ein Priester brachte ihr die heil. Communion. Viel kostete es, der Sterbenden das allerheiligste Sacrament reichen zu können. Aber kaum hatte sie dasselbe empfangen, als sie rief: ‚O, mein Gott, was hast du an mir gethan!' Jetzt richtete sie sich in ihrem Bette auf, fiel mit den Anwesenden auf die Knie, um Gott zu danken, und war nun so gesund als jemals. Schnell, wie Feuer, durchlief das Gerücht dieser plötzlichen wunderbaren Genesung die ganze Stadt. Gleich in den ersten Tagen kamen mehr als 500, und in den folgenden mehr als tausend, und zwar von allen Confessionen und aus allen Ständen, in das Haus des Herren Bürgermeisters, um die Gesundgewordene zu besuchen und sich von ihrer wunderbaren Heilung selbst zu überzeugen. Der erste, welcher von den sechs Aerzten, welche die Schwester des Herrn Carbery in ihrer Krankheit bedient hatten, nun ankam, um sich gleichfalls von dieser unläugbar wunderbaren Heilung durch seine eigenen Augen zu überzeugen, war ein apostasierter Katholik, ein erklärter Atheist. Unbeschreiblich ist der Eindruck, den dieses Wunder auf ihn machte. ‚Ich bin', sagte er, ‚wie vom Donner getroffen. Diese Genesung kann nur von dem höchsten Wesen, nur von Gott ganz allein herkommen. – Du kannst dir denken, beßter Freund! Welchen Eindruck dieses Ereigniß auf alle Menschen machte; besonders da gerade mehr als hundert sechzig Abgeordnete von allen Staaten im Congreß zu Washington versammelt waren. etc. etc.' (Anmerkung der katholischen Literaturzeitung: Nach späteren Nachrichten aus Paris hat diese wunderbare Heilung zur Folge gehabt, daß gegen 30 protestantische Familien zur katholischen Religion übergetreten sind.)"[140].

Diese Konversionen nahm man aber im protestantischen Lager nicht allzu tragisch. „Wenn die Zahl derselben nicht übertrieben ist, so hat die Protestantische Kirche durch den Abfall solcher Wundergläubigen auch Nichts verloren, solche finden ihre Nahrung im Papstthum. Sie gehören zu Denen, von welchen der Heiland sagt: wenn ihr nicht Zeichen und Wunder seht, so glaubt ihr nicht.[141]" In dieser Zeit entstand reichlich katholische Konversionsliteratur. Ein Massenphänomen waren die Übertritte zur katholischen Kirche nicht.

Kleine Ergänzung: 1831 wurde Frau Ann Mattingly wieder durch ein Wunder geheilt. Sie verletzte sich durch einen Unfall an Fuß und Knöchel, die geschwollen und entzündet waren. Durch ein erneutes Heilwunder in einem Kloster genas sie von ihrem Gebrechen.[142]

Die Heilung von Ann Mattingly erregte internationales Aufsehen. Hier eine Nachricht aus der spanischen Zeitung Gaceta de Madrid: „M.S.R. Briscoe, juez de paz de la ciudad de Washington, capital de los Estados-Unidis, declara que el 24. marzo des 1824 se presentó ante él una muger de 40 anos, llamada Ana Martingly, la cual, despues de haber prestado juramento sobre los santos Evangelios, depuso l siguiente: He expermentado por espacio de siete anos en todo el lado izquiero unos dolores violentos producidos por un cancer: me han asistido los facultativos mas habiles de la ciudad; pero ninguno de sus remedios aprovechó para mi mal. Ya habia perdido toda esperanza de alivio cuando Mr. Dubuisson, teniente de cura de la iglesia de S. Patricio, me exhortó á que hiciese una novena al sagrado nombre, conforme á las instruciones des Principe de Hohenlohe."[143]

Nunmehr soll eine Heilung aus Italien vorgestellt werden: „Man richtet von Fermo, in der Mark Ankona, eine authentische Erzählung von einer seltsamen Heilung an uns. Hier folgt ein gewissenhafter Auszug. Maria Mathilde Recchioni, eine Kapuzinerin zu Fermo, hatte den 19. Juni 1804 einen heftigen Anfall beim Aufheben einer schweren Last, wodurch sie 14 Tage bettlägrig wurde. Die Arznei schlug nicht an, und nach Verlauf von drei Jahren rief ein Fall ihr Uebel wieder hervor. Die zu Rath gezogenen Aerzte erklärten, daß die Folgen der Anstrengung eine Schwäche in dem Rückgrat verursacht hätten, so wie einen furchtbaren Bruch; folglich hielten sie die Arzneimittel für zwecklos. Im Jahre 1809 hatte Maria Mathilde, die ihre religiösen Pflichten nicht erfüllen konnte, eine Krankheit, die sie dem Tode nahe brachte. Seitdem bestand ihr Leben in einem steten Leidenszustand; sie konnte selbst nicht einmal essen. Seit 1813 verließ sie das Bett nicht mehr. Berührte man sie, so bekam sie Zuckungen und hatte stets Neigung zum Erbrechen. Lange schmachtete sie in diesem Schmerzenszustande, als ihr gerathen wurde, den Prinzen von Hohenlohe zu consultiren, der ihr im Juni 1823 erwiederte: Sie solle sich den 19. und 25. Juli dem Sacramente nahen und 9 Tage beten im Namen Jesu. Nach Verlauf dieser Frist, den 3ten August 1823, fand sie sich geheilt von der Schwäche, die sie 15 Jahre bettlägrig gemacht. Seit der Zeit spürte sie keines der gehabten Uebel mehr. Sie kam ihren Pflichten nach bis zu dem Zeitpunkt, wo sie zur Vorsteherin der Novizen ernannt wurde."[144]. Es folgt eine stattliche Reihe von Priestern und Nonnen als Zeugen.

Hohenlohe versuchte sich 1831 auch als Prophet: „Der interessanteste Artikel unserer Hofzeitung ist eine Prophezeihung des Fürsten Hohenlohe, die die nahe bevorstehende Zerstörung der Städte Paris, Lyon, Genf und vier anderer mit dem Finger des Herrn bedrohter Städte verkündet. Diese würden durch Feuer vom Himmel verzehrt werden, und dann Frankreich wieder unter die väterliche Regierung Karls X. zurückkehren. Diese Ereignisse sollen noch vor Lichtmeß, also vor dem 2. Februar eintreten. Die Hälfte von Madrid glaubt daran."[145]

Ungarn empfand Hohenlohe als Exil und als Verbannungsort. Er veröffentlichte zahlreiche religiöse Schriften und Bücher und engagierte dafür sogar den schwäbischen Dichter Justinus Kerner.[146] Er entfaltete rege Kontakte, reichen Briefverkehr und Bittaktionen, um einen Bischofssitz zu erklimmen. Es funktionierte weder in Bayern noch in Österreich. König Max I. hielt nichts von Hohenlohe, Staatskanzler Fürst Metternich[147] forderte ihn auf, sein Benehmen zu ändern[148]. „Wenn er ein Wundermacher ist, soll er sich selbst zum Bischof wählen; ich tue es einmal nicht", so formulierte Kaiser Franz[149] seine Abneigung gegen Hohenlohe.[150] Erst nach dessen Tod 1835 ernannte Papst Gregor XVI. 1844 gegen den Widerstand des kaiserlichen Kabinetts[151] den Generalvikar Hohenlohe zum Bischof von Sardica i. p. i., also zum Weihbischof in Großwardein. Das antike Sardica ist das heutige Sofia, die Hauptstadt von Bulgarien, damals noch im osmanischen Reich gelegen.

Hohenlohe unternahm zur Verbesserung seines gesundheitlichen Zustands mehrere Reisen nach Österreich, nach Ischgl, Salzburg, Linz und so weiter. Wohin der Fürst aber auch kam, er war von Hilfesuchenden aller Art umringt. Ruhe und Gesundung konnte er so nicht finden. Bei einer der mehrfachen Reisen nach Paris zwischen 1820 und 1828 heilte Hohenlohe die Mutter von Honoré de Balzac[152] durch Handauflegen, da sie an einer Schwellung der Eingeweide litt, wenn sie rohe Früchte aß. Abschließender skeptischer Kommentar von Frederick Lawton: „Balzac, being a witness of the miracle, became an ardent investigator in this new branche – or that old branche revived – of therapeutics."[153]

## 2.5 Der Abgang

Die aus der Hüttenheimer Chronik zitierten Texte sind bisher mehrfach ausgewertet. Die veröffentlichte Literatur über Pfarrer Forster im Zusammenhang mit Fürst Hohenlohe und dem Bauer Michel ist sehr reichhaltig. Der Schwerpunkt liegt aber hierbei eindeutig bei Fürst Hohenlohe. Bisher hat niemand, auch ich nicht, all die Hinterlassenschaften, veröffentlichten Texte und Archivmaterialien vollständig sichten können. Es schält sich das Bild heraus, dass Pfarrer Forster zusammen mit Fürst Alexander von Hohenlohe in eine heftige überregionale, literarische, theologische wie naturwissenschaftliche Kontroverse über den Sinn und Unsinn, Wert und Unwert von Gebetsheilungen verwickelt wurde. Diese Diskussion hält bis heute an, auch unabhängig von den Personen. Aufklärer standen gegen Traditionalisten, der Streit ging quer durch die Fakultäten und die Staaten. Der Aristokrat Hohenlohe stand dabei mehr im Zielfeuer seiner Gegner als der biedere Landpfarrer Forster. Die weltliche Obrigkeit Bayerns wurde eingeschaltet; die Kontroverse wurde bis nach Rom getragen. Das Ende war, dass Heilungen nicht mehr öffentlich, sondern nur noch in kleinem Kreise unter Anwendung der priesterlichen Insignien und der Liturgie und ohne öffentliches Aufsehen vorgenommen werden durften.[154] Roma locuta, causa finita! Das wäre das übliche Ende der Vorgänge um Hohenlohe und Forster gewesen.[155] Aber Rom musste nichts mehr sagen; der publizistische Druck, die administrativen Maßnahmen und der Unwille des Königs beendeten die öffentlichen Heilungsauftritte in Franken, insbesondere in Bamberg und Würzburg. Die beiden Gebetsheiler traten ab in die Provinz. Die Brief- und Fernheilungen aber liefen Jahrzehnte und über Kontinente hinweg weiter.

Der Abgang Pfarrer Forsters in die Kleinst- und Diasporapfarrei Hüttenheim[156] war wohl mehr als Strafumsetzung oder Flucht zu verstehen, so wie der Abgang Hohenlohes in die mütterliche Heimat Ungarn zumindest als Rückzug aus der bayerischen Öffentlichkeit zu bewerten ist. Allerdings war Forster Bester in der Pfarrerprüfung gewesen und wurde für die damalige Zeit sehr jung zum Pfarrer ernannt, was er vermutlich seinen einflussreichen Förderfamilien, den hochadeligen Fürsten Hohenlohe und Schwarzenberg[157] verdankte. Fürst Alexander Hohenlohe musste auf die standesgemäßen und standesüblichen Beförderungen lange warten, weil weder der österreichische Kaiser noch der bayerische König seinen Bischofshoffnungen entsprechen wollten.

1848 flüchtete Hohenlohe wegen der Revolution in Ungarn nach Innsbruck, wo er 16.708 Hilfesuchende und Leidende empfing, wie seine Statistik darlegte. Sodann reiste er zu seinem Neffen Graf Moritz II. von Fries, dem Sohne seiner Schwester Maria Theresia (1779–1819).[158] Als er in Vöslau am 14. 11. 1849 starb, wurde er in der Gruft der Grafen Fries in Vöslau bestattet. Darüber ließ der Neffe 1870 die Kirche St. Jakob erbauen. Fürst Alexander Hohenlohe war zum Zeitpunkt seines Todes Titularbischof von Sardica, Großpropst von Großwardein, Abt des heiligen Michael von Gaborjan, Domherr, Kommandeur des Königlich Bayerischen Ordens vom heiligen Michael, Ritter des Malteserordens, Mitglied der französisch-afrikanischen Gesellschaft und Besitzer des Biharer, Arader und Barscher Komitats in Ungarn.[159]

Es fehlte auch nicht an persönlichen Angriffen, die im wahrsten Sinne unter die Gürtellinie gingen. Die im Zölibat vorgeschriebene sexuelle Enthaltsamkeit soll er nicht eingehalten haben. Er sei ein eitler Lügner, oft betrunken gewesen. Man warf ihm auch Unterschlagung und Diebstahl vor.[160] Richtig sein dürfte, dass er mit Geld nicht umgehen konnte[161] und sogar Mathilde von Schwarzenberg, seinen ersten Heilungsfall, um ein Darlehen anging, dessen Rückzahlung sich mühsam über Jahre hinzog. Hohenlohe bezog ein Jahreseinkommen von 4000 Gulden, wovon ihm am Jahresende nichts blieb. So schrieb er: „An Geld hängt meine Seele nicht, doch wünschte ich aus gewissen Gründen keinen Kreuzer Schulden zu haben …"[162] Er hätte böse Worte über Priesterkollegen und gar den Heiligen Vater geäußert.[163] All diese Vorwürfe, ob berechtigt oder nicht, tun Hohenlohes Wirkung und Ruf bis heute keinen Abbruch. Wer sich wie Hohenlohe exponiert, hat mit Feinden zu rechnen. Die Milde der Verjährung kann er in unserer Zeit in Anspruch nehmen. Die Wahrheit im Detail kann heute ohnehin niemand mehr prüfen.

Spott durfte nicht fehlen, wieder vom gegnerischen Blatt Hesperus: „Erhebliches weiß ich nicht viel zu melden. Hohenlohe, der absichtlich Aufsehen zu machen suchte, kehrt, wie früher gemeldet wurde, zum Glücke des Frankenlandes vielleicht nie wieder zurück. Dieses voraussehend, ließ er die meisten seiner Meubles, darunter auch sein gemaltes Bildniß öffentlich verkaufen; worüber mancherley Gerüchte im Publikum umherliefen. Man rechnete auf die blinden Verehrer seiner Person und mehrere Obscuranten. Wo viel Licht ist, ist viel Schatten. Einen Beweis gibt Vilsburg in der Schweiz. So giengen in der Hohenloheschen Versteigerung mehrere sehr unerhebliche Sachen um sehr hohen Preis weg, z. B. der Leibstuhl desselben, den eine Frau, wahrscheinlich wegen der Wunderkraft kaufte. Zu seinem Bilde aber wollten sich keine Liebhaber finden – aus welcher Ursache, ist dem Einsender noch unerklärbar. Die Stelle Hohenlohes, nicht die des Wundermanns, – sondern des Domkapitulars, wurde durch den verdienstvollen, bekannten Professor Eisenmann in München ersetzt."[164]

Auffällig in allen Berichten ist, dass die Geheilten überwiegend Frauen waren. Einzige Ausnahme sind die anfänglichen öffentlichen Massenheilungen in Franken. „Soziologen messen seit Jahrzehnten durchschnittlich höhere Zustimmungswerte von Frauen zu traditionellen religiösen Werten ... Frauen sind nicht nur in der Überzahl, sie engagieren sich auch ehrenamtlich deutlich stärker für ihren Glauben, obgleich Männer die exponierten religiösen Rollen oft für sich reklamieren"[165]. So sind die Geheilten in der Welt Hohenlohes hingebungsvolle, angepasste, untertänige, duldende, leidende Frauen, ein religiöses Ideal. Dieses kirchliche Frauenbild aus heutiger Sicht einer Evaluation zu unterziehen ist hier nicht der Ort.

Zum Abschluss noch ein modernes Urteil: „Das, was Prinz Alexander von Hohenlohe tatsächlich leistete, entsprach in keiner Weise dem Lärm, den man um ihn machte. Seine Anschauungen waren zwar nicht von einem derart massiven Aberglauben durchsetzt wie die des Exorzisten Gaßner, aber auch er wusste nicht klar zwischen Wahrheit und Aberglauben zu unterscheiden. Die ihm zugeschriebenen Heilungen hielten einer wissenschaftlichen Nachprüfung nicht stand"[166]. Das gilt zweifellos für die heutige wissenschaftliche Überprüfung seines Wirkens. Dass er ein Scharlatan war, ist aus den Überlieferungen nicht zu schließen. Der Glaube an Geist- und Gebetsheilungen kann ihm nicht zum Vorwurf gemacht werden. Der gehörte zur Zeit und hält bis heute an.

Zu Fürst Alexander von Hohenlohe ist eben mit Schiller auch heute noch zu sagen:

„Von der Parteien Gunst und Hass verwirrt
schwankt sein Charakterbild in der Geschichte".

Mit Goethes Faust stellt sich als Frage:

„Es kann die Spur von seinen Erdentagen, nicht in Äonen untergehen ..."

Fürst Hohenlohes Kontakt mit Pfarrer Joseph Forster blieb bis zu seinem Tod erhalten. In Forsters Biografie sind mehrere Briefe von Hohenlohe an ihn abgedruckt, der letzte vom 19. Oktober 1848. Forster führte die Gebetsheilungen nun völlig selbstständig bis zu seinem Tode 1875 weiter. Die Wirkung beider Heiler über die Zeit bis heute wird zum Schluss noch geprüft und bewertet werden.

# 3. Der Geistliche Heiler: Pfarrer Forster

## 3.1 Die Person

Zur Darstellung und Bewertung der Person und des Charakters Pfarrer Forsters gibt es nur zwei Wege: 1. Rückschlüsse aus dem Lebenslauf und 2. Auswertung der Biografie des Pfarrerkollegen Barthelme. In den zahlreichen Veröffentlichungen von Fürst Hohenlohe habe ich keine persönliche Aussage über seinen Adlatus Joseph Forster gefunden. Seine aristokratische Ichbezogenheit ließ anscheinend eine echte menschliche Freundschaft nicht zu. Pfarrer Forster hat Hohenlohe nach beider Abreise von Bamberg im Jahr 1822 höchstwahrscheinlich nicht mehr persönlich getroffen. Die Loyalität Forsters blieb ihm aber lebenslang erhalten. Schon 1821 wurde das Verhältnis Forster-Hohenlohe als Freundschaft bezeichnet; die erkennt Scharold, vehementer Verteidiger von Hohenlohes Heilungen, in „dem musterhaft eifrigen und gelehrten Priester Joseph Forster, vormals Kaplan zu Nürnberg, jetzt an der Stadtpfarrei zu St. Martin in Bamberg, (der) zu seinen vertrautesten und geliebtesten Freunden gehört"[167].

Weber war in der städtischen Gesellschaft nicht der angesehenste Beruf; Reichtum konnte man mit diesem Handwerk nicht erwerben. Schließt man aus dieser Herkunft Joseph Forsters aus dem Kleinbürgertum einer Kleinstadt in der katholischen Oberpfalz, deren männliche Mitglieder alle Weber von Beruf waren, so kann man nur auf eine selbstgewisse und unkritische katholische Erziehung im Elternhaus und in der von der Kirche geprägten Volksschule schließen. Auch das Gymnasium in Amberg war kirchlich katholisch geprägt. Die Aufklärung und die Säkularisierung war eine Sache der liberalen Oberschicht und der Staatsführung, nicht der Provinzbewohner und Untertanen. Die Schulreformen änderten vermutlich sehr wenig an der konservativen geistigen Atmosphäre der Klein- und Mittelstädte. Diese in sich geistig geschlossene Ausbildung in Amberg wurde im Lyzeum in Bamberg fortgesetzt, das Forster wieder als

Bester abschloss. Der kurzfristige Blick in die protestantische Gegenwelt der Großstadt Nürnberg war sicher irritierend und auch bald beendet. Hüttenheim, das multireligiöse Dorf, hat dann doch eine Toleranz für unterschiedliche religiöse Lebensentwürfe wachsen lassen, die sich auch in seinen selbstständigen Gebetsheilungen widerspiegelt. So wie sein Pfarrerleben geschildert wird, war er zeitlebens aber mehr in die Gebetsheilungsfesseln als in sein Dorfpfarrerleben eingebunden. Die Seelsorge für die wenigen bäuerlichen Katholiken in seinen Pfarrdörfern konnte ihn sicherlich nicht auslasten. Bei seinen Heilungen hat er ohne Rücksicht auf Stand, Geschlecht und Religion gewirkt. Sein Festhalten an absolut orthodoxen theologischen Positionen bedarf eigentlich keiner Diskussion.[168] Das I. Vatikanum und die Altkatholische Kirche haben in Hüttenheim sicherlich keinerlei Rolle gespielt. Forsters anfänglicher Diensteifer für seine administrativen Pfarrpflichten nahm mit zunehmendem Lebensalter, Krankheit, Gebrechlichkeit und Erblindung ab. Er erfüllte alle Erwartungen in die sittliche Lebensführung eines katholischen Priesters. Dass er ein Gläschen Wein nicht verachtete, machten ihm nur Heuchler und fromme Puristen zum Vorwurf.[169] Schließlich gehörte zu seiner Pfarrei der Hüttenheimer Tannenberg, auf dem auch heute noch ein vorzüglicher Tropfen Frankenwein wächst.

Persönliche Nachlässe der Brüder Forster konnte ich weder in der Familie noch in den Archiven finden. Ob sie persönlichen oder brieflichen Kontakt hatten, ist daher nicht mehr festzustellen. Nur einen vermuteten Kontakt kann ich darlegen. Am 18. August 1835 waren im Gasthof *Goldener Stern* in München gemeldet: „HH. J. Forster und F. Forster"[170]. Ich fand eine weitere Reisenotiz: „Angekommene Fremde vom 11. August 1844 ... (Kronprinz z. Gostenhof) H. H. Forster, Pfarrer"[171]. Zweck und Dauer des Besuchs in Nürnberg bleiben unbekannt.

Pfarrer Forsters ganzes Engagement galt den Fernheilungen durch Fürst Hohenlohe und den örtlichen Gebetsheilungen aus eigener Kraft, in die er offensichtlich von den Hilfesuchenden hineingedrängt wurde. Die Pfarrei Hüttenheim mit so wenig katholischen Seelen hätte man auch als Sinekure verwalten und betreiben können. Aber der Seelsorger Forster sah sich über den Tod Fürst Hohenlohes hinaus seiner eigenen und eigentlichen Mission verpflichtet.

Um Pfarrer Forster in seinem religiösen Denken zu erfassen, sollen hier seine markigen Sinnsprüche aus seiner Biografie vorgestellt werden. „Als besondere Früchte an dem Baume seines Geisteslebens hingen die Kraftsprüche des Pfarrers von Hüttenheim. Wenn ich mich nicht irre, so ließ der verlebte Pfarrer E. von M. zu seiner Zeit einen Teil hiervon in das Bamberger Pastoralblatt aufnehmen; dem Manuskripte desselben ist ein Teil der nachfolgenden Sprüche entnommen"[172]. Das Bamberger Pastoralblatt kommentiert die „Weisen Sprüche" so: „Durch freundliche Vermittlung sind wir in den Besitz einer Sammlung von Weisheitssprüchen gelangt, die, ungesucht und ungekünstelt der Tiefe ruhiger Empfindung entquollen, eine reiche, gediegene Weltanschauung, eine gesunde Lebensphilosophie kundgeben, so daß es schade wäre, wenn dieser Schatz köstlicher Perlen des im In- und Auslande berühmten Mannes, welcher sich durch hohe Originalität auszeichnet, nicht für ein größeres Publikum verwerthet würde. Aus dieser Fundgrube weiser Sprüche gedenken wir unseren geehrten Lesern auch ferner einige Goldkörner darzubieten"[173]. Das ist eine hohe Wertschätzung in einem sonst nüchternen kirchlichen Amtsblatt. Es folgen eine Auswahl der markantesten Sprüche Forsters aus Barthelmes Biographie:

„Wer Geld verloren, hat nichts verloren,
Wer Mut verloren, hat vieles verloren,
Wer Gnade verloren, hat alles verloren." (S. 126)

Eine Variante des Spruchs findet sich im Satireblatt Kladderdatsch, nämlich Zeile 3[174]:
Wer Ehre verloren, hat alles verloren.

„Ich bin Pfarrer und nichts, was zum pfarrlichen Beruf gehört, halte ich
für etwas Gleichgültiges."
„Parochus sum, et nihil parochiale mihi alienum puto." (S. 126)

Es klingt dem bekannten Satz von Terenz gar zu ähnlich:
Homo sum et nil humanum a me puto.

„Weicher als auf Flaumenkissen
Schläft ein ruhiges Gewissen
Das sein Bettlein für die Nacht
Auf dem Kreuz zurecht gemacht." (S. 127)

Dieses Gedichtlein stammt aus den Spruchversen von Pater Gall Morel[175].

„Was Dir an anderen mißfällt und tadelhaft erscheint, davor hüte dich, es selbst zu thun." (S. 127)

Wer denkt da nicht an eine blasse Variante des kategorischen Imperativs von Kant.

„Der Schriftsteller bereitet das Gift.
Der Buchdrucker vervielfältigt das Gift.
Der Buchhändler verbreitet das Gift.
Der Buchbinder macht die Schale für das Gift.
Der Leser schlürft das Gift."[176] (S. 127)

Hier flüstert doch der Index librorum prohibitorum von anno 1559!

„Freiheit – Gleichheit – Brüderlichkeit.
Glaube – Hoffnung – Liebe"[177] (S. 127)

„Wer nie Zeit hat, bei dem ist es immer höchste Zeit."[178] (S. 127)
Sehr modern!

Fiat voluntas tua.
„Was Gott will!
Wie Gott will!

Wenn Gott will!
Weil Gott will!
So lange Gott will!"[179] (S. 127)

„Seine Grabschrift lautet:
Er blieb niemand etwas schuldig."[180] (S. 128)

„Ich lebe noch, weiß nicht wie lang.
Ich sterbe einst, weiß nicht wann.
Ich reise noch, weiß nicht wohin.
Wie kommt es, daß ich dennoch fröhlich bin?"[181] (S. 128)

„Auf einem Leichensteine:
König, sieh' hier dein Geschick,
Sklave, sieh' hier deine Ruhe,
Du Schönheit, diese Gebeine,
Du Weiser, diesen leeren Kopf,
Du Reicher, diesen Staub,
Du Armer, diese Welt." (S. 128)

„Salus publica suprema lex esto."[182]

Kaiser Wilhelm schrieb in das Goldene Buch Münchens 1891 „Suprema lex voluntas regis."

Die Münchner Volkssage erzählt, dass Prinzregent Luitpold darunter geschrieben habe: „Suprema lex salus publica." Von Pfarrer Forster stammt der Satz nicht, er ist vermutlich uralt.

„Das Kreuz ist der Schutz der Armen. Aber es ist das Letzte, was die Könige halten."[183] (S. 134)

Auch dieser Satz könnte als Widerspenstigkeit gegen die Obrigkeit interpretiert werden.

Damit soll es sein Bewenden haben. In der Biografie Forsters sind noch einige Seiten Kraftsprüche abgedruckt: S. 126–134. Diese Sinnsätze sind zum größten Teil nicht im Bamberger Pastoralblatt enthalten, dafür stehen im Kirchenblättchen Sinnsprüche, die vermutlich auch von Pfarrer Forster stammen, aber nicht in der Biografie enthalten sind. Die meisten Sentenzen stammen wohl von Forster selbst, aber sie vermitteln auch einen Einblick in seine Lektüre. Sie alle aber zeugen deutlich von seiner altfränkischen Geradheit. Die zeigt sich auch in seiner resistenten Haltung gegen die Anordnungen der kirchlichen und weltlichen Vorgesetzten.

## 3.2 Das Pfarramt

Nach kaum zweijähriger Tätigkeit in der Frauenkirche in Nürnberg wurde Joseph Forster am 9. November 1815 zum Cooperator und dann am 14. Juli 1816 zum ersten Stadtkaplan bei St. Martin in Bamberg ernannt. Bereits im Juli 1821 bestand er gemäß Signat der königlichen Regierung des Obermainkreises vom 17. September 1821 als Bester den Pfarrkonkurs, die kirchenrechtliche Voraussetzung für die Übernahme einer Pfarrei. Schon im September 1822 erhielt er durch Präsentation des Fürsten Schwarzenberg die Pfarrei Hüttenheim.[184] Offensichtlich hatte sein Mentor Fürst Hohenlohe für diese Ernennung seine aristokratischen Beziehungen spielen lassen[185]. Insbesondere war er geistlicher Heiler der Prinzessin Mathilde Schwarzenberg gewesen. Für die damalige Zeit war Forster für die Übernahme einer Pfarrei extrem jung. Eine andere Begründung findet sich in einem kritischen Artikel des „Hesperus" vom 15. August 1822: „Seine Pathenverwandtschaft zum verstorbenen geistlichen Rat Frey machte ihn nicht nur von aller Ahndung frey, sondern erwarb ihm noch eine Beförderung auf die vorzüglichste Stelle dahier, während er besorgt hatte, an die böhmische Grenze der Diözese verwiesen zu werden. Glücklicherweise ist er so eben Fürstl. Schwarzenbergischer Pfarrer geworden, wie er 4/5 protestantische Genossen hat."[186] Geistlicher

Rat Franz Andreas Frey[187] war Professor für geistliches Recht am Lyceum in Bamberg gewesen, also einer der priesterlichen Ausbilder von Joseph Forster. Hohenlohe berichtet zu seiner Ernennung zum wirklichen geistlichen Rat am 15. Juni 1817: „Gleich hierauf erbot sich der geistliche Rath Frey, das Jus canonicum nochmals privatissime mit mir durchzugehen, vereint mit Uebungen im Curialstyl und practischen Vicariatsfällen."[188]

Seine Pfarrstelle in Hüttenheim trat Forster am 11. Dezember 1822 an. Gleichzeitig wurde ihm die Distriktsschulinspektion Iphofen übertragen, die er als Dekan bis 1840 versah und auf eigenen Wunsch wieder aufgab.[189] Dekanatsverweser war er zweimal: 1830/31 und 1834/35.[190] Hüttenheim wies eine Bevölkerungszahl von 800 Seelen auf. Davon waren 167 Katholiken, 525 Protestanten und 108 Juden. (a. d. 1812–173; 20% von 864, a. d. 1900–69; 13,2 von 827 Juden) An jüdischen Einrichtungen waren vorhanden: eine Synagoge, eine jüdische Schule, ein Vorsängerhaus mit Mikwe, seit 1816/17 ein jüdischer Friedhof, der heute noch besteht.[191] Die katholische Seelsorge in Hüttenheim war damals recht beschwerlich; Pfarrer Forster musste bis 1843 alle Monate einmal an einem Sonntag Gottesdienst in Weigenheim halten, das zu seiner Pfarrei gehörte und in dem nur 20 bis 30 Katholiken lebten. Neben einigen kleinen Filialkirchen gehörte zur katholischen Pfarrei St. Johannes Baptista als Haupt- und Pfarrkirche eine Simultankirche, die von Katholiken und Protestanten gemeinsam genutzt wurde. Die Kirche war eine der wenigen heute noch bestehenden fränkischen Gadenkirchenburgen. Dieser imposante Kirchenbau steht inmitten eines wehrhaften Mauerrings, an den sich Nutzgebäude, Schupfen und Keller anlehnen. Nach einigen Glaubenswechseln wurde die Kirche von 1721 bis 1895 gemeinsam von beiden großen Kirchen benutzt. Die Simultanzeit umfasste die volle Amtszeit Forsters als Pfarrer, die 53 Jahre andauerte.

Im Jahre 1833 wird die Pfarrei Hüttenheim amtlich so beschrieben:

§1 „Diese Pfarrei, im Süden des Dekanats=Bezirkes, ist von den Pfarreien: Dornheim, Markt=Seinsheim und Willanzheim, und den protest. Pfarreien: Hernitzheim, Mönchsondheim, Nenenheim, Krautostheim, Nordheim und Weigenheim, umgeben; breitet sich im k. Ldg. Markt=

Bibart und im Hrschtg. Hohenlandsberg aus, und begreift 3 Simultankirchen, 3 gemeinschaftliche Gottesäcker, 1 Schule und 170 S(eelen) in 1 Markt und 2 Dörfern. (Die 1.513 Protestanten im Umfange sind Pfarreien ihrer Confession einverleibt. Juden: 214, welche ihre eigenen Synagogen haben.)"

Die Ortschaften sind:

*Hüttenheim*, Pfarrdorf mit dem Pfarrsitze, der Pfarrkirche, deren Mitgebrauch den dasigen Protestanten gestattet, 1 Schule, welcher auch die dasige jüdische Jugend zugewiesen ist, 1 gemeinschaftlichen Gottesacker mit den Protestanten, und 158 S(eelen) in 16 ganzen und 2 Viertels=H(öfen), 1 ½ St. Südl. von Possenheim, im Ldg. Markt=Bibart und im Hrschtg. Hohenlandsberg. (Die dasigen 613 Protestanten bilden eine eigene Pfarrei. Die Juden daselbst haben ihre Synagoge und einen Begräbnisplatz.)

*Hernitzheim*, (Herrnsheim, Marktherrnsheim,) Markt mit 6 S(eelen) in 1 H(äusern), 1 Simultankirche und 1 gemeinschaftlichen Gottesacker mit den dasigen Protestanten, und 1 Brücke über den Mühlbach, ½ St.(unde) westl. von Hüttenheim, im Hrschtg.(Herrschaftsgericht) Hohenlandsberg. (Die dasigen 391 Protestanten bilden eine eigene Pfarrei.)

*Weigenheim*, Dorf mit 6 S. in 2 H(äusern), 1 Simultankirche und 1 gemeinschaftlicher Gottesacker ... (Die dasigen 509 Protestanten bilden eine eigene Pfarrei. Die dasigen 44 Juden haben daselbst ihre Synagoge und ihren Begräbnißplatz zu Hüttenheim.)

§2
Gottesdienstliche Verhältnisse. Besetzungsrecht, Einkünfte.

Die Pfarrkirche zu Hüttenheim ist eingeweiht zu Ehren Johannes des Täufers, und feiert ihr Patrocinium am Festtage dieses Heiligen, ihr

Kirchweihfest aber am nächst darauffolgenden Sonntage. Die Pfarrkirche zu Herrnitzheim, in welcher das Allerheiligste nicht aufbewahrt wird, feiert ihr Kirchweihfest am Sonntage nach Martini. Der Patron dieser Kirche ist nach den Aufzeichnungen der älteren Pfarrer nicht bekannt. Der Pfarrer hat in derselben am Sonntage vor Jakobi, wo Markt daselbst stattfindet, und am Kirchweihfeste, Früh=Gottesdienst, und zwar vor dem protestantischen, abzuhalten. Die Pfarrkirche zu Weigenheim, in welcher das Allerheiligste ebenfalls nicht aufbewahrt wird, hat die Apostel Peter und Paul zu ihren Patronen; feiert aber ihr Patrocinium nicht. Das Kirchweihfest wird am Sonntage nach Allerheiligen gehalten. In der Regel wird in dieser Kirche vom Pfarrer alle Monate einmal, jeden Falls am 2. Feiertage der 3 hohen Feste, und am Kirchweihfeste, ordentlicher Früh=Gottesdienst, jedoch wegen weiter Entfernung nach dem protestantischen, abgehalten. Das 10stündige Gebet in dieser Pfarrei hat am 12. Juni statt.

Das Verleihungsrecht auf diese Pfarrei steht dem Herrn Fürsten von Schwarzenberg zu.

Das jährliche reine Einkommen der Pfarrei beläuft sich, nach der im J(ahre) revidirt. Fassion, auf 1,395 fl. ½ Kr[192]. Für das Jahr 1867 wurde der Reinertrag der Pfarrei Hüttenheim mit 1003 fl. festgestellt. Von 379 dargestellten Pfarreien in Mittelfranken hatten nur 48 Jahreseinnahmen über 1000 fl., d. h. 12,6 %, nur eine mehr als 2000 fl.[193] Das persönliche Einkommen eines Pfarrers hing von der Vermögens- und Pfründenausstattung einer Pfarrei ab, die sehr unterschiedlich sein konnte. Pfarrer Forsters Einkommen lag also im oberen Bereich. Die Kongrua, „das zum Lebensunterhalt eines Geistlichen erforderte Mindesteinkommen aus den Erträgnissen eines bepfründeten Amtes"[194] und ihre Aufstockung durch staatliche Zuschüsse war immer wieder kontroverser Verhandlungsgegenstand des bayerischen Landtags. Im Jahr 1868 wurde dem Regierungspostulat entsprochen, das die einheitliche Erhöhung der Pfarrergehälter beider Kirchen auf maximal 800 Gulden zur Folge hatte.[195] Damit bewegten sich die Pfarrereinkommen in der Bandbreite der Professorengehälter.

Die Kooperation von protestantischer und katholischer Kirche in Hüttenheim erschien dem katholischen Weltreisenden Engländer Charles

Waterton[196] sogar in Indien berichtenswert und vorbildlich im Vergleich zur restriktiven Haltung der Protestanten in Großbritannien: „I recommend the reformation bigots to go into Germany and learn a Lesson there. In the kingdom of Bavaria, about three day's journey from Frankfort on the Maine, is the populous village of Huttenheim. I was there in August last, on a visit to the Catholic Curate, Mr. Forster, secretary to the Prince of Hohenlohe. Two miles from Huttenheim stands the equally populous village of Hernsheim. There is only one Catholic family in this village; but this secures to Mr. Forster the privilege of performing the Catholic service on two Sundays during the year, in the Protestant Church of Hernsheim. It so happened, that I was at Huttenheim on the day in which Mr. Forster had to say mass in this Protestant temple.

Early in the morning, he sent from Huttenheim to Hernsheim, the vestments, the chalice and the crucifix, &c. At ten o'clock, the whole of this numerous congregation had arrived from Huttenheim, and we entered the Church to hear mass. In this Protestant Church was a real altar, (not a table, as is in our reformed Churches here in England) and over it, a large picture of the death of Christ. A representation of the cross, was painted on the candlesticks. Within two feet of the pulpit, and nearly on a level with two feet of the pulpit, and nearly on a level with the breast of it, stood the the statue of the blessed Virgin on one side; whilst on the other was to be seen the statue of St. John. Mr. Forster sang high mass, preached a sermon, and sprinkled holy water on the congregation. When the service was over, the chalice and vestments, &c., were sent back to Huttenheim.

The Church was then filled with Protestants, and their service commenced immediately. I stood in the doorway, and with my own eyes, I saw the congregation in prayer before the statues of the Blessed Virgin and St. John. I waited there till the minister mounted the pulpit, and began his discourse, with the statue of the Mother of God on one side of him, and that of the Evangelist on the other. Had Keary and Robinson been there on that day, they would have pronounced both the Catholic and Protestant inhabitants of Hernsheim to be damnable idolators"[197]. Charles Waterton hatte Pfarrer Forster, „the Prince of Hohenlohe's secretary at Huttenheim", im Jahr 1830 besucht.[198]

Nach dem Schematismus des Erzbistums Bamberg von 1834 ist Pfarrer Forster zum Verweser des Dekanats Iphofen ernannt worden und nach dem Hof- und Staatshandbuch des Königreichs Bayern von 1849 ist er zum Dekan aufgerückt. Mit dem Amt des Pfarrers war im Rahmen der geistlichen Schulaufsicht häufig die Aufgabe eines Distrikts-Schul-Inspektoren verbunden.[199] Die Ernennung zum königlichen Distriktsschulinspektor für den Bezirk Iphofen bedeutete ein wichtiges Amt im staatlichen Schulsystem, das er bis 1840 ausübte. „Der bisherige Distriktsschuleninspektor, Pfarrer Forster zu Hüttenheim, wurde von der Funktion eines Distriktsschuleninspektors im Distrikte Iphofen, seinem Wunsche entsprechend, enthoben und solche an den Pfarrer und Lokalschulinspektor Urban zu Iphofen übertragen."[200] Dekan Forster wird 1836 genannt im Verzeichnis der zur jährlichen Prüfung der Schuldienst=Präparanden im Rezatkreis gebildeten Distrikte und der hiefür benannten Prüfungs= Commissäre. Zum Prüfungs=Distrikt Iphofen gehörten die Inspektionsbezirke Herzogenaurach, Iphofen und Scheinfeld.[201] 1832 ließ König Ludwig Kreisscholarchate errichten, deren Hauptaufgabe in laufenden Visitationen der Volksschulen bestand, damals als *Teutsche Schulen* bezeichnet. Sie dienten der gesellschaftlichen und politischen Domestizierung der Lehrerschaft.[202] Insofern ist es verständlich, dass König Ludwig sich über Pfarrer Forster in einem Reskript erkundigte: „Mai 15: Welcher religiösen und politischen Gesinnungen ist Forster? Ist derselbe zuverlässig? Katholik oder Protestant? Mai 16: Nach erhaltener Aufklärung diesen Ministerial Antrag genehmigt."[203] Pfarrer, Dekan und Distriktsschulinspektor Joseph Forster rückte in Nachfolge des Pfarrers Oesterreicher in das Kreisscholarchat ein; er wurde Ersatzmann der Kreis-Scholarchen im Ober-Maynkreis.[204] Die Lehrer waren damals sehr schlecht bezahlt und unter König Ludwig I. ein gedrückter, aber auch politisch kritischer Berufsstand. Die geistliche Schulaufsicht, im bayerischen Konkordat von 1817 bestätigt, war bis zu ihrem Ende im neuen Freistaat Bayern am 1. Januar 1919 umstritten, aber sicher auch eine Folge der Finanzschwäche des Königreichs. Die freie Arbeitskraft der Pfarrer wurde für staatliche Aufgaben rekrutiert.

Pfarrer Forster wird mehrfach als Mitglied des Historischen Vereins für Mittelfranken erwähnt als Titl. Herr Pfarrer und Districtsschulinspector, der zum Herrschaftsgericht Hohenlandsberg gehörte.[205] 1856/1864 wird die Pfarrei Hüttenheim unter das Erzbischöfliche Patronat eingeordnet; Dekan in Iphofen nun war Pfarrer Anton Rattinger von Willanzheim.[206]

So darf man seine Tätigkeit mit seinen eigenen Worten zusammenfassen: „Parochus sum, et nihil parochiale mihi alienum puto", zu Deutsch: Ich bin Pfarrer und nichts, was zum pfarrlichen Beruf gehört, halte ich für etwas mir Gleichgültiges.[207] „Pfarrer Forster war eben ein Mann mit großen Geistesgaben, ein guter Menschenkenner, schlagfertig in der Rede und traf mit kurzen Worten den Nagel auf den Kopf. Er besaß ein unbegrenztes Gottvertrauen und war tief religiös."[208] Seine Arbeit als Pfarrer hat er offensichtlich in den ersten Amtsjahren ordentlich und ohne besondere Vorkommnisse verrichtet.

Im Jahr 1836 wurde der bayerische Landtag neu gewählt, nicht wie heute in gleicher, direkter und geheimer, demokratischer Wahl, sondern in indirekter, ungleicher und offener Standeswahl. Die Wahlberechtigten wählten Wahlmänner, die wiederum die Abgeordneten für die Ständeversammlung bestimmten. Die beiden Kammern traten nur alle drei Jahre zusammen. Termin und Dauer der Sitzungsperiode bestimmte der König, ebenso die Präsidenten. Das wichtigste Recht übte alle sechs Jahre der Budget-Landtag aus.

Die Bayreuther Zeitung veröffentlichte Ende 1836 einen Artikel über die Neuwahl des Landtags, über die „Wahl der adeligen Gutsbesitzer mit Gerichtsbarkeit im Beiseyn der Königl. Regierungscommision", sodann: „Bei der Wahl der katholischen Geistlichkeit traf dieselbe die Herren: Geistlicher Rath Haas,[209] hat 8 Stimmen; als Ersatzmänner: 1) Dechant und Pfarrer Franz Melchior Hotzelt zu Ansbach, und 2) Pfarrer Joseph Forster zu Hüttenheim, beide mit 6 Stimmen; 3) Dechant und Pfarrer Joh. August Bauer zu Kronach mit 2. St."[210]. Als Politiker kann man sich den Gebetsheiler Joseph Forster eigentlich nicht vorstellen. Die geistlichen

Kollegen sahen es wohl auch so. Auch bei der Neuwahl des Parlaments 1839 zeigte sich ein gleiches Ergebnis. „Aus der Klasse der kath. Geistlichkeit in Oberfranken und Mittelfranken wurden ferner zu Wahlmännern gewählt die Dekane und Pfarrer: Melchior Hotzelt zu Ansbach, Forster zu Hüttenheim, ... Am 14. d. M. wird in Bayreuth die Eröffnung der Wahlzettel der kath. Geistlichkeit von Oberfranken vorgenommen"[211]. „Aus der Klasse der katholischen Geistlichkeit in Ober= und Mittelfranken wurde der erzbischöfliche geistliche Rath und Stadtpfarrer zu St. Martin in Bamberg, Nikolaus Haas, mit 6 aus 24 Wahlstimmen zum Abgeordneten ... gewählt"[212]. Das war der Amtsnachfolger des früheren Dienstvorgesetzten Forsters in Bamberg. Haas war von 1837 bis 1843 Abgeordneter. Er setzte sich vor allem für die öffentliche Bibliothek in Bamberg, die Unterstützung Historischer Vereine und Klöster in der wissenschaftlichen Forschung ein. Er war mehr Historiker als Politiker.[213]

Forster war nach Barthelme ein selbstloser Mann und führte ein heiligmäßiges Leben. König Ludwig I. wurde das bekannt. Am 16. November 1844 wurde Pfr. Forster auf Empfehlung des Fürsten Hohenlohe zum Domkapitular und Dompfarrer in Bamberg ernannt.[214] „Zu dem durch die Beförderung des Herrn Domkapitulars Dr. Brenner[215] zum Domdechanten am hiesigen Metropolitan-Kapitel erledigten zehnten Kapitulate haben seine Königliche Majestät den bisherigen Pfarrer in Hüttenheim, Herrn Joseph Forster, allergnädigst zu ernennen geruht." Diese Ernennung stand nach dem Konkordat von 1817 dem König zu.

Soweit die amtliche kirchliche Mitteilung im Bamberger Diözesanblatt. Ludwig Sebastian, der spätere Bischof von Speyer, berichtet in seiner Dissertation das Ereignis mit diesen Worten: „König Ludwig I. hatte den Pfarrer Forster auf Empfehlung und Bitten des Fürsten Hohenlohe am 16. November 1844 zum Domkapitular in Bamberg ernannt, jedoch dieser resignierte bereits am 10. Dezember 1844 und schrieb an Minister Abel, ,er besitze wenig äußeren Anstand und würde an der Stelle eines Kanonikers sich und seinen hochgeliebten Landesvater, der ihn zu dieser Stellung erhoben, nur blamieren'." Forster verzichtete also auf diese Würde und blieb ein einfacher und bescheidener Landpfarrer in Hüttenheim.[216]

Hierzu ein Kommentar der Frankfurter Oberpostamts-Zeitung vom 1. Januar 1845: „Wie man vernimmt, hat Pfarrer J. Forster auf seine Ernennung zum Domcapitular dahier verzichtet; er will bei seiner Gemeinde (Hüttenheim) bleiben, an die er durch so manche Bande gebunden sey."[217]

Hohenlohe dagegen strebte zeitlebens nach einem Bischofssitz, aber letztlich ohne Erfolg. „Kein Wunder, wenn in den Briefen Hohenlohes an Forster stets die Einladung wiederkehrt: ‚Wenn ich Bischof werde' – dem Fürsten Hohenlohe winkten die Bischofsstühle von allen Seiten entgegen – ‚so müssen Sie mit mir gehen'. Allein da jeder, sich immer kräftig seiner Haut wehrte' und alle Bischofsernennungen standhaft ‚ausschlug', so unterblieb auch das Mitgehen. Forster that ja das Seinige dazu, um ihm von der bischöflichen Würde abzuraten und schrieb ihm schon vor Jahrzehnten den alten heidnischen, auf die Lehrer ursprünglich verfaßten, nun zeitgemäß umgeänderten Spruch: ‚Wen die Götter haßten, den machten sie zum – Bischof'. So wurde Forster kein Gehilfe in der Leitung eines Bistums, sondern behielt als bescheidenen Posten seiner Wirksamkeit eine Stelle, welche er nach eigener Äußerung, auch als der letzte in seiner Schule hätte erlangen können'. Forster wurde Pfarrer von Hüttenheim"[218]. Er blieb es bis zum Lebensende. Die Ambitionen Hohenlohes sind hier bei Barthelme sehr euphorisch dargestellt, denn der Fürst strebte mit all seinen Möglichkeiten nach einem Bischofssitz.

Im Verlag Manz in Regensburg erschien über ihn 1886 eine ausführliche Biographie von Pfarrer Georg Joseph Barthelme, Pfarrer des naheliegenden Marktbreit.[219] Auf 167 Seiten breitet der ihn bewundernde Kollege ein reiches Lebensbild aus. Er schreibt über seine Jugendjahre und seine Bekanntschaft mit Dr. Johann Nepomuk Ringseis,[220] den späteren Leibarzt Ludwigs I. und Gesundheitspolitiker. Als Pfarrer von Hüttenheim wirkte Forster in etwas exzentrischer Weise. Weiterhin verteidigt Pfarrer Barthelme Pfarrer Forster ausführlich als absolut kirchentreu,[221] aber nur weil er offensichtlich zu Beginn seiner Pfarrertätigkeit Ignaz Döllinger[222], einen der Anreger der altkatholischen Kirche, kennengelernt hatte. Der Bamberger Domkapitular und Königlich Geistliche Rat, späterer Bischof von Speyer, Ludwig Sebastian[223] promovierte mit dem Thema „Fürst Alexander von Hohenlohe-Schillingsfürst 1794 bis 1849 und seine Gebetsheilungen" im Jahr 1916 an der Katholisch-Theologischen Fakultät der Universität Würzburg.[224] Im letzten Kapitel VII. „Ein Helfer und Nachfolger" (S. 153–160) befasst er sich mit Pfarrer Forster, aber er verwertet nur zwei Quellen, nämlich die Chronik von Pfarrer Franz Conrad und die Biografie von Barthelme, die unter anderem auch hier ausgewertet wurden. Seine Einstellung zur Heilwirksamkeit Forsters ist aber ähnlich wie zu Fürst Hohenlohe vorsichtig bis distanziert.

„Die amtliche Geschäftsführung des Pfarrers Forster, seine vollständige Untätigkeit gegenüber dem sich stets verschlimmernden baulichen Stande des Pfarrhauses bildeten den Anlaß fortgesetzter behördlicher Mahnungen. Nachdem er trotz sechsjähriger Terminsverlängerungen 1860 die Pfarrfassion noch nicht erstellt hatte, sandte die Verwaltungsbehörde Wartboten ab, zu deren Bezahlung eine goldene Uhr des Pfarrers, dann sogar eine Kuh gepfändet werden mußte. Schließlich fertigte der Bezirksamtsassessor von Kitzingen die Arbeit gegen 30 fl. Entschädigung."[225] Die Unordnung in Forsters Wohnräumen nahm dieser mit Humor und er kommentierte zu einem seiner vielen Besucher: „Was wollen Sie von mir, das sehen Sie am Zimmer, daß es mit dem Pfarrer von Hüttenheim nicht weit her ist und daß Sie den Zweck ihrer Reise verfehlt haben"[226]. Die rückwärtige Treppe des Pfarrhauses war zusammengebrochen, man konnte nur über ihre Trümmer in Haus gelangen. Der Kamin stürzte eines Tages ein und hätte beinahe den Pfarrer im Zimmer erschlagen. Die Pfarrvisitationsakten aus jenem Jahre enthalten die regelmäßig wiederkehrenden Beanstandungen, daß die früher gerügten Mängel immer noch nicht behoben seinen, so z. B. 1875, daß selbst seit der 1842 durch den Erzbischof[227] persönlich vorgenommenen Visitation nichts geschehen, der hinausgegebene Fragebogen wieder unbeantwortet geblieben, die Registratur nicht geordnet, der Taufstein nicht aufgestellt sei usw. Nach Forsters Tode mußte die Pfarrei einige Zeit unbesetzt bleiben, um mit den erzielten Einsparungen und weiteren Mitteln das Pfarrhaus wieder einigermaßen in wohnlichen Stand zu setzen. Die Kosten betrugen 5000 Mark.[228]

„Bereits im 43. Lebensjahr klagte Forster über Augenleiden, mit 70 Jahren beklagte er eine starke Verminderung der Sehkraft, in den letzten 10 Lebensjahren war er fast ganz erblindet, und er konnte seinen pfarrlichen Pflichten nicht mehr voll nachkommen. So musste er sich einen Hilfsgeistlichen nehmen. In seinem 86. Lebensjahr befiel ihn eine Lungenentzündung, zu welcher ein Schleimschlag kam, woran er am 23. November 1875 starb. Er ist auf dem hiesigen Friedhof beerdigt. Auf seinem Grabstein steht die Inschrift: ‚Hier ruht in Gott der Hochw. Herr Pfarrer Josef Forster, geb. 5. März 1790 in Auerbach, gest. 23. Nov. 1875 zu Hüttenheim und wirkte seit Dez. 1822 daselbst. Ein großer Wohltäter der leidenden Menschheit. R. i. P.'" Das Grab bestand bis in unsere Tage. Mehrere Mitglieder der Familie Forster und ich haben es noch gesehen.

„Forster amtierte in Hüttenheim 53 Jahre; er steht an der Spitze aller Pfarrer der Amtsdauer. An 2. Stelle rangiert Pfr. Keller, gebürtig in Seinsheim, von 1765–1807 mit 42 Amtsjahren in Hüttenheim, an 3. Stelle steht Geistlicher Rat Conrad von 1877–1915, mit 38 Dienstjahren in Hüttenheim. Weitere Geistliche sind überliefert: Cooperator Michael Rupprecht zu Hüttenheim wird zum Verweser der Pfarrei Tiefenstockheim ernannt, am 15. September wurde sein Nachfolger in Hüttenheim der Alumnatpriester Christoph Haar[229]. Der letzte Hilfsgeistliche Forsters war Andreas Beßler, der nach Forsters Tod die Verwesung der Pfarrei bis 2. Oktober 1877 innehatte."[230]

## 3.3 Die Gebetsheilungen

Berühmt, man kann für die damalige Zeit fast sagen weltberühmt, wurde Pfarrer Forster durch seine Gebetskrankenheilungen. Der Geistliche Rat Conrad berichtet hierüber in seiner „Geschichte der kath. Pfarrei Hüttenheim" ausführlich auf S. 267–277.

Forster erlangte frühzeitig wegen seiner wunderbaren Krankenheilungen eine europäische Berühmtheit. Aus Russland und Spanien kamen Fürsten u. Grafen zu ihm, um Genesung zu suchen. Noch mehr wirkte er durch seine Korrespondenz. Die Briefe „stammten von den vornehmsten Persönlichkeiten, sind zwar vorzugsweise an Hohenlohe, doch auch eine beträchtliche Zahl an Forster gerichtet. Fürsten und Herzöge und Grafen, Bischöfe und Erzbischöfe, Gelehrte und Domherren, selbst König Ludwig von Bayern, schrieben Briefe an Forster. Deutschland, Frankreich, Italien, England, Belgien, Spanien, Polen, Russland, selbst Amerika sind vertreten."[231] Durch Gebet und Anwendung von Sakramentalien (geweihte Öle, Wasser, Salz oder sonstige Sachen, so z. B. Öl aus dem ewigen Lichte, Baumwolle, die beim Spenden der hl. Ölung benutzt worden war[232]) heilte er zahllose Kranke, die Vertrauen zu ihm hatten, besonders Nervenleidende. Seine Patienten schrieben ihm Wunder und Kraft zu. Vielleicht wirkte er bewusst oder unbewusst durch Mesmerismus und Suggestion.[233] Besucher aus vielen europäischen Ländern fanden sich tagtäglich in der abgelegenen Pfarrei Hüttenheim ein. Kurz berichtet zum Beispiel der englische Arzt Richard Hobson, M.D., aus Leeds im Jahr 1830: „I stopped at Wursburg on my return from a Visit to Mr. Forster, the Prince of Hohenlohe's secretary at Huttenheim[234]".

Hier sei ein Beispiel einer Krankenheilung vorgestellt, wie es der Geheilte mit Bestätigung durch seinen Bruder schildert. Diese Bestätigung dürfte die früheste nachgewiesene Anwesenheit Kaplan Forsters bei einer der Heilungen Fürst Hohenlohes sein.

## „Erklärung

Nur innigste Dank- und Wahrheitsliebe sind es, die mich zu dieser Erklärung veranlassen.

Seit einigen Jahren litt ich am heftigsten Gliederreißen und an Gichtgeschwülsten, an Händen und Füßen.

Der 11. Juli d. J. war es, wo ich schon mehrere Tage das Bett nicht verlassen konnte – den heftigsten Schmerzen unterliegen mußte, und mir nur der ärztliche Trost wurde: mich warm zu halten – als unvermuthet ein hiesiger israelitischer Handelsmann namens Rosenthal zu mir kam. Mich in höchsten Schmerzen findend, da ich nicht einmal einen Federstrich zu machen fähig war und darüber sehr ergriffen, empfahl derselbe mir die Hülfe Sr. Durchlaucht des Herrn Fürsten von Hohenlohe, indem er überzeugt sey, daß mir gewiß binnen wenigen Minuten geholfen werde.

Heiliger Schauer überlief meinen Körper über diese Aeußerung und entflammte in mir den Wunsch: daß Se. Durchlaucht sich zu mir begeben möchte.

Eilfertig ward meine Sehnsucht durch des Anempfehlers Bereitwilligkeit befriedigt. Des Fürsten Durchlaucht, erschienen noch denselben Tag, am späten Abend, in Begleitung des hiesigen Stadtkaplans Forster und meines Bruders, des Lichtenfelser Stadtkaplans. Se. Durchlaucht erkundigten sich nach dem Krankheitszustand, ermahnten mich zu Vertrauen an Jesum Christum und, nach dem wiederholten Gebete über mich mit gefalteten Händen, befahlen Sie mir, ‚in Gottes Jesu Namen, ohne weitere Beihülfe' mein Bett zu verlassen und im Zimmer hin und her zu gehen. In diesem Glauben und Vertrauen stand ich vom Bette auf, konnte schmerzlos gehen, und ebenso augenblicklich, was ich keineswegs vorher gekonnt habe, meine Hände und Finger wieder zu gebrauchen, wie ich wollte, und Gott sey Dank, seit diesem Augenblicke bin ich, durch das heilsame Gebet des Hrn. Fürsten von Hohenlohe Durchlaucht und durch meinen Glauben, von diesem Uebel gänzlich befreit.

Da ich diesem nach einzig dem durchlauchtigsten Fürsten von Hohenlohe nebst Gott, meine so auffallend plötzliche und kostenfreie Genesung zu danken habe, so kann ich nicht Worte genug finden, die Gefühle meiner innigsten Erkennung, für diesen würdigen Priester und hochedlen Menschenfreund, auszudrücken, sondern gebe gegenwärtiges schwaches Zeugniß als einen Beweis meines reinsten Dankgefühles hiemit öffentlich, welches ich lebenslänglich beibehalten werde.

Bamberg, 15. Juli 1821
Lorenz Musinan
Rechtspraktikant[235]"

Nachdem Fürst Hohenlohe sich nach Ungarn und Forster sich als Pfarrer nach Hüttenheim zurückgezogen hatten, erhielt nur noch Forster persönlichen Besuch im Pfarrhaus. Hohenlohe stellte das System der Gebetsheilungen auf die Briefform um, dessen Hauptarbeitslast Forster zu tragen hatte.

„Um diese Unzahl von Briefen einigermaßen erledigen zu können, ließ sich Hohenlohe Gebetszettel drucken, in welche nur noch Tag und Stunde seiner Fürbitten einzusetzen war. Der Leidende solle dann seinerseits sich mit dem Gebet des Fürsten vereinigen, die hl. Sakramente empfangen und festes Vertrauen auf die Erhörung seiner Bitten erwecken. Im Sammelband ‚Hohenlohe' der Kgl. Bibliothek Bamberg und in dem des Historischen Vereins findet sich noch ein ziemlicher Vorrat unverbrauchter Gebetszettel. Davon trägt einer auf der Rückseite die flüchtig geschriebene Weisung des Fürsten: ‚Alle Franzosen am 15. Juli um 8 Uhr, alle Deutschen am 26. Juli um 8 Uhr. Auch bitte meinen Namen zu unterzeichnen.' Dies Ersuchen war an Joseph Forster, den ehemaligen Kaplan bei St. Martin in Bamberg, seit 1822 Pfarrer in Hüttenheim bei Kitzingen am Main, gerichtet. Er besaß das ganze Vertrauen des Fürsten und hatte alle seine Briefe zu erledigen[236]. Da Forster nicht die englische Sprache, sondern nur die französische beherrschte, übernahm Ignaz Döllinger, damals Kaplan in Markt Scheinfeld, die Beantwortung der Briefe aus England."[237]

Als Kontrapunkt soll zu Beginn ein kritischer Bericht zu Hohenlohes und Forsters Heilungen in der Zeitung Hesperus vorgestellt werden: „Bamberg, im Juli (1822) … Während seiner Abwesenheit (Hohenlohes) wurde er in seinem Heilungs=Geschäfte durch den Kaplan Forster ersetzt, welcher täglich 20–30 Briefe aus der Ferne erhielt, und ebenso viele gedruckte in Hohenlohe's Namen mit Beyfügung des Tages und der Stunde, in welcher der Fürst für die Bethörten beten wolle, wieder abschickte. Wenn auch das Aerar durch diese vermehrten Postgefälle gewinnt, so sollte man doch diese Falsa nicht ungeahndet hingehen lassen, weil der unwissende Pöbel nicht allein in seinem Wahne und Irrthume erhalten und getäuscht, sondern auch um viel Geld geprellt wird. Denn diese Briefe sind wahre Panisbriefe, sie bringen Gold, Silber, Juwelen, andere Kostbarkeiten, Leinwand, Tuch, etc. aus Holland, Frankreich und Oesterreich reichlich ein – ohne dieß würde der Unfug auch nicht so lange und so eifrig fortgesetzt worden seyn. Hätte ein Geistlicher bürgerlicher Herkunft so etwas getrieben, der würde längstens außer Wirksamkeit gesetzt seyn, und im Kerker schmachten; aber ein Edelmann – ein Fürst.

Der Kaplan Forster ... begnügt sich nicht blos die Panisbriefe mit Hohenlohes Unterschrift auslaufen zu lassen; sondern er beschäftigt sich auch mit dem Austreiben der Teufel bei Bürgern und Bauern."[238]

Unabhängig von dieser Philippika gegen Hohenlohe und Forster waren die Heilungen über die Briefaktionen über viele Jahre hinweg in vielen Ländern äußerst erfolgreich. Sie sollen im Folgenden ausgeführt werden.

„Am meisten bekannt wurde die Fernheilung der achtzehnjährigen Miß Marie Lalor aus Roßkilten in Irland, welche seit sechs Jahren infolge einer schweren Krankheit die Sprache verloren hatte. Auf Ersuchen ihres Bischofs Jakob Doyle von Kildare und Leighlin hatte Hohenlohe durch Pfarrer Forster von Hüttenheim mit ihr vereinbart, den 10. Juni 1823 vormittags gemeinsam vertrauensvoll beten zu wollen. Sie solle an diesem Tage die hl. Sakramente empfangen und besonders den hl. Johannes von Nepomuk um seine Fürsprache anrufen. Wirklich konnte das Mädchen nach Empfang der hl. Kommunion mit deutlicher, wohlklingender Stimme reden. Der Bischof veröffentlichte hierüber einen eigenen Hirtenbrief an seine Diözese, worin er dies Wunderzeichen der Erweckung eines Toten gleichstellt.[239] Auch der Erzbischof von Dublin Dr. Murray schrieb im August 1823 einen Hirtenbrief an die katholischen Priester und Laien, in dem er die Heilungswunder des Fürsten Hohenlohe pries."[240]

Eine Lebensbeschreibung Hohenlohes durch die Karmeliterinnen von Marienthal im Elsass[241] schildert 1893 im Kapitel XIII. (S. 216–241) die „Heilung einer jungen Irländerin, die infolge einer Krankheit seit sechs Jahren stumm war – Heilung der Schwester des Bürgermeisters von Washington" durch den Fürsten Hohenlohe und die Mitarbeit von Pfarrer Forster. „Der Pfarrer zu Hüttenheim bei Bamberg, welcher die Schreiben des Fürsten von Hohenlohe zu fertigen und besorgen hatte, suchte das Vertrauen in Miss Lalor noch mehr zu stärken mit der Bemerkung: ‚Seine

Durchlaucht empfehlen die Andacht zu Ehren des hl. Johann von Nepomuk. Martin Michel, ein wahrhaft religiöser Mann, welcher mit dem Fürsten und mit mir in Freundschaft steht, wird sein Gebet mit dem Seiner Durchlaucht vereinigen. Soeben erhalten wir eine Nachricht aus Verdelais in der Diözese Bordeaux in Frankreich, durch welche man mit der innigsten Freude meldet, dass ein junges Mädchen, welches vor fünf Jahren den Gebrauch der Sprache verlor, denselben in der Kirche am demselben Tage und zur bestimmten Stunde wieder erhielt."[242] In den Kapiteln XIII–XVIII (S. 240–363) „Wirkungen des Glaubens – wunderbare Heilungen – einige Briefe" (18. Kap.) wird die Korrespondenz über weitere Heilungsfälle in französischer Sprache in deutscher Übersetzung dargestellt. Sie liefen offensichtlich über Pfarrer Forster, der auch immer wieder angesprochen wurde.

Hier ein Bief Forsters an Miss Mary Lalor:

„To Miss Lalor, and all those who will spiritually unite to prayer,

On the 10th of June, at nine o'clock, I will, agreeably to your request, offer my prayers for your recovery. Unite with them at the same time, after having confessed and received the Holy Communion, your own, together with that evangelical fervour, that full and entire confidence which we owe to our Redeemer Jesus Christ. Excite in the recesses of your heart the divine virtues of true contrition, of an unbounded confidence that you will be heard, and an immovable resolution of leading an examplary life for the purpose of preserving yourself in an state of grace.

Accept the assurance of my consideration.
Huttenheim, the 9th of May 1823,
near Bamberg.

His Most Serene Highness recommends some devotion in honour of the Most Holy Name of Jesus and of St. John Nepomuscene. Martin Michael, a truly religious man, united in friendship with the prince and with me, will join his prayers to those of his Highness. To avoid the expense of postage, I shall send this letter by Holland. This instant we have received an account from Verdelain, Diocese of Bordeaux, in France, stating with utmost joy, that a young female, deprived of the use of speech for five years, had been restored to it in the church, on the day and hour appointed, namely the 14th of March. – May God grant increase an perseverence.

On the part of his Most Severe Highness the prince,
JOS. FORSTER, Parish Priest

To he Most Reverend, &c. &c. James Doyle,
O. S. A. Bishop of Kildare and Leighlin, in
Ireland, at Carlow.[243]"

Bemerkenswert ist, dass Pfarrer Forster auch hier völlig selbstständig im Namen des Prinzen antwortete und das Heilungsprozedere vorgab. Bischof J. Doyle bestimmte nun Ort und Zeit für die heilende Heilige Messe am 10. Juni 1823 und beauftragte damit den Hochwürdigen Herrn N. O'Connor zu Maryborough. Mit bestärkenden Worten teilte er noch mit: „Der Sekretär des Fürsten (Pfarrer Forster) meldet, dass er in dem Augenblicke, als er schrieb, eine Nachricht von einer Heilung erhalten habe, ganz von derselben Art mit derjenigen, welche wir hoffen, und die in einem Dorfe der Diöcese von Bordeaux, durch das Gebet Sr. Durchlaucht und der mit ihm vereinigten (Forster und Michel) geschah." Auch eine naturwissenschaftliche Sorge trieb Bischof Doyle dabei noch um: „P. S. – Da der Meridian von Bamberg von jenem von Maryborough, um eine Stunde und ungefähr 12 Minuten abweicht, so können Sie veranstalten, dass die Messe für die Miß Lalor ein Wenig vor 8 Uhr am 10. Juni gelesen wird."[244] Dabei übersah der Bischof, dass im Juni 1823 keiner der Gebetsheiler mehr in Bamberg verweilte. Hohenlohe war in Wien, Forster in Hüttenheim, Martin Michel war aus Bayern ausgewiesen. Aber schon die Zeitgenossen wandten dagegen ein: „But what if the clocks and watches of Marborough and Bamberg differed from each other! Must the manifestation of the power and mercy of God depend on the regularity of a time-piece?"[245] Die positive Wirkung der heiligen Handlung wurde durch einen eventuellen Raum- und Zeitfehler sicher nicht beeinträchtigt. Das Problem wurde aber immer wieder erkannt.

Danach folgt der Originalbericht aus Irland über die geglückte Heilung in deutscher Übersetzung:

„Maryborough, den 11. Juni 1823

Gnädiger Herr,

Entsprechend Ihrem Verlangen sende ich Ihnen die Darstellung des die Miß Lalor betreffenden Faktums, wie ich es von Andern gehört habe, und wovon ich selbst Zeuge war.

Ich bin jetzt eben in dem Hause, wo sie zuerst die Sprache verlor. Sie ist gegenwärtig im 18ten Jahre ihres Alters; und da sie mit den angesehenen katholischen Familien in dieser Gegend in Verbindung steht, und mit ihnen häufigen Umgang gehabt hat, so ist der Verlust ihrer Sprache während der sechs Jahre und fünf Monate außer allen Zweifel gesetzt. Ihr Gehör und ihr Verstand blieben ungeschwächt, und sie führte ein Täfelchen nebst einem Bleistift bei sich, um dasjenige aufzuschreiben, was sie nicht durch Zeichen ausdrücken konnte.

Aerztliche Hilfe wurde vom Dr. Ferris von Athy und vom Wundarzte Smith aus Mountrath versucht, jedoch ohne Erfolg. Der letztere Herr (weil ihm ein ähnlicher Fall in seiner ganzen Praxis niemals vorgekommen ist) beschloß, die Sache den berühmtesten Aerzten in Dublin vorzutragen, von denen 8 sich mit ihm beriethen, und das Resultat war, dass keine Hoffnung ihrer Wiederherstellung vorhanden sey. Dieser Ausspruch wurde von Dr. Smith, ihrem Vater, ohne Wissen der Mistres und der Miß Lalor, mitgetheilt. An alle diese Umstände erinnerte sich der Dr. am 10ten des l. Mts., als er die Miß Lalor sah, sie sprechen hörte und erklärte, die Heilung sey wunderthätig.

Sie, Mylord, wissen bereits, dass ich Ihrem Befehle gemäß, wie Sie mir am 1. Juni schrieben, zu Herrn Lalor mich begab, und ihm und seiner Familie alles das, was Sie verlangten, mittheilte. Sie vollzogen es auf das Genaueste; und nachdem ich am Morgen des 10. Juni die Miß Lalor mittelst Zeichen Beichte gehört, und sie für den Empfang der heil. Kommunion vorbereitet hatte, las ich ihr noch einmal aus dem Schreiben Eurer bischöflichen Gnaden die Vorschriften des Fürsten vor, nämlich, dass sie in ihrem Herzen erwecken solle eine aufrichtige Reue und Buße, einen festen Entschluß, Gottes Geboten gehorsamen, einen lebendigen Glauben, und ein unbegrenztes Vertrauen auf seine Gnade und Barmherzigkeit, eine vollkommene Ergebung in Seinen heiligen Willen, und eine uneigennützige Liebe zu Ihm.

Ich habe zuvor die Geistlichkeit dieses Bezirkes ersucht, am Morgen des 10. Juni, 12 Minuten vor 8 Uhr, für die Miß Lalor das heil. Meßopfer darzubringen, hielt aber die Sachen wie Sie befohlen haben, vor dem größten Theile der Uebrigen geheim, demungeachtet wurde es doch etwas bekannt und es war eine beträchtliche Menge in der Kapelle versammelt, als ich und meine zwey Mitgehülfen zur festgesetzten Stunde die Messe begannen. Ich brachte das heil. Messopfer im Namen der Kirche dar. Ich flehte zum Herrn: auf meine Unwürdigkeit nicht Acht zu haben, und nur allein zu blicken auf Jesum Christum, den grossen Hohenpriester, und auf das Opfer, welches sich selbst seinem ewigen Vater in der Messe darbringt, für die Lebendigen und für die Todten. Ich rief an die Hülfe der Mutter Gottes, aller Engel und Heiligen, und insbesondere des heil. Johann von Nepomuck. Ich spendete der jungen Lady das heil. Sakrament zur gewöhnlichen Zeit, als sie in dem Augenblicke gleichsam eine Stimme hörte, welche deutlich zu ihr sprach: ‚Maria, du bist gesund!' – und sie rief: ‚O Herr, ich bin es!' und von Andacht überwältigt; fiel sie nieder auf ihr Angesicht. Sie verweilte in dieser Stellung eine geraume Zeit, während dem eilte ich die Messe zu enden; würde aber bey meiner Danksagung unmittelbar darauf von der Mutter des Mädchens unterbrochen, welche darauf drang, mit ihr zu sprechen.

Als sie endlich durch die Ausgießung ihres Gemüthes vor dem Herrn befriediget war, nahm sie ihre Mutter bey der Hand, und sagte zu ihr: ‚Theure Mutter!' worauf die Mistres Lalor den Messdiener rief, und um mich schickte, weil ich mich zurückgezogen hatte, um die Unterbrechung zu vermeiden; und als ich dahin kam, wo die junge Lady war, fand ich sie redend mit einer angenehmen klaren, und deutlichen Stimme, die weder sie, noch ihre Mutter als ihre eigene erkannte.

Als sie Nachmittags nach Hause ging, waren die Thüren und die Fenster in den Straßen, durch welche sie ging, mit Menschen gedrängt besetzt, welche mit Verwunderung auf dieses Denkmal der Macht und Güte des Allmächtigen Gottes hinstarrten.

Somit, Mylord, habe ich Ihrem Befehle gehorchend, Ihnen das Faktum einfach dargestellt, ohne Etwas hinzuzusetzen, oder das zu verdrehen, was ich gesehen und gehört habe. Die Wahrheit der Sache, ja ihre notorische Gewissheit ist außer allen Zweifel gesetzt, was sowohl unzählige Zeugen, als auch ich selbst durch feyerliche Berufung auf den Himmel bezeugen können. Ich kann nicht umhin, Euer bischöfliche Gnaden zu bemerken, wie unser Herr die Lehre Seiner Kirche und Seine eigene Gegenwart auf unseren Altären jetzt sicher auch eben dieselben Wunder bestätiget, auf welche Er die Jünger des Johannes verwies, indem Er zu ihnen sprach: ‚Gehet hin und saget dem Johannes, die Stummen reden', als eines Beweises, dass Er, der Sohn Gottes sey, welcher kommen ist zur Erlösung der Welt.

Ich verharre
Euer bischöfliche Gnaden
gehorsamster und ergebenster
Diener Christi
N. O'Connor

An den Hochwürdigsten
Bischof Doyle
Alt=Derrig, Carlow

Alles zur größeren Ehre Gottes und zur Verherrlichung Seines eingeborenen Sohnes Jesu Christi".

Die Heilungen der Prinzessin Mathilde von Schwarzenberg und von Miss Maria Lalor[246] in Irland sind die am besten dokumentierten und in weitläufiger Literatur in vielen Ländern kommentierten Ereignisse um die Heiler Hohenlohe und Forster. Die Heilung von Miß Lalor wurde deshalb so ausführlich im Originaltext dargestellt, weil der Ablauf typisch ist für viele ähnliche erfolgreiche Gebetsheilungen in vielen Ländern der Welt, wie sie Hohenlohe und Forster vorgenommen haben. Augenzeugen, Kleriker und Laien, Mediziner und Politiker haben ihre Stellungnahmen veröffentlicht. Die Mediziner waren überwiegend skeptisch[247]. Der heutigen Medizin sind die bei Miß Lalor beschriebenen Symptome der Sprachlosigkeit geläufig. Ohne eine historische Diagnose erstellen zu wollen, ist die Krankheit der jungen Frau als später totaler Mutismus einzuordnen. Die erfolgreiche Behandlung erfolgt heute sprachtherapeutisch, psychotherapeutisch und / oder psychiatrisch.

Die Kleriker waren begeistert und gläubig entzückt von den Heilwirkungen Hohenlohes, sie waren Inhalt von Predigten von Reverend Richard voll Bewunderung über die Wunder der neuen Zeit, die an Mathilde von Schwarzenberg, Kronprinz Ludwig von Bayern und Miss Barbara O'Connor vollbracht worden waren. Auch der Heilungsfall Miss Lalor und auch Pfarrer Forster wurden immer wieder genannt[248]. Ähnlich ausführlich ist die einschlägige Schilderung in der 28seitigen Dokumentation „AN AUTHENTIC ACCOUNT OF WHAT GOD HATH GIVEN TO THE PRAYERS of Prince Alexander Hohenlohe, And those who united with him in the Celebration of the Eucharistic Sacrifice of the Catholic Church, IN THE CURE OF MISS MARY LALOR, In the Parish Chapel of Maryborough, Ireland, on 10th of June 1823; AND THAT OF A YOUNG LADY; Residing in Bouverie Street, Fleet Street, London, in the 13th of the same Month[249]." Eine weitere ausführliche Dokumentation von 176 Seiten über die Heilungen des Fürsten Hohenloe(!) erschien 1824: (Irish Miracles or) THE VOICE OF FACTS FROM THE CONVENT OF S. JO-

SEPH, RANELAGH; 1: BY THE REV: JOSEPH FINLAYSON; A. M²⁵⁰. Die Originaltexte wiederholten sich, aber der Verfasser trägt auch weitere Fälle vor. Die Prozeduren als solche ähneln sich sehr stark. Mrs. Mary Stuart litt unter Lähmung und Sprachlosigkeit, sie wurde geheilt durch die üblichen religiösen Maßnahmen Hohenlohes. Ein Zweifel war nicht möglich. „Yea, you might doubt all human resources whatsoever; – but, never, never could you doubt the holy Prince Hohenloe."²⁵¹

Im Vereinigten Königreich wurden die Wunder Hohenlohes in die Parlamentsdebatte gezogen. Es war eine Zeit, in der die politische Gleichberechtigung der Katholiken und eine Parlamentsreform diskutiert wurden, die einige Jahre später beschlossen wurde. Es fehlte in der Budget-Debatte von März 1825 nicht an Polemik und Süffisance: „Mr. Peel here spoke on the tone and spirit of the Catholic Religion, its pretensions, of the miracle of prince Hohenlohe, and of the number of cures he had performed in Wurtzburg and Bamberg! By his intercessions, the Princess Mathilde von Schwartzenburgh, lame from her 8th to her 17th year, had been cured; so had Councillor Jacob, who, though he had not stickled from the chamber for many years, suddenly accompanied his Doctor from the thick story to the street doors; – a beneficed Clergyman had also been cured of the gout in the street, without getting out of his carriage; and an upholsterer, a saddler, and a stonemason, had all been operated on by similar miracles (Much laughing)" und weiter unten: „The Right Hon. Gentleman dwelt on the miracles of prince Hohenlohe with ridicule, but were such arguments to be addressed to the wise, well-educated, and discret Members of that House."²⁵²

Da Hohenlohe viel auf Reisen war und seinen Aufenthaltsort öfters wechselte, so bildete, nachdem Joseph Forster 1822, auf Empfehlung von Hohenlohe, Pfarrer von Hüttenheim geworden war, der Pfarrhof zu Hüttenheim das postalische Standquartier. Hier sammelten sich die von überall her kommenden Krankenbriefe und von hier wurden sie an den Fürsten gesandt. Dieser erledigte den Schriftverkehr, indem er die Beantwortung und Gebetsanweisung an Pfarrer Forster sandte, der wiederum die Hilfesuchenden hiervon verständigte. So war Pfr. Forster gleichsam die rechte Hand des Fürsten im Geschäfte der Krankenheilung. So „M. Forster, Curé of Huttenheim Prince Hohenlohe's secretary, explains his manner of acting"[253]. Öfters wurden auch noch Geistliche in den Heimatländern der Heilungsuchenden dazwischen geschaltet. Nach und nach besorgte Forster die Dinge gleich selbst, berief sich aber auf seinen Auftraggeber Hohenlohe. Als Hohenlohe am 14. 11. 1849 starb, ging die ganze Bürde der Krankenheilung auf Pfr. Forster über.[254]

Forster setzte also die Gebetsheilungen auch nach seinem Weggang in die Pfarrei Hüttenheim fort und erhielt „ungeheuren Zulauf". „Beständig seien Wagen an Wagen mit Hilfesuchenden aus allen Ländern gestanden."[255] Pfarrer Forster betrieb also briefliche Fernheilungen und örtliche Personenheilungen.

Die liberale, Forster nicht gewogene Zeitschrift Hesperus, startete einen massiven Angriff auf Hohenlohes und Forsters Gebetsheilungen[256]:

„Würzburg, im December 1823

Vor zwey Jahren kam unsere Stadt durch die Gaukelreyen des Fürsten von Hohenlohe und durch einige charakterlose Schriftsteller in so übeln Ruf, daß jene Ausländer, welche unsere gelehrten Einwohner nicht näher kennen, auf den Gedanken kommen mußten, wir hätten den Verstand verloren. Die Zeit, welche die unbefangenste Richterin ist, hat diese uns schmerzliche Wunde größtentheils geheilt; fast schämt man sich von den Abenteuern noch zu sprechen, welche unserem gesunden Menschen=Verstande und unserer literarischen Bildung Hohn sprachen. Dafür wird in unserer Nachbarschaft der Unfug desto stärker betrieben. Zu Bamberg befindet sich nämlich ein gewisser Stadtkaplan Forster, welcher im Namen des Fürsten Hohenlohe seit zwey Jahren viele tausend gedruckte Briefe bis nach Irland und Lissabon nach Moskau und Petersburg abgehen ließ; obgleich der Fürst beynahe schon 5/4 Jahre in Oesterreich sein Wesen treibt, wie durch öffentliche Blätter längst bekannt ist. Man sollte nicht glauben, daß die Menschen so verblendet werden könnten, ihr heiligstes Vertrauen auf so schändlichste Art mißbrauchen zu lassen, und wohl auch gar noch dafür zu zahlen. Um dem Unwesen wo möglich steuern zu helfen, theilen wir einen solchen Brief im Original mit, worauf der Kaplan Forster den Tag und die Stunde schreibt, in welcher er als auch Hohenlohe mit den Kranken beten will.

---

Le             du mois            à            heures

Je dirai conformément à votre demande pour votre guérison mes prières. Joignez-y à même heure, après avoir confessé et communié, les votres avec cette ferveurévangélique et cette confiance plénière et continuelle que nous devons à notre rédempteur Jésus Christ. Excitez au fond de votre coeur les vertus divines d'un vrai repentir, d'un amour chrétien, d'une croyance sans bornes, d'etre exaucé, et la résolution inébranlable, de mener une vie exemplaire, afin de vous maintenir en état de grace.

Agréez l'assurance de ma considération

Bamberg            ce            182"

---

Die Formulierung einer Gebetsanweisung als Übersetzung in französischer Sprache aus der Zeit nach 1844 sei hier eingeschoben und vorgestellt[257]:

> Zur größeren Ehre Gottes.
> Am ... des Monats ... um die ... Stunde wird seine Hoheit, der hochwürdigste Fürst von Hohenlohe, Bischof von Sardica in part. infid., Ihrer Bitte gemäß für Sie und nach Ihrer Meinung beten. Nach dem Empfange der heiligen Sakramente der Beichte und Kommunion vereinigen Sie in derselben Stunde Ihr Gebet mit jenem seiner Hoheit mit der größten Andacht, deren Sie fähig sind, und mit kindlichem Vertrauen, vollkommen und beharrlich, wie wir es haben müssen, auf Jesum Christum, unseren Herrn und Heiland.
> Erwecken Sie in Ihrem Herzen die Übungen eines lebhaften Schmerzes über Ihre Sünden, einer inbrünstigen Liebe, einer unbegrenzten Hoffnung, daß Sie erhört werden, und erneuern Sie den festen und unerschütterlichen Vorsatz, ein christliches, musterhaftes Leben zu führen, um sich immer im Zustande der Gnade Gottes zu erhalten. Seine Hoheit schreibt noch ganz besonders einige Andachtsübungen zu Ehren unseres Herrn Jesu Christi oder seines heiligsten Herzens oder des unbefleckten Herzens Mariä, unserer Mutter und Beschützerin, vor. Genehmigen sie die Versicherung meiner Hochachtung.
>
> Hüttenheim bei Würzburg in Bayern, den   ...   18   ...
> Im Namen des Fürsten
>
> Joseph Forster

„Da so viele Gesuche und Anfragen an Hohenlohe nach Bamberg auch noch nach Hohenlohes Abreise kamen, daß ein Mann sie nicht alle beantworten kann, so mußte ein der französischen Sprache kundiger Rechtspraktikant des Landgerichts Bamberg aushelfen. Reisende von hier, welche ihre Ferien in Bamberg zubrachten, erfuhren das ganze Geheimniß und erhielten die Briefe, wovon ganze Ballen noch gedruckt werden sollen, mitgetheilt[258]".

„Bey diesem Anlaß empfehlen wir denen, welchen der ganze Zusammenhang dieser neuen Wunder nicht bekannt oder nicht mehr erinnerlich seyn sollte:" Es folgt ein Literaturhinweis auf Paulus, Heinrich Eberhard Gottlob, Quintessenz, Leipzig 1821. Der schließt mit einem Zitat eines Schreibens von Papst Pius VII. vom 6. Januar 1818, das an Prinz Friedrich von Hessen=Darmstadt gerichtet ist. „Auch dieser Lärm um Nichts, auch dieser Volkstäuschungs=Versuch soll dem schwachsinnigen Zeitalter eine Wundercur werden, über das Wundersame deuten zu lernen, und von den Täuschungen der eigenen Wundersucht, da das Extrem von Uebertreibung erreicht ist, durch eine heilsame Krisis zu genesen[259]".

Mehr noch als von den ständigen Besuchen der Hilfesuchenden in seinem Pfarrhaus wurde Pfarrer Forster von den Briefen und Korrespondenzen aus allen Teilen Deutschlands und Europas belastet. Schließlich mussten alle Schreiben mit Hand und Federkiel erledigt werden. Fürst Hohenlohe hatte einen Großteil seines Briefverkehrs um Heilungen an Forster übergeben und damit war er vollauf beschäftigt, denn eine Schreib- und Verwaltungshilfe hatte er nicht. Forster hatte also eine allgemeine Vollmacht für Hohenlohe zu antworten, wie weit im Einzelfall der Heilungen eine spezielle Antwort von Hohenlohe persönlich möglich war, ist heute schwer zu überprüfen. Die Fernheilungen liefen im Prinzip immer nach dem gleichen liturgischen Schema ab; die Bestimmung der Koinzidenz von Ort und Zeit der heilenden Messen und Gebete ist sicher oft an Forster gelegen, wenn sie denn überhaupt möglich war. Ob die Schreiben an Hohenlohe, diesen angesichts der schlechten Postverbindungen und des Forster oft unbekannten Aufenthalts Hohenlohes, immer oder oft erreichten, darf bezweifelt werden. Auf jeden Fall antwortete nahezu immer Pfarrer Forster bei Heilungsanfragen[260].

Die Briefe stammten von allen Schichten des Volkes bis zu den allerhöchsten Persönlichkeiten, wie Adeligen und selbst Königen. Zwar waren sie zum großen Teil an Hohenlohe gerichtet, aber auch Pfarrer Forster war ein häufiger Adressat. „Man traute kaum seinen Augen, wenn man die Masse Briefe, deren prächtige Siegel ihre vornehme Herkunft verrieten, aus allen Ländern, vorzüglich aus Frankreich sah. Selbst von dem heiligmäßigen Pfarrer Vianney von Ars[261] erhielt Forster zwei Briefe[262]". Sie blieben allerdings unbearbeitet, wie viele andere. So berichtet

Forsters Biograf Pfarrer Barthelme. Hohenlohe klagte wiederholt über die ungeheuren Kosten der gesamten Korrespondenz über ganz Europa. Aber sein Einkommen war sicher eine mehrfaches des Verdienstes von Pfarrer Forster. Briefe waren damals ohne die heutigen internationalen Postabkommen und bei den technisch einfachen Posttransportmöglichkeiten mit Flussschiffen, Kutschen und Reitern unverhältnismäßig teuer. Bei überseeischen Kontakten, die mit Segelschiffen abzuwickeln waren, war mit Monaten für Rückantworten zu rechnen, wenn auch die USA intern über ein vorbildliches und schnelles Postsystem durch die Arbeit Benjamin Franklins verfügten. Die Porti hatten die Empfänger zu bezahlen.1842 kam es zwischen Bayern und Österreich zum Postverkehr-Erleichterungsvertrag. Demnach kostete ein einfacher Brief nur noch 20 kr., der vom Aufgeber nach Belieben frankiert werden konnte oder auch nicht[263]. Nach dem Tode des wohlhabenden und zahlungskräftigen Fürsten Hohenlohe hörte die Briefflut aus Frankreich und England und dem weiteren Ausland weitgehend auf, aber aus Deutschland nahm sie eher noch zu, weil sich die Postverhältnisse 1850 durch den deutsch-österreichischen Postverein verbesserten und verbilligten. Das Porto für einen Brief über eine Entfernung von mehr als 20 Meilen betrug nur mehr 9 Kreuzer, für weniger als 10 Meilen 3 Kreuzer[264]. In Relation zu den Einkommen der damaligen Zeit waren Postdienste sehr teuer. Pfarrer Forster konnte seine reichhaltige Korrespondenz nur durch Spenden finanzieren, die aus seinen Heilungen flossen. Durch den Ausbau der Eisenbahn beschleunigten sich die Brieflaufzeiten. Fürst Hohenlohe konnte durch sein frühes Hinscheiden von diesen postalischen Verbesserungen nicht mehr profitieren.

All diese postalischen Kommunikationsprobleme waren natürlich auch den Zeitgenossen bekannt und vertraut, wie es in den Veröffentlichungen immer wieder aufscheint. Ein Beispiel von 1823 sei vorgetragen: „On nous a communiqué une lettre de M. Forster, curé d'Hutterheim, qui s'est chargé de tenir la correspondance pour le prince de Hohenlohe, et de répondre aux lettres qui sont adressées à ce prince. D'après cette lettre, le prince doit être en ce moment aux eaux de Carlsbad, en Bohème: sa santé n'étoit pas bonne, et il étoit souffrant. La correspondance de France avec M. Forster éprouvoit quelques difficultés á la poste, où l'en étoit tout étonné de la quantité de lettres qu'il recevoit ou faisoit partir. Une lettre qu'il écrivoit à Paris lui avoit été renvoyée au bout de cinq mois. Il se proposoit de répondre successivement à toutes les demandes qui lui étoient adressées, et faisoit mention de plusieur guérisons dont on lui avoit donné connoissance. Mde. De Cugnac, dont nous avons parlé plusieur fois, lui confirme par une lettre du 12 mai dernier, les grâces dont Dieu l'a comblée. D'autres guérisons, sans étre aussi complètes, étoient néanmoins assez avancées pour procurer aux malades beaucoup de soulagement et d'esperance. A Verdelays, prés Bordeaux, une personne qui avoit eu recours aux prières du prince, assista le 14 mars, a deux messes, après les préparations prescrites par l'illustre et pieux prêtre. A la seconde messe, qui fut dite à l'heure fixée, la malade sentit une douce révolution s'opérer dans tout son corps, l'extinction de voix disparut, les forces revinrent graduellement, et en peu de temps und tumeur au côté droit se dissipa, et un état de santé succeda à dix ans de foiblesse et de maladie. On annoncoit une guérison opérée à Zursach, en Suisse, sur la femme d'un commandant; un autre en Franche-Comté, etc. D'autre ont eu lieu dans le pays de Cologne, d'après une lettre de M. Schupman, professeur à Rietberg, catholique instruit et zélé, qui a publié dernièrement un livre sous de titre de *Triomphe de la Religion*. Il paroit qu'on peut continuer d'écrire à M. Forster, curé à Hutterheim, qui soutient, avec autant de charité que de zèle, le fardeau d'une correspondance fort assujettissante. (L'Ami etc.)[265]". Hier ist eine Brieflaufzeit von 5 Monaten für Frankreich geschildert und Adress- und Mengenprobleme bei Pfarrer Forsters Korrespondenz, denn Fürst Hohenlohe kurte in Karlsbad. Weiterhin spricht dieser sehr heterogene Artikel von einer Heilung im Schweizerischen ehemaligen Wallfahrtsort Zurzach[266], der im Verena-Münster eine Heilige verehrt, die mit Heilung und Krankenpflege identifiziert wird. Hier ist wohl die geistige Verbindung zur Gebetsheilung nach Art von Hohenlohe und Forster. Ein weiterer Bericht kommt von Professor und Direktor Crescend Schuppmann in Rietberg[267]. Sowohl in Zurzach als auch in Rietberg existierten Klöster; es darf vermutet werden, dass hierin die Kontakte geknüpft wurden. „Der Glaube an das Einwirken übernatürlicher Mächte auf die alltägliche Lebenswelt und an eine unmittelbare göttliche Leitung scheint in den schweizerischen Kantonen und in angrenzenden Gegenden Deutschlands und Österreichs in der ersten Hälfte des 19. Jahrhunderts ungebrochen zu sein[268]".

Es stellt sich immer wieder die Frage, ob es angesichts der Postprobleme bei allen Fernheilungen gelungen ist, Fürst Hohenlohe rechtzeitig zu informieren, dass er sich mit Gebet und Messe in den Fernheilungsprozess zur angesagten Stunde am bestimmten Ort immer einschalten konnte. Erster Ansprechpartner und Korrespondent war offensichtlich meistens Pfarrer Forster im abgelegenen Hüttenheim; Hohenlohe war noch dazu öfters auf Reisen. Ein typischer Satz dieses Mal aus Frankreich hierzu sei zitiert: „Le 25ème novembre 1832, M. l'abbé Forster, curé de Huttenheim, me répondit au nom du prince que son altesse prierait le 13 et le 21 du mois suivant pour des personnes que j'avais recommandées[269]". Für englischsprachige Länder bestand noch dazu das Sprachproblem. Der englisch sprechende Döllinger entschwand dem nahen Umfeld Forsters; englische Sprachkenntnisse waren damals nicht so weit verbreitet wie heute, so dass es an Übersetzern gebrach. Die französische Sprache war damals die Lingua franca und ihre Kenntnis bei gebildeten Schichten weit verbreitet. Der Schriftverkehr unter Geistlichen könnte allerdings auch in Kirchenlatein stattgefunden haben. So darf vermutet werden, dass Hohenlohe in manche Heilungsfälle nur nominell involviert war, aber für die heilungssuchenden Menschen und Hilfe hoffenden Priester war er als Angehöriger des Hochadels der attraktivere Helfer, verglichen mit einem einfachen und bescheidenen Landpfarrer Forster. Die Wirkung der Heilungen auf Distanz hat darunter sicher nicht gelitten.

Es konnte auch kein konkreter Hinweis gefunden werden, wer diesen zahlreichen und teuren Briefverkehr finanzierte. Geht man von Hohenlohe aus, so könnte es einer der Gründe für seine lebenslangen Finanzschwierigkeiten sein, obwohl neu zuwachsende Pfründen seine Lage erleichtert haben müssten. Als Landpfarrer verfügte Forster bei aller bescheidenen Lebenshaltung über keine großen regulären Einnahmen. So blieben nur die Spenden der zahlreichen Heilungssuchenden, die in Hüttenheim persönlich vorsprachen.

Der Inhalt der meisten Briefe befasste sich mit Krankheiten, Leiden und Notlagen. Bei Hilfesuchenden begehrt anscheinend als eine Art Talisman waren die Unterschriften von Hohenlohe, der allerdings meistens nur mit „n. a. c." oder ausführlich „notus a calamo" unterschrieb. Das bedeutete übersetzt „Bekannt von der Unterschrift"[270]. Die Korrespondenz Hohenlohes mit Forster ging noch über viele Jahrzehnte; ein kleiner Teil ist in der Biografie von Barthelme abgedruckt. Der Inhalt umfasste vor allem religiöse und seelsorgerliche Fragen.

In der Methode der Krankenheilung ging bei Forster eine gewisse Wandlung vor sich. Während Hohenlohe das Hauptgewicht auf felsenfesten Glauben, vertrauensvolles Gebet, insbesondere Novenen, und Empfang der Hl. Sakramente legte, wendete Forster neben diesen Anforderungen auch noch die Sakramentalien der Kirche an: Weihwasser, geweihte Kräuter, geweihtes Wachs, geweihtes Öl, Salz, Skapuliere. Diese Gegenstände ließ er oft von anderen Pfarrern weihen. Das Pfarrhaus zu Hüttenheim war nun Tag für Tag umlagert von Leuten, die für sich oder ihre Angehörigen Hilfe suchten. Es kam eine große Anzahl von Bittenden, die zufriedengestellt werden wollten. „Gewöhnlich betete Forster sogleich über den Leidenden, wenn Bittsteller und Leidender sich in einer Person vereinigten. Einmal sah ich, wie er einen am Gangwerk Leidenden sogleich im Zimmer auf und abgehen ließ[271]", berichtete Forsters Biograf Barthelme. Die reine Zahl der Leidenden, die in Hüttenheim ankamen, verwandelte Forsters Pfarrhaus in einen offenen Taubenschlag[272]. Vornehmlich waren es die Regionen Baden, Württemberg, Unterfranken, welche die meisten Bittsteller und Heilungssuchenden entsandten; viele Bittbriefe kamen auch aus Frankreich, denn Forster sprach und schrieb fließend französisch.

Die Abreise der beiden Heiler aus Bamberg und die Art der beidseitigen Beziehung brachte einige Verwirrung bei den Anhängern in Frankreich: „Le dernier numeró étoit imprimé lorsque nous avons appris que le prince de Hohenlohe devant demeurer en Austriche, il ne falloit plus de publicité possible lui écrire à Bamberg. On nous prioit de donner le plus de publicié possible à cette nouvelle, afin de prévenir des démarches ou des frais inutiles. Les lettres qu'on écriroit d'ici au 1er. Mars prochain, disoit M. Forster, resteroient sans réponse. Nous tácherons de savoir s'il est possible d'ecrire au prince dans sa nouvelle résidence. Mais comme M. Forster évite de donner son adresse, nous soupconnons que le prince a voulu interrompre uns correspondance, qui, à en juger seulement par les lettres que nous avons avons été chargés de lui transmettre, devoit étre immense. S'il en a recu autent des autres pays á proportion, ce pieux prince devoits étre accablé de demandes.

M. Forster, qui est le chapelain du prince, et qui lui-méme quitte Bamberg et va occupper une cure en Franconie, écrit qu'on s'occupe de répondre aux lettres recues jusqu'à ce moment; mais que, comme il y en a beaucoup, cela demandera du temps. Nous en prévenons les personnes interessées, qui sans doute comptoient les jours, et attendoient impatiemment und réponse; elles verront par-là quèlles peuvent encore avoir à attendre un peul.

Quand nous saurons quelque chose de certain sur la résidence du prince et sur la possibilité de lui écriere, nous en avertiron dans notre Journal. Jusque-là, nous engangeons le abbonnés à suspendre tout envoi de lettres pour le prince. D'après l'avis de M. Forster, ce seroient des lettres perdues. D'après le même avis, nous n'avons point expedié des lettres que nous venions de recevoir des Beaupréau et des Dracé. Toutes les autres sont parties[273]."

„Hier folgt ein 3tes Beispiel. Die Zeugnisse, welche darüber vorliegen und wir jetzt anführen wollen, standen in zwei franz. Journalen und wahrscheinlich in mehreren anderen.

Herr Redakteur!

Ich nehme Ihr beliebtes Journal zu Hülfe, um ein Ereigniß zu publiziren, das alle Guten gerne hören werden. Ich nahm meine Zuflucht zu dem Gebete des Prinzen von Hohenlohe zu Gunsten von fünf Personen dieser

Stadt, unter denen Herr Isidor Vial war. Dieser junge Mann war seit drei Jahren ganz stumm. Da er sich nur durch Feder und Griffel verständlich machen konnte, so flößte er Jedermann Mitleiden ein. Aerzte von Ruf und aus der Akademie von Montpellier, wo er mehrere Monate lebt, hatten zu seiner Heilung vergeblich ihre ganze Kunst erschöpft. Die Arzneien vermochten hiebei nichts, die er lange unterließ; aber er rief den Beherrscher der Welten an, der den Stummen die Sprache wieder giebt. Die Wittwe Frau Vial, seine Mutter, hoffte stets und erwartete nur vom Himmel die Heilung ihres Sohnes.

Den 25. Nov. antwortete mir der Herr Abbé Forster, Geistlicher aus Huttenheim, im Namen des Fürsten, daß Se. Hoheit den 13ten und 21ten des folgenden Monats für die anempfohlenen Personen beten würde. Frau Vial, der ich dies gleich mittheilte, sagte es Mehreren, und setzte vom 13ten Dezember an eine neuntägige Gebetszeit fest. Den 21ten selbigen Monats am letzten vom Fürsten bezeichneten Tage, um 9 Uhr Morgens, konnte Herr Isidor Vial wieder sprechen. Es war um dieselbe Zeit, als seine Mutter an den Stufen des Altars während der Messe ihr Gebet für die Heilung ihres Sohnes mit dem des Fürsten vereinigte. Seit diesem glücklichen Tage redet der 29 Jahre alte junge Mann eben so gut, wie früher. Ich enthalte mich aller Reflexion. Diese Begebenheit machte auf 10 bis 12.000 Seelen, die davon Zeugen waren, einen tiefen Eindruck. Zur Danksagung feierte man eine Messe, der die Familie Vial beiwohnte; er selbst wollte Gott danken und empfing die hl. Kommunion.

Möchte dies Gerücht über die Heilung sich weit verbreiten und Gottes Güte verkünden, der den hoffenden Seelen Trost gewährt. Um jeglichen Zweifel zu verscheuchen, so folgen hier glaubwürdige Zeugnisse.

Ich bin mit ausgezeichneter Hochachtung
Champion, Vikar[274]".

Es folgen eine Reihe Namen französischer Geistlicher als Zeugen. Der Vergleich mit dem Heilungsfall von Miss Lalor in Irland ist offensichtlich.

Die Zeitschrift „LE CONSERVATEUR BELGE" schildert ihren Lesern im Jahr 1823, wie der Kontakt zu Fürst Hohenlohe über Pfarrer Forster hergestellt werden kann. „Cependant nous nous faisons un plaisir, d'à vertir qu'on a récemment déposée à notre bureau une note, portant que M. Forster, secrétaire du prince, envoie maintenant les réponses de Son Altesse aux suppliques des malades, et qu'on peut lui adresser les lettres ainsi: *A M. Forster, curé, à Hutttenheim, par Wurtzbourg poste restante à Possenheim, royaume des Bavière.* Nous supposons que cette note vient d'une personne bien instruite, quoiqu'il nous paroisse étonnant qo'on écrive à M. Forster, à Wurtzbourg, tandis que le prince restera an Austriche. Quoi qu'il en soit, ceux qui voudront tenter la chose n'ont qu'a s'adresser à M. Forster, en lui adressant directement la lettre qu'il faudra toujour affranchir jusqu'a la frontière[275]". Diesen nahezu inhaltsgleichen Hinweis wiederholte die französische Zeitung „L'ami de la Religion" im Jahr 1825[276]. Dieser Artikel soll als beispielhaft vorgetragen werden, um zu zeigen, wie die Kontakte zu Heilungsanfragen über wohl zufällige Vermittler zu Pfarrer Forster von hier zu Fürst Hohenlohe liefen.

„Nous avons souvent été chargé de faire passer des lettres au prince de Hohenlohe, et depuis quelque temps toutes ces lettres avoient été envoyées á l'adresse par canal d'un seigneur allemand, M. le comte de Senfft[277], qui avoit rendu le même service à beaucoup d'autres personnes. Quelquefois M. de Senfft profitoit d'occasions particulières, plus souvent il mettoit simplement les lettres à la poste, en ayant soin de les affranchir. Nous n'avons su que recemment qu'il se chargeoit de cette dépense qui, vu le nombre des lettres, n'a pas laissé que d'être considerable, et nous avons reconnu là l'obligeance et la générosité de cette excellent et pieux seigneur: nous lui en avons fait tous nos remercimens au nom des personnes qui nous avoient adressé leurs lettres. M. le comte de Senfft a quitté la France; il retourne en Allemagne, et va, diton, se fixer en Austriche. Il laisse à Paris de nombreux amis, qui prisoient encore moins son esprit et ses connoissances que ses heureuses qualités, son aimable caractère et sa piété si touchante et si vraie. Nous lui avons demandé, avant son départ, les moyens de correspondre avec le prince de Hohenlohe, et il nous répondu que le plus simple étoit d'ecrire par à M. Forster, et qu'on pouveit toujours se server de l'adresse donnée autrefois dans ce journal. Nous la répétons ici pour la plus grande commodité de nos abonnés: *A M. Forster, curé à Huttenheim, près Wurzbourg, poste restante à Possenheim, Baviére.* Il faut avoir soin d'affranchir la letter. Comme il n'y a pas d'autre formalité à remplir, chacun peut, dans les différentes provinces, écrire directement à M. Forster, et mettre la lettre à la poste dans le lieu de sa résidence ou dans le bureau de poste le plus voisin. Cela est plus simple, plus expédif et moins coûteux que de nous écrire en nous chargeant de faire passer la lettre. C'est un service que nous rendrions encore volontiers à nos abonnés, comme nous l'avons fait pour un assez grand nombre; mais n'ayant plus d'autre voie que celle de la poste pour faire passer les letters, il nous paroît inutile de nous les addresser, et on sera servi plus promptement en les faissant partir directement du lieu ou chacun se trouve." In Lorges in der Provence litt eine Frau an allgemeinem Rheumatismus und wurde von Fürst Hohenlohe geheilt. Am 27. Juli 1823 hatte sie geschrieben, Pfarrer Forster antwortete am 9. Oktober, die Heilungsmesse fand am 25. November statt[278]. Eine 30-jährige Frau aus Bonsbeque litt sieben Jahre unter starken Magenschmerzen, Krämpfen, Blutungen, Skorbut usw. Man schrieb an Fürst Hohenlohe, es antwortete Pfarrer Forster. Die bestellte Messe fand statt; Notabeln konnten die Heilung bestätigen[279]. Eine Marquise de Goyon fiel 25mal im Jahr in Ohnmacht. Man schrieb an den Fürsten, Forster antwortete, eine Novene fand statt. Und wenn jemand, fügte L'Abbe Quinet hinzu, das Wunder bezweifelt, so sollte der sich der Heilung bei Mme. De Goyon in ihrem Domizil, rue Saint-Lazar, Nr. 121 versichern[280]. Nunmehr soll Frankreich verlassen werden, denn die Zeitschrift „L'Ami de la Religion" berichtet auch noch den irischen Fall der „Marie Labor", richtig „Mary Lalor"[281], der bereits ausführlich erörtert wurde.

Im Jahr 1824 informierte die oben genannte belgische Zeitung über einen neuerlichen Heilungsfall für ein junges Mädchen, das unter einer chronischen und unheilbaren Appetitlosigkeit litt. Sie hatte grausame Kopfschmerzen und eine absolute Abneigung gegen jede Art Lebensmittel; selbst Fleischsuppe erbrach sie. „On écrivit pour elle à M. Forster, chapelain du prince, qui répondit le 19 janvier, et indiqua deux jours de prières; c'étaient le 15 et le 25 février que le Prince et le pieux Martin Michel devaient prier pour la fille Chigné."²⁸² Es folgen die übliche religiöse Vorgehensweise und das gewünschte Heilungsergebnis.

Ein weiteres Beispiel gemeinsamer Heilung Hohenlohes und Forsters aus Italien soll vorgestellt werden. Die 28 Jahre alte Klosterschwester Costanza Barbiche litt unter Erbrechen und sie war im Zustand der Magerkeit und Entkräftung; man erwartete ihr baldiges Ende. „Si scrisse a suo favore al Principe di Hohenlohe: una risposta data da Bamberg il 9 ottobre (1822), e firmata Forster, cappelano in assenza del Principe, conteneva l'annuncio, che questi farebbe delle preghiere li 4 e 25 novembre (1822), e che credeva bene di prescrivere una novena in onore del Sacro Cuore."²⁸³ Die übliche Novene mit Gottesdienst und Kommunion fand im Hauptsitz der Kongregation von St. Carlo statt. Die Schwester wurde geheilt, was Geistliche und Ärzte bestätigen konnten.

Der Erfolg der Gebetsheilungen von Pfarrer Forster liegt auch und insbesondere in der Hilflosigkeit der damaligen Medizin vielen Krankheiten gegenüber, auch im Fehlen von Ärzten auf dem Lande. So berichtet der später berühmte Arzt Rudolf Virchow[284], von 1849 bis 1856 Professor in Würzburg, von seinen Forschungen in der Amts- und Wirkungszeit des Pfarrers Forster in Hüttenheim und Umgebung über Cretinismus[285]. Von einem Kontakt mit Pfarrer Forster, dem Gebetsheiler, ist nichts überliefert. „Die Endemie des Cretinismus in dieser Gegend ist lange genug bekannt, um sprüchwörtlich geworden zu sein, und nach Mittheilung des Hrn. F. Reuss hört man in der Umgebung von Kitzingen, seiner Heimat, unter dem Volke den Vers:

Hüttne', Bullne' und Iphof'
Hat's kein' Buckel, so hat's n' Kropf.

Es ist daher leicht begreiflich, dass nicht bloss die Bewohner von Hüttenheim, Bullenheim und Iphofen, sondern auch ihre nächsten Nachbarn den Wunsch hegen, nicht mehr den Spott der Umgebung auf sich zu ziehen, und dass sie eher bestrebt sind, ihre Kranken der öffentlichen Kenntnis zu entziehen, statt sie derselben zugänglich zu machen." Ursachen der Missbildungen sah man in Miasmen und der Geologie der Gegend, letzteres ein entwicklungsfähiger und akzeptabler Ansatz, wie z. B. Jodmangel in der Ernährung[286].

Forsters[287] Krankenheilungen blieben nicht ohne Gegner, wie auch Biograf Barthelme zugestehen muss[288]. Ein kurzer Hinweis aus den Bamberg'schen Jahrbüchern für das Jahr 1821 ist dafür typisch: „Mehrere würzburgische Schriften über die Wunderkuren v. Hohenlohe's angezeigt, welche alle durch die aktenmäßigen Briefe des Bürgermeisters v. Hornthal widerlegt wurden – viele Kranke zu früherem Tode, oder wenigstens zum Wahnsinne durch den fürstlichen Gaukler und dessen Spiesgesellen Kaplan Forster befördert, wie am irren Bierbrauer Konrad Jäck erprobt ist[289]". Weiter nach Barthelme: „Bei Laien und Geistlichen gab es Zweifler und absprechende Urteile. Manche Ärzte sprachen mit Unwillen von der Konkurrenz, nannten auch den Pfarrer einen Pfuscher und sein Heilverfahren Hokus-bokus und Schwindel. Schließlich wird auch die Polizei gegen diese ‚Pfuscherei' angerufen, da sie gefährlich sei und die Leute von zeitiger Anspruchnahme der ärztlichen Wissenschaft abhalte. So habe Pfr. Forster das an Kroup[290] leidende Kind der Margareta Hirt von Wässerdorf mit geweihtem Salz und Anhängen eines geweihten Paternosters zu heilen versucht und Genesung in Aussicht gestellt. Dadurch sei das Anrufen ärztlicher Hilfe versäumt worden und habe, da diese Krankheit vom Arzt, wenn er frühzeitig gerufen, beseitigt werden könne, Pfarrer Forster den Tod dieses Kindes moralisch verschuldet."

Pfarrer Forster musste sich wegen medizinischer Pfuscherei verantworten. Die Regierungsentschließung vom 24. Juli 1859 mahnt den Pfarrer Forster, er möge die Hilfesuchenden bei körperlichen Leiden auf den Gebrauch ärztlicher Hilfe hinweisen, denn er könnte doch trotz seiner langjährigen Erfahrung irre gehen, indessen der Arzt helfen könne. Es sei ihm nicht verwehrt, die Kraft des Gebetes und der Gnadenmittel der Kirche ohne Annahme eines Entgeltes zu versuchen, er möge aber die Kranken nicht in dem Wahn lassen, dass sie bei ihm für versäumte Hilfe des Arztes Ersatz finden könnten.

Im Übrigen finde sich die Regierung nicht veranlasst, eine strafpolizeiliche Untersuchung gegen Pfr. Forster anzuordnen.

Nach dem Volksmund hat Pfr. Forster Wunder gewirkt; er galt als Prophet, der den Verlauf der Krankheit vorauswisse. Auch Protestanten gingen in Krankheitsfällen zu ihm.

„Es werden merkwürdige Fälle von Krankenheilungen und Exorcismen (Beschwörung böser Geister) erzählt; einmal wurde ein Besessener zu Pfr. Forster gebracht. Pfr. Forster nahm die Beschwörung vor; der Besessene schäumte und lästerte; da herrschte ihn Pfr. Forster an, indem er in lateinischer Sprache ihm gebot: ‚Maledicte daemon, lambe solum' (Verdammter Satan, lecke den Boden). Wie vom Blitz getroffen, stürzte der Besessene nieder und leckte den Fußboden. Augenzeuge von dem Vorfall war Pfr. Ernst von Seinsheim, der verschiedenen Geistlichen hiervon Mitteilung machte[291]". Damit hatte Forster zweifelsohne seine Kompetenz überschritten, denn Teufelsbeschwörungen und Teufelsaustreibungen, bzw. Exorzismen waren nur mit Erlaubnis der kirchlichen Oberbehörden gestattet, wie Ludwig Sebastian kritisiert.

Pfarrer Forster war einerseits der Organisator der Briefheilungen von Fürst Hohenlohe, die er offensichtlich unerkannt des Öfteren selbst übernahm. Er selbst wurde in seinem abseits gelegenen Pfarrhaus von Massen Heilungssuchender heimgesucht. Darin ist er mit seinem Zeitgenossen, dem Pfarrer von Ars Jean-Marie Vianney (1786–1859), zu vergleichen, der vor allem im Beichtstuhl Kontakt zu unendlich vielen Menschen hatte und seine Wunder über die Heilige Philomena wirkte. Ein ähnlich bekannter Heiler dieser Zeit war Pater Paul von Moll (1824–1896). Er wirkte durch Novenen, Sakramentalien, insbesondere mit Medaillen des Heiligen Benedikts, und Gebete[292]. Pfarrer Forster hatte offensichtlich keinen so ausgeprägt hilfreichen Lieblingsheiligen; einige Male wird der Heilige Johannes Nepomuk genannt.

## 3.4 Finanzen, Spenden und Wohltaten

In der kleinen und armen Pfarrei Hüttenheim wurde unter Pfarrer Forster für verschiedene religiöse und soziale Anliegen gesammelt, wie man aus dem Bamberger Pastoralblatt von 1860 bis 1870 entnehmen kann. „In allen Diözesen bilden sich Vereine, um den Peterspfennig zu sammeln. Der heil. Vater ist auf den Pfennig der Gläubigen angewiesen, da rohe Gewalt ihm fast alle Mittel zur Regierung der Gesammtkirche geraubt hat. Alle Bischöfe haben an ihre Diözesanen Hirtenbriefe erlassen und fordern die Gläubigen auf zum Gebet und zu Almosen[293]". Die Ergebnisse der Sammlung für den Peterspfenning zwischen 1861 und 1869 liegen zwischen 3,- fl. und 5,- fl. Eine Sonderaktion erzielte 45 kr. (pro missa bene cantata). Es war die Zeit der nationalen Einigung Italiens, in der der Kirchenstaat unterging.

Zur Unterstützung der jungen katholischen Diaspora-Kirche in Nordamerika und Asien gründete König Ludwig I. 1838 den Ludwigs-Missionsverein. Zweck des Vereins war es, die neuen Missionen mit Geld zu unterstützen, um die Verbreitung des katholischen Glaubens unter den Heiden und Ungläubigen zu fördern. Auch in Hüttenheim sammelte ein Zweigverein: 2 fl. 10 kr. < 5,- fl. pro Quartal. Mit diesen Spendenaufkommen fällt die Pfarrei Hüttenheim im Vergleich mit anderen Pfarreien weiter nicht auf. Pfarrer Forster hat sich offensichtlich in diesem Bereich weiter nicht engagiert.

In der Übersicht der kirchlichen Vereine des Erzbistums Bamberg im Jahr 1861 wird für Hüttenheim die „Fraternitas Corporis Christi" erwähnt. „Kirchliche Vereine sind alle jene, die ausschließlich oder doch vorherrschend kirchliche Interessen fördern und deßhalb eines Geistlichen als solchen zur Vorstandschaft und der oberhirtlichen Approbation zu ihrer Errichtung bedürfen[294]". Betrachtet man die vollständige Liste des Bistums mit 83 Vereinen, so sieht man, dass der Weg zum Vereinskatholizismus damals noch weit war.

Wertvolle Erinnerungsstücke an Pfarrer Forster finden sich in der am 12. Oktober 1897 von Erzbischof Josef von Schork[295] eingeweihten katholischen Pfarrkirche St. Johannes Baptista in Hüttenheim. Pfarrer Forster persönlich wirkte in der Simultankirche – heute Evangelisch-Lutherische Pfarrkirche – St. Johannes der Täufer in Hüttenheim. Diese Kirche steht in einer der am besten erhaltenen fränkischen Kirchenburgen. Das Simultaneum dauerte von 1721 bis 1897. Die neu erbaute Katholische Pfarrkirche ist eine stilreine neugotische Kirche. Aus der Simultankirche stammten der Beichtstuhl von 1868, der Taufstein von 1867 und der neugotische Hochaltar von 1861, gestaltet als Drei-Nischen-Altar, letzterer von Pfarrer Forster für 1.540 Gulden gestiftet. Das Altarbild zeigt die Taufe Christi.

Für die neue Orgel in der damaligen Simultankirche versprach er am 15.1.1875 200 fl., die seine Erbin zahlte[296]. Alle diese heute noch existierenden Ausstattungsgegenstände kommen noch aus der Amtszeit von Pfarrer Joseph Forster [297].

„Die kgl. Kreisregierung gibt unter ehrender Anerkennung im Kreisamtsblatte bekannt, dass der k. Pfarrer Forster zu Hüttenheim der dortigen Kirche eine Schenkung von 500 fl. ausgesetzt hat, deren Renten zunächst dazu dienen sollen, die Besoldung des Schullehrers in seiner Eigenschaft als Kirchendiener zu ergänzen, während der Rest theilweise zur Anschaffung von Büchern und Papier für arme kathol. Schulkinder, theilweise zur Deckung des sonstigen Deficits der Kirchenstiftung Hüttenheim verwendet werden soll[298]". Seine Wohltätigkeit kam vielen Leuten zugute. In den Hungerjahren ließ er Brot backen, das er unter den Armen verteilte. Dadurch veranlasste er manche armen Leute nach Hüttenheim zu ziehen. Auch mit Geld half er oft und viel aus. In Hüttenheim ging das Sprichwort: „Wenn ein Konkurs ausbricht, ist Pfr. Forster immer dabei[299]". Georg Joseph Barthelme, der Pfarrer des naheliegenden Marktbreit und Autor der großen Biografie über Pfarrer Forster, berichtet über die Wohltätigkeit des Pfarrers: „Wie vieles spendete sein mildthätiger, opferwilliger Sinn in die Hand des Armen und Notleidenden, wobei die Linke nicht wußte, was die Rechte that? Arme und bedrängte Leute, welchen er immer in einer oder der anderen Weise aus der Not half, mögen davon zu reden wissen. Als ich ihn das erste Mal besuchte, teilte man mir im Gasthause, wo ich einkehrte, mit, daß er wohltätig und gastfreundlich sei. ‚Er hilft', so hieß es, ‚den Leuten gerne in der Not, auch solchen, bei welchen Würdigkeit und guter Erfolg der Aushilfe zweideutig und Nichtwiedererstattung des vorgeschossenen Anlehens fast zum voraus gewiß ist. Daher gehört er bei einer vorkommenden Gant (= Insolvenz) in der Regel zu den Gläubigern, was ihn jedoch von fernerer Aushilfe nicht abschreckt[300]." Er sah das Schuldnerproblem offensichtlich sehr großzügig: „Die Leute sind meine Schuldner, ich der Schuldner Gottes[301]".

Man darf davon ausgehen, dass Pfarrer Forster von seinen Hilfesuchenden, Klienten oder Patienten immer wieder Spenden erhielt, so dass er doch über reichliche Mittel verfügte, die ein schmales Pfarrereinkommen nicht hergaben. Auch die weitreichende Korrespondenz verschlang sicherlich große Portogebühren. So hat er auch den Bürgern seiner 1868 abgebrannten Heimatstadt Auerbach reichlich gespendet. Materielles hat er mit Ausnahme der Kirchenausstattung offensichtlich nur wenig hinterlassen. Seine Briefe, die Korrespondenz der Hilfesuchenden und die Akten wurden anscheinend vernichtet, wie er es angekündigt hat. Finden konnte ich nichts.

## 3.5 Die Wirkung über die Zeit

In den dreißiger Jahren des vorigen Jahrhunderts hatten meine Auerbacher Verwandten beim Erzbischöflichen Ordinariat in Bamberg angefragt, ob es Archivalien oder Erinnerungsstücke von Pfarrer Forster dort gebe, aber man erhielt die Antwort, dass nichts vorhanden sei. Nur eine nichtssagende Kopie aus dem alten Diözesanschematismus wurde ihnen zugesandt. Nun, mir ging es im Jahr 2010 nicht viel besser. Aber man sandte mir im Austausch mit meinem Artikel über Pfarrer Forster das Buch „Die katholischen Gemeinden von Nürnberg und Fürth im 19. und 20. Jahrhundert", das einen kleinen Teil seines reichen Lebens beschrieb. Ein Nachbarspfarrer sagte einmal zur Wirkung Pfarrer Forsters: „Freuen Sie sich, in seiner Nähe weilen zu dürfen. Sie wissen das Glück nicht zu schätzen, von diesem Manne wird man einmal die Korrespondenzen sammeln."[302]

Obwohl die kirchliche Obrigkeit also offensichtlich Pfarrer Forster aus dem Blickwinkel und Schussfeld der naturwissenschaftlich aufgeklärten Öffentlichkeit nehmen wollte, hat er nach dem Tod seines Freundes und Lehrers Hohenlohe seine große Wirksamkeit als Gebets- und Geistheiler erst selbstständig im abgelegenen Hüttenheim über Jahrzehnte hinweg voll entfaltet. Es entsteht der Gesamteindruck, dass Forster als Adlatus Hohenlohes nach außen auftrat, aber die Heilungen, insbesondere die brieflichen Fernheilungen weitgehend selbstständig vornahm. Seine Wirkung reichte bis in unsere Zeit, wenn man den alten Hüttenheimern glauben mag. Gebete und Bitten um Heilung an seinem Grab sollen vielfach erfolgreich gewesen sein, wie der damalige Pfarrer Keil in den 1980er Jahren berichtete.

Im Folgenden sollen noch ein Überblick und eine Auswahl von Veröffentlichungen unterschiedlichster Art über Forster und Hohenlohe gegeben werden, die nur zusammen gesehen werden können. Die Anfangs- und Hoch-Zeit ihrer Wirksamkeit in den Jahren 1821/22 hat ein nahezu unüberschaubares Schrifttum hervorgebracht, das im Überblick bereits dargestellt wurde, aber hier nicht mehr in Details vorgeführt werden kann, da die Wirkung auch in der modernen Literatur bereits ausgiebig evaluiert wurde. Der Schwerpunkt der Darstellung liegt bei ausländischen Publikationen. Der Inhalt all dieser Artikel, Stellungnahmen und Kritiken beschreibt mit wenigen Variationen die immer gleiche Vorgehensweise des Heilers Joseph Forster: Korrespondenz, Novene, Eucharistiefeier, Fernheilung oder direkte Heilung durch Sakramentalien bei Besuch im Hüttenheimer Pfarrhaus.

In der Literatur wird Forster bis heute immer wieder erwähnt, wenn auch nahezu ausschließlich im Zusammenhang mit Alexander Fürst von Hohenlohe. So „setzte Hohenlohe diese (Heilversuche) auch von Ungarn aus fort und nach seinem Tode übte sein Vertrauter, der katholische Pfarrer Jos. Forster von Hüttenheim († 1875) das Verfahren weiter[303]". Auch in Werken anderer Autoren tritt Forster kurz auf: „Soeben kommt auch eine Familie aus Steiermark von Wien hier an. Es ist, als wollte die ganze Welt hier zusammenströmen. Wie ich höre, soll Kaplan Forster in Bamberg ähnliche Kuren begonnen haben. Doch scheint sich dieß nicht zu bestätigen[304]". Ein durchaus kritischer Autor Dr. Gottfried Lämmert fand 1869 eigentlich vergleichsweise positive Worte: „Ebenso (wie Hohenlohe) fand noch bis in die jüngste Zeit der greise Pfarrer Forster in Hüttenheim in allen Leiden des Volkes Zuspruch."[305] Der Verein für Geschichte der Deutschen in den Sudetenländern berichtete kurz in seinen Mitteilungen von 1898, „daß ein Caplan Forster bei St. Martin in Bamberg, der später auf die Schwarzenbergische Pfarrei Hüttenheim versetzt wurde, diese Gebetsheilungen unter ungeheurem Zulauf fortsetzte. Selbst aus England seien Bittgesuche eingelaufen."[306] Auch evangelische Theologen befassten sich im Jahr 1900 mit Hohenlohe und Forster. „Nach seinem (Hohenlohes Tod 1849) setzte ein von ihm angeregter junger Geistlicher Jos. Forster von Hüttenheim († 1875) sein Heilwerk fort[307]". Weiterhin eine Stimme von 1918: „Das Heilwerk des Fürsten (Hohenlohe) hörte übrigens mit seinem Tode nicht auf, es wurde vielmehr von einem kongenialen Geistlichen, dem nachmaligen Pfarrer von Hüttenheim, Joseph Forster, in seinem Sinne weitergeführt."[308] Eine Stimme von 1935 im Historischen Jahrbuch der Görresgesellschaft: „Es hätte hierzu angemerkt werden müssen, daß bald der Pfarrer Josef Forster von Hüttenheim die an Hohenlohe gerichteten Briefe empfing und beantwortete, später auch selbst Heilungen vornahm[309]". Zusammenfassend lässt sich sagen: Pfarrer Forster war der Gehilfe und Nachfolger von Fürst Hohenlohe als Gebetsheiler.

Hier soll nun eine weitere Auswahl von ausländischen Berichten über Hohenlohe und Forster chronologisch bis heute vorgestellt werden. Über Hohenlohe allein existieren viele Nachrichten, auch über beide zusammen, aber über Forster alleine fließen die Quellen nicht so reichlich. Während Hohenlohe in seinen zahlreichen Publikationen Forster verschweigt, hat Pfarrer Joseph Forster nichts Schriftliches hinterlassen. Forster wird als Freund[310], Helfer, Sekretär[311], Schüler bzw. Jünger[312] oder Vermittler des Fürsten dargestellt. Aus verschiedenen Quellen gewinnt man den Eindruck, dass der Pfarrer die Tätigkeit als Gebetsheiler durchaus stellvertretend für Fürst Hohenlohe ausübte, ohne dass dies den Petenten immer offen klargelegt wurde. Die organisatorische Hauptarbeit für die Brief- und Gebetsheilungen lag sicherlich bei Pfarrer Forster. Bekannter und berühmter wurde andererseits Fürst Hohenlohe. Die Attraktivität Hohenlohes erklärt sich sicherlich zum guten Teil aus seiner hervorgehobenen gesellschaftlichen Stellung als Aristokrat. Hohenlohe und Forster sind ein Wirkungspaar, der eine ist ohne den anderen nicht vorstellbar.

Die deutsche Literatur in pro und contra und die hinterlassenen Akten über beide Heiler in den entscheidenden Anfangsjahren 1821 und 1822 können hier nicht vollständig dargestellt werden, sie ist – wie gesagt – ausgewertet. Die Hinterlassenschaft Hohenlohes ist äußerst umfangreich und schon oft und tiefgehend durchforscht. Nicht zu vergessen, das Thema heißt deshalb schwerpunktmäßig Forster und nicht Hohenlohe, auch wenn in den beiden Anfangsjahren der Heilungsversuche von Forster als Handelndem noch wenig die Rede ist. Die folgende Chronik kann und will nicht vollständig sein; sie gibt nur die wichtigsten Literaturstellen als zeitlichen Überblick wieder.

*(1826)* „Pensò di ricorrere al Principe di Hohenlohe, a cui scrisse in aprile prossimo passato, a n'ebbe pronta risposta in data degli 11 di maggio segnata in nome del Principe dal signor Curato Forster, che prescrivevale una novena in onore del SS. Nome di Gesù dal giorno 3 als 12 giugno, e promettevale, che avrebbe pregato in tal giorno alle ore 9 di mattina per la di lei guarigione[313]". Mit diesem Text ist eigentlich das weitere Vorgehen von Hohenlohe und Forster beschrieben.

*(1831)* Unter dem Titel „Guarigione prodigiosa di Maria Ogheria" wird in italienischer und lateinischer Sprache ein Heilungswunder Hohenlohes aus Verona berichtet. „Avendolo noi col mezzo dell'ottimo curato Forster di Huttenheim presso Bamberga in Baviera pregato di fissare una novena stabile in ogni mese pe' nostri concittadini, ne avemmo il seguente riscontro sin dal 3. Dicembre 1828[314]". Ein ähnlicher Heilungsbericht erzählt vom gleichen Heilungsfall durch „Principe Alessandro di Hohenlohe" und „curato Forster d'Hutheneim presso Bamberga[315]". Es war immer die bekannte Vorgehensweise.

*(1832/33)* Selbst in Reisebeschreibungen durch Nordamerika wird der Heilungsfall Mattingly als erwähnenswert kurz dargestellt[316]. In den „Meditazioni per ogni giorno della Quaresima del Principe Alessandro di Hohenlohe" wird 1833 „curato Forster d'Hutteneim presso Bamberga" wieder als Vermittler zwischen Patient und Heiler genannt[317].

*(1833)* In einem langen Artikel mit folgenden Überschriften „Constatation du Phénomène de Migné", „Surnaturalité du Phénomène de Migné" und „Origine céleste du Phénomène de Migné" werden die Kreuzerscheinung im westfranzösischen Ort Migné mit den Heilungsvorgänge um Hohenlohe und Forster als übernatürlich und von himmlischem Ursprung verglichen. Der Fall Ann Mattingly, die Heilung der Klosterschwester Marie-Methilde Recchioni in Fermo bei Ancona und die Erlösung des verstummten jungen Mannes Isidor Vial in Romans (Dró`me, 16. Jan. 1833) von seinem Leiden werden beispielhaft vorgetragen[318].

*(1835–1841)* In diesen Jahren erschienen die fünf Bändchen „Der heiligste Name Jesus, das sicherste Hilfsmittel in Krankheiten, wo kein Arzt helfen kann. Oder: Beispiele von Krankenheilungen durch gläubiges Gebet". In diesen Büchern wird eine sehr lange Reihung von Gebetsheilungen aus der Zeit geschildert, insbesondere von Fürst Alexander Hohenlohe, Martin Michel und Johann Joseph Gassner. Bemerkenswert ist die Erzählung von P. Rupert Leiß, Probst des Benediktiner-Stifts Scheyern vom 15. Jänner 1839, der von 1833 bis 1835 die dem Kloster Metten einverleibte Pfarrei Edenstetten verwaltete[319]. „In dem Dorfe Weibling, der Pfarrei Edenstetten in Unterbayern, lebt eine gottesfürchtige Weibsperson jungfräulichen Standes, die im Jahre 1838, den 25sten Januar, von einer vierzehnjährigen, allerseits als unheilbar erklärten Krankheit auf wunderbare Weise geheilt wurde[320]". Bemerkenswert ist, dass P. Rupert Leiß und sein Nachfolger P. Pius Bacherl Fürst Hohenlohe vier Mal angehen mussten, bis nach den üblichen Novenen, Gottesdiensten, Fasten und Gebeten der erwünschte Heilerfolg eintrat. Von der brieflichen Vermittlung von Pfarrer Forster ist zwar nicht die Rede, aber sie darf berechtigt vermutet werden.

*(1838)* Vorgebliche Wunder Prinz Hohenlohes[321] nennt der Mirror 1838 in London die Vorgänge um Mrs. Mattingly anno 1824.

*(1844)* Ein ausgesprochen kritischer Artikel zu Geistheilungen aller Art erschien in Kopenhagen. Eine Verbindung über Swedenborg, Cagliostro, Pater Gaßner und den Magnetheiler Mesmer[322] als wichtigsten Namen wird zu Hohenlohe und Forster geführt. „Udenfort Tydskland og Paris vandt den heller aldrig noget fuldstaendigt Fodfeste, og den Lethed, hvormed selv den videnskabelige Forster kann blive skuffet i et Gebeet, hvor Troen og Foelelsen tit beseire Befindigheden, var tildeels Grund til, at man ikke kunde blive enig om at forklare Magnetismens Basen eller den rette Methode at udfoere den; ..."[323].

*(1849)* Im Band „The works of the Right Rev. John England, First Bishop of Charleston[324]" wird eine 80seitige Zusammenfassung und Wiederholung der Dokumentation, Zeugenaussagen, Ärzteberichte, usw. des Wunders an Mrs. Mattingly u. a. veröffentlicht unter dem Titel „Miracles of Prince Hohenlohe". Pfarrer Forster ist nur kurz mit zwei Briefen erwähnt.

*(1852)* Hohenlohe, Martin Michel und „M. Forster, curé d'Uterheim", haben den Weg in die französische Neue Theologische Enzyklopädie gefunden. Der Artikel bringt eine Aufzählung von Heilungen in mehreren europäischen Ländern und den USA, weist aber auch auf die alten Thaumaturgen Mesmer und Gaßner hin[325].

*(1854/56)* Im spanischen Sprachbereich erschienen Übersichtsartikel über das Leben Hohenlohes. Ein Aufsatz „VIDA DEL PRINCIPE ALEJANDRO DE HOHENLOHE" erschien in der Diözese Habana/Havanna[326]. Martin Miguel (Michel) wird erwähnt, Pfarrer Forster jedoch nicht[327].

*(1864)* In der italienischen Enciclopedia Ecclesiastica erschien ein Rückblicks-Artikel „Nuovi ragguagli delle guarrigioni miracolose del Principe di Hohenlohe[328]".

*(1867)* Das „Spiritual Magazine" aus London veröffentlichte 1867 einen längeren Artikel über Fürst Hohenlohe und den Bauernheiler Martin Michel „Healing Mediums – Prince Hohenlohe"[329]. Wieder in New York beschrieb der unbekannte Autor den Fund eines Bildes von Fürst Hohenlohe, der Mrs. Mattingly geheilt hatte, „an occurance that caused a great exitement at the time"[330]. Hohenlohe und seine Heilungen fanden also selbst den Weg in ein amerikanisches Konversationslexikon[331].

*(1870)* Im Jahr 1870 schildert der Priester Michael Müller in einer in New York und Cincinnati herausgegebenen deutschsprachigen Schrift den Heilungsfall der Mrs. Mattingly aus Washington, der noch näher dargestellt werden soll[332].

*(1874)* „M. Forster, Curé of Huttenheim, Prince Hohenlohe's secretary explains his manner of acting, though it regards, indeed a later applications of Father Young's in favour of some ‚pious and noble lady', for whom the prince promises to offer up a second Novena of prayers from the 2nd to the 10th of May 1834[333]"

*(1886)* Die ausführlichste Darstellung des Lebens von Pfarrer Joseph Forster ist die Monografie „Joseph Forster, katholischer Pfarrer zu Hüttenheim". Geschrieben wurde dieses wichtigste Werk vom Pfarrer des nahe Hüttenheim liegenden Marktes Marktbreit, Georg Josef Barthelme[334]. Er war ein Freund und großer Bewunderer des Hüttenheimers. Viele Seiten befassen sich auch mit Fürst Hohenlohe, ohne den Forster in seiner Art und Funktion wohl undenkbar ist.

*(1893)* Die Biographie des Fürsten Hohenlohe aus dem Kloster der Karmeliterinnen von Marienthal im Elsaß kann als unkritisches Panegyrikon zusammengefasst werden. Die bekanntesten Heilungen der Prinzessin Schwarzenberg, von Miß Lalor und Mrs. Mattingly nehmen großen Raum ein. Pfarrer Forster wird in vielen Briefen (S. 356 ff.) anlässlich ansonsten unbekannter Heilungen in Frankreich erwähnt[335].

*(1894)* Eine weitere kleine Quelle zum Wirken Pfarrer Forsters ist der Auszug aus der Chronik von Joseph Köstler [336], Bd. V, über Auerbach in der Oberpfalz, S. 158 f. Köstler (1849–1925) war Lehrer in Auerbach und Seminarlehrer in Amberg; er schrieb eine handschriftlich überlieferte 27-bändige Chronik von Auerbach, an der er seit 1894 arbeitete. Daraus ein kleiner Auszug:

„70. Joseph Forster, Sohn des Webers und Magistratsdieners Friedr. Forster v. Auerbach, geboren am 5. III. 1790, primizierte 1813, wurde 1814 Kaplan in Nürnberg und war der erste kathol. Säkulargeistliche daselbst seit der Reformation. Von 1815/22 war er Kaplan bei St. Martin in Bamberg u. Religionslehrer am Progymnasium. Zweiundfünfzig Jahre lang, von 1822 bis 1874 war er Pfarrer in Hüttenheim, wo er auch 1874 (richtig 1875) starb". Pfarrer Forster war also auch in seiner Geburtsstadt nicht vergessen. Ob er sie jemals wieder betreten hat, ist nicht nachzuweisen und aus seinem Lebenslauf gesehen nicht sehr wahrscheinlich. Auch in der Forster'schen Familienüberlieferung wird nichts darüber berichtet.

*(1899)* Auch die „Realencyklopädie für protestantische Theologie und Kirche" griff das katholische Thema Hohenlohe auf: „Die Revolution des Jahres 1848 vertrieb ihn aus Ungarn. Er ging nach Innsbruck zum Kaiser. Im Oktober 1849 kam er nach Wien, begab sich zu seinem für die katholische Kirche gewonnenen Neffen, dem Grafen Fries, nach Vöslau bei Baden, wo auch seine Mutter begraben liegt, und starb hier am 17. November 1849. Nach seinem Tode setzte ein von ihm angeregter junger Geistlicher Jos. Forster von Hüttenheim (1875) sein Heilwerk fort[337]". Auf diesen typischen letzten Satz reduzierte sich in Lebensbeschreibungen Hohenlohes oft der Beitrag von Pfarrer Forster, aber unerwähnt blieb er selten.

*(1907)* In diesem Jahr erschien das zweite Buch der Karmelitinnen in Marienthal im Elsaß[338]: eine kurze Biografie, Briefe an den europäischen Hochadel, ein Auszug aus dem Tagebuch des Fürsten, Berichte über Heilungen und als Schlusskapitel „Bittgesuche und Dankschreiben Kranker und Notleidender aller Stände, welche sich dem Gebet des Prinzen empfehlen"(S. 241-296) Darunter sind 28 Briefe an Pfarrer Forster mit den unterschiedlichen Anreden je nach sozialer Stellung des Schreibers: Herr Pfarrer, Mein Herr (Monsieur!), Hochwürdiger Herr Pfarrer, Hochverehrter Herr Pfarrer, Mein werter Mitbruder in Christo, Geschätzter Herr, Mein Herr und werter Mitbruder, Mein Hochwürdiger Herr Pfarrer, Mein Hochw. Herr und Mitbruder, Herr Dekan. Forster war Vermittler zu Fürst Hohenlohe aber auch als Gebetsheiler selbst angesprochen. Die Briefe stammten aus Frankreich und waren Übersetzungen aus der französischen Sprache.

*(1913)* In „The Catholic encyclopedia" in den USA erschien ein Artikel über Hohenlohe und die Heilung von Mrs. Ann Mattingly. Joseph Forster wird mit dem typischen Satz genannt: „His method of curing the sick was

continued after his death by his friend and disciple Joseph Forster, pastor of Huttenheim[339]".

*(1915)* Sehr skeptisch über die Heilungsversuche Hohenlohes und Michels äußerte sich der Mediziner Joseph Schuster. Er bedauerte den starken Hang zum Mystizismus in der Bevölkerung des frühen Königreichs Bayern und er verurteilte den Missbrauch religiöser Mittel zum Zwecke beabsichtigter oder unbeabsichtigter Kurpfuscherei[340].

*(1918)* Eine der wichtigsten Biographien mit eingehenden Literatur- und Archivstudien über Fürst Alexander Hohenlohe und Pfarrer Joseph Forster ist die Dissertation von Ludwig Sebastian, dem späteren Bischof von Speyer. Trotz kritischer Töne zum Charakter des Prinzen tendiert er zur Milde, schon wegen Unsicherheit der Quellen. Pfarrer Forster widmet er hauptsächlich ein ausführliches Schlusskapitel, in dem er mit Kritik wegen seiner misslichen Pfarradministration nicht sparte.

*(1935)* Im Historischen Jahrbuch der Görresgesellschaft setzt sich der Theologe Sebastian Merkle[341] sehr kritisch mit Person und Theologie des Fürsten Hohenlohe auseinander. Er zählt alle persönlichen und fachlichen Schwächen des Fürsten auf. Das Buch aus dem Karmelitinnen-Kloster Marienthal zerlegt er in jeder Beziehung. Insbesondere der unkritische Umgang mit Daten und Fakten und ständige Schmeicheleien über den Fürsten sind die Angriffspunkte. „So muß der unkundige Leser z. B. meinen, manche Briefschreiber hätten den fürstlichen Prälaten einfach als ‚Herr Pfarrer' angeredet: es hätte dazu angemerkt werden müssen, daß bald der Pfarrer Josef Forster von Hüttenheim die an Hohenlohe gerichteten Briefe empfing und beantwortete, später auch selbst Heilungen vornahm[342]".

*(1944)* Im Rahmen einer Berichterstattung über die Heilwunder Hohenlohes erscheint eine kurze Notiz: „Forster, wo was secretary to the Prince of Hohenlohe at Huttenheim"[343].

*(1944)* Eine kurze Beschreibung der Tätigkeit von „Prince Hohenlohe" in Irland, „for their prayers that Hohenlohe employed as his secretary and disciple, the Rev. Joseph Forster[344]".

*(1955)* In diesem Jahr erschien in der Nervenklinik Würzburg, dem

wichtigsten Wirkungsort Hohenlohes, nochmals eine medizinische Dissertation[345].

*(1985)* Der ausführliche Bericht Josef Hanauers über den Wunderheiler Johann Josef Gaßner schildert Fürst Hohenlohe und Pfarrer Forster als Nachfolger desselben. Sein Urteil über Forster ist kurz, präzise und zusammenfassend: „Einigen Namen erwarb sich neben dem Prinzen (Alexander von Hohenlohe) dessen Helfer und Stellvertreter, der Pfarrer Joseph Forster von Hüttenheim. Dieser war geboren am 9. März 1790 in Auerbach in der Oberpfalz. Nach seiner Priesterweihe am 14. März 1813 wirkte er zwei Jahre lang als Kooperator in Nürnberg. Dann wurde er als Kaplan an die Pfarrei St. Martin in Bamberg versetzt. Im Jahr 1822 wurde ihm die Pfarrei Hüttenheim verliehen. Als einem seiner Verwandten durch das Gebet des Prinzen von Hohenlohe angeblich Hilfe zuteil geworden war, schloss er sich aufs innigste dem ‚Wundertäter' an. Dieser schenkte ihm auch alles Vertrauen und übertrug ihm die Erledigung fast aller Korrespondenz in Frage der Gebetsheilungen. Die Freundschaft mit dem Prinzen lenkte dem Gehilfen selbst einen riesigen Strom von Kranken und Hilfesuchenden zu. Forster vermied es, im Gegensatz zu seinem Meister, Aufsehen zu erregen. Sein Verfahren bestand darin, dass er außer Gebet noch Sakramentalien, wie Öl aus dem ewigen Licht oder Baumwolle, die bei der Spendung der Krankensalbung benützt worden war, anwandte.

Die durch Pfarrer Forster erzielten Heilungen liegen auf der gleichen Ebene wie die des Alexander von Hohenlohe. Persönlich lebte er als reine und eifrige Priestergestalt; in seiner pfarramtlichen und privaten Geschäftsführung allerdings war er äußerst nachlässig. Im Alter von 75 Jahren erblindet, starb er am 23. November 1875. Was er seinen Mitmenschen sein wollte, drückt die Grabinschrift aus: ‚Ein großer Wohltäter der leidenden Menschheit'."[346]

*(1988)* Die medizinische Dissertation von Stephan Baron von Koskull „Wunderglaube und Medizin am Beispiel der religiösen Heilungsversuche des Fürsten Alexander Hohenlohe in Franken 1821–1822" ist eine grundlegende und ausführliche Untersuchung. „Dabei wurde deutlich, daß die

(zeitgenössische) Ärzteschaft die Heilungsversuche durchaus nicht geschlossen ablehnte. Die Reaktionen reichten von neidloser Anerkennung der Heilungserfolge bis zur strikten Ablehnung derselben ... In einer kurzen Betrachtung zu den geistesgeschichtlichen Hintergründen von Hohenlohes Wirkung auf die Bevölkerung wurde der Widerspruch erneut deutlich, in welchem das Anfang des 19. Jahrhunderts noch weit verbreitete, in der Zeit vor der Aufklärung wurzelnde Denken zum aufgeklärten bayerischen Staats stand[347]. Dr. Koskull, mit dem ich persönlich sprach, kannte zwar den Namen Forster aus Literaturstudien, aber er passte nicht in seine Untersuchung der Zeit 1821/22, und zu medizinischen Themen konnte Forster nichts beitragen.

*(1990)* In den gesammelten Werken des katholischen Romantikers Clemens Brentano taucht eine Beschreibung der Gebetsheilungen Hohenlohes und Forsters auf. „Hüttenheim den 22 Julius 1825. Der Fürst v. Hohenlohe empfiehlt eine neuntägige Andacht zu dem süßen Nahmen Jesu an. Auf Befehl dem Herrn Fürst Forster Pfarrer". Aber Brentano[348] vergleicht Fürst Hohenlohe auch kritisch mit dem Wunderheiler Gaßner[349].

*(1999)* Die hier beschriebenen Ereignisse in Irland um Fürst Hohenlohe werden nochmals aufgegriffen im Buch „Medicine, Disease and the State in Ireland 1650–1940"[350]. Forster ist nicht erwähnt.

*(2006)* Eine kurze Erwähnung widmet Manfred Brandl in seinem Theologenlexikon „Forster Joseph, Pfr. Hüttenheim, Lit.: J. F., kath. Pfarrer zu Hüttenheim, E. Lebensbild, gezeichnet v. G. J. B. Rb 1886[351]".

*(2009)* Mein Artikel in der „Oberpfälzer Heimat" „Pfarrer Joseph Forster – ein Gebetsheiler" war das Ergebnis jahrelanger mit wenig Nachdruck gesammelter Informationen, aber doch der Grundstock und die Anregung zum vorliegenden Buch.

*(2011)* Die größte Überraschung meiner Recherchen aber war das Buch von Nancy Lusignan Schultz „Mrs. Mattingly's Miracle, the Prince, the widow, and the cure that shocked Washington city" zum Thema Hohenlohe und Forster, das 2011 in den Vereinigten Staaten erschienen ist. Das Buch ist breit aufgestellt, es berichtet über die Vorfahren und Nachkommen der Familien Mattingly und Carbery, die beide wohlhabend und

guter Abstammung waren, aber ihre Höhen und Tiefen durchleben mußten. Die Familien waren aus dem katholischen Bundesstaat Maryland in die Bundeshauptstadt Washington zugewandert, wo Mrs. Mattinglys Bruder Captain Thomas Carbery im Jahr 1822 sogar zum Bürgermeister gewählt worden war. Es folgt ein Lebenslauf Prinz Hohenlohes bis zu seinen Heilauftritten in Würzburg, Brückenau und Bamberg, letzterer benannt „Thaumaturgus and Priest", wie auch Pfarrer Forster in diesem Buch auf einigen Seiten dargestellt wird. Auch das Heilwunder an der todkranken Mrs. Mattingly erfolgte nach dem üblichen Prinzip von Novene und Eucharistiefeier, wie es auch in den irischen Heilungen angewandt worden war. In Georgetown las ein Priester am Krankenlager Ann Mattinglys eine Messe, ein anderer im naheliegenden Kirchlein, heute St. Ignatius. Während der Erfolge in Irland und Amerika kam Hohenlohe aber in seiner Heimat unter Druck der weltlichen und kirchlichen Obrigkeit, was offensichtlich in den englischsprachigen Ländern nicht registriert wurde. Pfarrer Forster wird wie üblich als Helfer des Fürsten dargestellt.

*(2012)* Dieses Buch rief eine Welle von zustimmenden und kritischen Besprechungen und Artikeln in kirchlichen Zeitschriften, an amerikanischen Universitäten und in der Tagespresse hervor[352]. Ein diffuser Punkt in den Ausführungen von Nancy Schultz wurde z. B. angemahnt: „There was a final irony. According to Mrs. Schultz, Prince Hohenlohe hat set off on an extended vacation before he received the requests for spiritual assistance from Washington. He certainly did not offer prayers for her at the time that Washington Catholics believed he had. He may never heard of Ann Mattingly[353]". Ähnliche Worte: „At 3:30 a. m., hoping to guarantee that there was no discrepancy in the timing and that the prayers from Washington would coincide with the prayers from Bamberg. Father Antony Kohlmann began a second Mass at the chapel at Georgetown College. Father Dubuisson arrived at the Mattingly home first, prayed the words Prince Hohenlohe had sent, an administered holy communion to Mrs. Mattingly. She was instantly healed from all of her Afflictations[354]."

Eine Internetseite berichtet über den Heilungsfall von Ann Mattingly[355] und über die sie betreuenden Geistlichen Father Dubuisson und Kohlman in Washington, sowie über die Gebetsheiler Alexander Hohenlohe und Joseph Forster. „And to this day, every March 10th, St. Patrick's Church in Washington, where Father Dubuisson said the Mass for Ann Mattingly, marks the occasion with a special novena in memory of the event". Auf der Internetseite der St. Patrick Catholic Church in Washington ist die „Novena to Honour the Holy Name of Jesus" veröffentlicht. „The Instruction to celebrate the novena came from Prince Alexander of Hohenlohe, a priest of Bamberg, Germany, to whose prayers a number of astonishing cures had been attributed[356]".

Nun waren Hohenlohe und Forster zum angegebenen Zeitpunkt 10. März 1824 beide eindeutig nicht in Bamberg anwesend. Wie sie sich unter damaligen Kommunikationsmöglichkeiten hätten koordinieren sollen, bleibt offen. Ob die transkontinentale Zeitkoinzidenz korrekt war, darf bezweifelt werden. Allerdings fanden auch die Heiligen Messen in Washington statt. Wer hat nun die Heilwirkung verursacht? Antworten wir mit Jesu Worten in der Bibel: „Meine Tochter! Dein Glaube hat dir geholfen. Gehe hin im Frieden und sei von deinem Leiden geheilt!" (Markus 5, 34). Ein Schlusssatz aus einem der Kommentare zu Nancy Schultz' Buch findet den salomonischen Ausgleich: „Regardless of their religious beliefs or skepticism of miracles, readers will find this book well worth their time[357]".

In den Vereinigten Staaten des 19. Jahrhunderts rief die Heilung von Mrs. Mattingly in Presse und Öffentlichkeit eine große Resonanz hervor[358]. Den Gedanken der übernatürlichen Heilung förderten Mrs. Mattingly's geistliche Berater, Pastor William Matthews und zwei Jesuiten, Antony Kohlmann[359], ein Elsässer, und Stephen Dubuissons aus Santo Domingo. Gegenspieler war der vorsichtige Erzbischof Ambrose Maréchal[360], der Skandale um die Bewertung übernatürlicher Vorkommnisse vermeiden wollte. Freidenker, Puritaner und andere Protestanten, die antipapistische Ressentiments hegten, schlugen zurück in kritischen und bissigen Presseartikeln in den gesamten USA. Eine Folge war die Abwahl von Thomas Carbery als Bürgermeister der Hauptstadt[361]. Negativer Höhepunkt der anti-katholischen Gewalt war der Brand des Ursulinenklosters in

Charleston[362]. Bemerkenswert ist das Kapitel „A Great Deal of Trouble: Dissention within the Catholic Church". Die Scheidung der Geister lief zwischen den europäischen Jesuiten-Enthusiasten und den moderaten Einheimischen[363]. Schon 1824 hatte William Matthews, Rector of St. Patrick' Church, City of Washington, D. C. eine umfangreiche Dokumentation mit schriftlichen Eideserklärungen und Zeugenaussagen von Priestern, Laien, Ärzten, Männern und Frauen zusammengestellt[364]. Ein Verteidiger erwuchs Hohenlohe in Bischof John England[365], ein irischer Priester, der 1820 zum ersten römisch-katholischen Bischof von Charleston geweiht worden war. Bischof England veröffentlichte eine Reihe von Artikeln zur Heilung von Mrs. Mattingly, die 1830 zu einer 42-seitigen Beschreibung zusammengefasst wurden. 1849 erschien nochmals eine große akkurate Untersuchung in den gesammelten Werken von John England von 80 Seiten über den Fall Mattingly und andere Heilungen. Auch Pfarrer Forster wurde genannt[366]. Aber all die Mühen führten nicht zu gehobenem Ansehen für die katholische Kirche in den Vereinigten Staaten. Den Protestanten blieben solche religiösen Gedankengänge kombiniert mit medizinischen Gutachten fremd, so die Grundthese von Nancy Lusignan Schultz. Die antikatholischen Gewalttätigkeiten brachen in den folgenden Jahrzehnten immer wieder aus[367]. Denn die katholische Bevölkerung wurde auch zunehmend von ultramontan geprägten Romanen, Ladinos und Deutschen dominiert. Die politische und gesellschaftliche Emanzipation der Katholiken in den USA war letztlich erst mit der Wahl John F. Kennedys 1960/61 zum Präsidenten erreicht.

Der Einschätzung von Nancy Lusignan Schultz, dass der amerikanische Protestantismus bezüglich Geistheilungen einer modernen antimystischen Haltung anhänge, muss insofern widersprochen werden, da auch im nichtkatholischen Christentum der Vereinigten Staaten Geistheilungsbewegungen festzustellen sind. Es seien nur beispielhaft genannt Mary Baker Eddy[368], die Gründerin der Christian Science, das weit verbreitete New Thought Movement, gegründet von Phineas Parkhurst[369], sowie die Vineyard Movement mit dem Toronto Blessing, das frühkirchliche Erscheinungen wieder aufgriff. Hingewiesen sei als bekanntes Beispiel auf die umstrittene Gebetsheilerin Kathryn Kuhlmann[370], die weitere Nachfolger aufweist.

Sucht man heute im Internet nach Pfarrer Joseph Forster, so wird man fast immer fündig im Zusammenhang mit seinem Mentor Fürst Alexander Hohenlohe. Erstaunlicherweise sind es überwiegend amerikanische Homepages. Die Ursache liegt wohl im Fall Mattingly.

Die Historie der Gebetsheiler Hohenlohe und Forster lässt sich rückblickend in folgende Phasen einteilen:

1. Martin Michel und Fürst Alexander von Hohenlohe beginnen die Gebetsheilungen in Franken.
2. Hohenlohe heilt in öffentlichen Auftritten unter Assistenz Forsters in Franken.
3. Die weltweite Heilung per Briefkontakte unter Federführung Forsters wird etabliert.
4. Nach dem Tod Hohenlohes heilt Forster vor allem mit Sakramentalien zunehmend nur im Pfarrdorf Hüttenheim.

Gebete am Grabe Pfarrer Forsters sollen früher im Raum Hüttenheim große Heilerfolge hervorgebracht haben, so berichtete es Pfarrer Erwin Keil aus Hüttenheim bei meinem Besuch 1984. Über Gebets- oder Geistheilungen aber hat heute ein Umdenkungsprozess eingesetzt, wenn auch die klassische Divergenz zwischen schulmedizinischen Gegnern und religiösen Anhängern heute noch besteht. Man kann sie zur sog. Alternativen Medizin rechnen. Man muss nicht nur an die heterogene esoterische Szene denken. Es gibt Spontanheilungen und eine ausgeprägte Psychosomatik. Den sehr katholischen Johann Nepomuk von Ringseis, für den Sünde die Ursache von Krankheit ist, könnte man heute bei aller Vorsicht als Psychosomatiker bezeichnen.

Das neunzehnte Jahrhundert kannte viele Geistheiler, unbekannte regionale[371] und weltweit wirkende. Auch traten seit ca. 1830 Marienerscheinungen auf, wie z.B. die Marienerscheinung von La Salette[372] (1846), sowie ähnliche Visionen wie z.B. die Erscheinung des Kreuzes von Migné (1826)[373]. Sie waren gläubige Phänomene der Zeit. Lourdes (1858) und Fatima (1917) haben ihre Anziehungskraft bis heute bewahrt. Seither wurden hunderte von Marienerscheinungen meist von Kindern und Jugendlichen beobachtet; die bei uns bekanntesten dürften Heroldsbach (1949), Medjugorje[374] (1981) und Marpingen (1999) sein. Der Gedanke der religiösen Heilung ist damit fast immer involviert. Nur wenige wurden von der katholischen Kirche anerkannt, der Rest bestenfalls als Privatoffenbarung eingeordnet. Ist das eine Gegenbewegung zur zunehmenden Erkenntnis in der Naturwissenschaft?

Eines der dunkelsten Kapitel in der bayerischen Kirchengeschichte ab 1847 sind die Vorgänge um die Altöttinger „Seherin" Louise Beck und die durch sie vermittelte „Höhere Leitung", die großen Einfluss auf die Diözesanleitung, wie Erzbischof Karl August von Reisach und Generalvikar Friedrich Windischmann, gewann[375]. Die katholische Kirche, besser die Amtskirche, hat sich aber insgesamt durchaus einen gesunden Skeptizismus, insbesondere bei der Anerkennung von Wundern und Heilungen, bewahrt, der ja auch zu Hohenlohes und Forsters Zeiten vorherrschte. Aber die Naturwissenschaft kann eben auch nicht alles erklären. Physis und Psyche bleiben ein Gegensatzpaar in der Medizin. Ob die teilweise spektakulären Heilerfolge von Geistheilern auf Spontanremissionen oder auf Autosuggestion des Patienten zurückzuführen sind, ist auch am Anfang des 21. Jahrhundert unter Wissenschaftlern umstritten[376]. Placeboeffekte sind in der medizinischen Wissenschaft immer wieder gefunden worden. Wohlwollende Worte von Ärzten oder Heilern können den gleichen positiven Einfluss auf den Heilungsprozess ausüben; aus Negativworten und -schriften sind auch Nocebowirkungen bekannt[377]. Alternativmedizin im weitesten Sinn des Wortes hat und wird es wohl immer geben. Transzendentale Einwirkung ist letztlich nicht beweisbar, sondern eine Glaubensaussage.

Das Grab von Pfarrer Forster existierte auf dem Friedhof von Hüttenheim bis in unsere Zeit. Nach dem Jahr 2000 wurde sein Grab aufgelassen. Zwei alte Leute, die es liebevoll gepflegt hatten, waren gestorben. Sein Andenken ist in der jüngsten Generation Hüttenheims vergessen; die Heilwirkungen haben aufgehört.

# 4. Der ärztliche Heiler: Professor Forster

Johann Friedrich Forster[378] wurde am 7.10.1800 in Auerbach in der Oberpfalz geboren; in der alten und neuen Literatur wird er bisweilen fälschlicherweise als Johann Baptist Forster, Johann Michael Forster oder als Johann Nepomuk Forster bezeichnet. Johann Baptist erklärt sich wahrscheinlich aus der Namensgebung nach Johannes dem Täufer. Auch der Fränkisch-Nürnberger Familie „von Forster[379]" wurde er irrtümlich zugerechnet. Die Vornamen Johann bzw. Hans und Friedrich erklären sich aus seiner Vorfahrenreihe in der Familie Forster. Diese Wiederholung der Vornamen in einer Familie ist alter bayerischer Brauch und sie ist auch in der Forster-Verwandtschaft auffällig bis in unsere Tage.

Johann Friedrichs Vater war der Webermeister und Magistratsdiener Friedrich Forster. Die Vorfahren der Familie Forster in männlicher Linie mit Nebenlinien waren alle Webermeister bis hin zu meinem Urgroßvater Johann Georg Forster. Das Stammhaus der Familie Forster, das Durweberhaus, ist seit 1665 im Familienbesitz. Daraus stammte Johann Friedrichs Vater Friedrich Forster.

Johanns Grundschulzeit in Auerbach dürfte der seines älteren Bruders Joseph entsprochen haben. Seine gymnasiale Schulzeit verbrachte Johann Forster in Bamberg und er schlug danach wie sein älterer Bruder Joseph den geistlichen Berufsweg ein. Nachdem er das Gymnasium mit Auszeichnung beendet hatte, setzte er seine Studien am Lyzeum fort. 1820 trat Johann Forster in das Klerikalseminar in Bamberg ein, das er kostenfrei besuchen durfte, weil er den Philosophiekurs als Bester bestanden hatte.[380] Ob er das Theologiestudium aufgenommen hatte, weil Bruder und Mutter dies so wünschten, oder ob er sich selbst hingezogen fühlte, sei dahingestellt. Jedenfalls wurde er in den Anfängen seines Theologiestudiums Zeuge der Aufsehen erregenden Vorgänge um den Gebetsheiler Fürst Alexander Hohenlohe und seinen Bruder Joseph.

## 4.1 Die Universität in Landshut 1821–1824 (LMU)

### 4.1.1 Die neue alte Landesuniversität

Die 1472 in Ingolstadt gestiftete Landesuniversität Bayerns wurde 1800/1802 nach Landshut verlegt. Kurfürst Max IV. Josef wollte die Ludwig-Maximilians-Universität aus dem Ruf der Jesuiten-Illuminaten-Auseinandersetzung herausführen und „Zeichen setzen im Sinn von Toleranz und Aufklärung[381]". In Landshut zog die Universität vorübergehend im Gebäude der Jesuiten ein, nach der Aufhebung des Dominikaner-Klosters am 8. April 1802 wanderte sie dorthin. Der Bau wurde modernisiert und beherbergte damals die zentralen Einrichtungen, wie Hörsäle, Archiv und Bibliothek, heute die Regierung von Niederbayern. Während der Landshuter Periode der Ludovico-Maximilianea bestand der gesamte Lehrkörper aus 73 Professoren: 22 Philosophen, 10 Theologen, 17 Mediziner, 17 Juristen und 7 Kameralisten[382].

a.) Die Mediziner erhielten das am 30. März 1802 aufgehobene Franziskanerkloster zur Errichtung eines anatomischen Schausaals, eines Chemie-Laboratoriums und die Hörsäle.

b.) Der botanische Garten am Franziskanergarten diente der Arzneikunde.

c.) Die Geburtshilfe wurde zuerst im Entbindungshaus in der Jägerstr. 594 ausgeübt. Die Einrichtung wechselte mehrfach und kam 1809 in die Spiegelgasse 209[383].
Das Dominikaner-Nebenhaus wurde für die Entbindungsanstalt eingerichtet.

d.) Dem praktischen medizinischen Unterricht diente das Krankenhaus an der Isar[384]. 1808 wurden dann die klinischen Anstalten im sog. Landschafts-Präsidentenhaus an der Ländgasse untergebracht.

e.) Das anatomische Institut war das heute im Garten der Regierung stehende einzelne Gebäude mit Demonstrationssaal, zwei Präparierzimmer und einem Leichenbehältnis. Von kirchlichen Amtsträgern wurden Vorwürfe unwürdigen Betragens durch Studenten erhoben, aber von einer Untersuchungskommission zurückgewiesen[385].

Als Patienten des Klinikums waren vorgesehen:
a.) alle erkrankten Armen Landshuts,
b.) Dienstboten, die durch den vierteljährigen Beitrag von 15 kr. freie Aufnahme erwerben konnten,
c.) Handwerksgesellen, gegen einen wöchentlichen Beitrag von 1 kr.,
d.) alle anderen gegen Bezahlung der Leistungen[386].
e.) Am 1. Mai 1820 wurde auf Initiative von Professor Reisinger eine kostenlose Poliklinik hinzugefügt, deren Finanzierung für Streit zwischen Stadt und Universität sorgte[387].

Schon vor den Abgängen von Fürst Hohenlohe und seinem Bruder Joseph aus Bamberg wechselte Johann Forster an die Universität Landshut. Er wurde am 15. November 1821 für das Studium der Medizin immatrikuliert[388]. Dass er das Studium der Theologie aufgegeben hat, hängt vermutlich zusammen mit den Auseinandersetzungen um seinen Bruder und Hohenlohe und wohl mit Enttäuschungen über die kirchliche Obrigkeit, die sein Bruder Joseph zusammen mit dem Fürsten Hohenlohe erlitten hat, als beide Geistliche zusammen öffentlich als Gebetsheiler auftraten[389]. Viele Studenten aus armen Tagelöhner- und Handwerkerfamilien, die das Theologiestudium aufgaben, wechselten zur Medizin, ebenfalls ein Fach, das Menschen in ihrer Not Hilfe bot[390]. Eine konkrete schriftliche Überlieferung hierzu konnte ich nicht finden, nur folgenden apologetischen Satz: Johann Forster „befand sich, als er den philosophischen Studiencurs zurückgelegt hatte, in jenem Stadium der Unentschiedenheit, wie es bei jungen, mit dem Leben und dessen Verwicklungen noch wenig bekannten Männern nicht unnatürlich ist, und häufig genug vorkommt[391]". Jedenfalls blieb er dem Beruf des Heilers treu, wenn auch in einer anderen Fachrichtung und doch voller Berufung. Sein katholischer Glaube und seine Kirchentreue aber hatten Bestand sein ganzes Leben lang.

## 4.1.2 Lehre und Professoren

Folgende Professoren der Medizin wirkten in der Studienzeit Forsters 1821 bis 1824 in der kleinen bayerischen Landesuniversität Landshut[392].
> *Prof. Dr. Johann Andreas Buchner*, geb. 6. April 1783 in München,
Apothekerausbildung, 1807 Promotion in Erfurt zum Dr. phil., Oberapotheker bei der Centralstiftungsapotheke in München, 1817 Assessor beim Königlichen Medicinal-Comité, 1818 a. o. Professor der Pharmazie, Arzneimittellehre und Toxikologie in Landshut, 1821 Promotion in Bonn zum Dr. med. 1822 Professor der Pharmazie in Landshut, 1818–1826 Leiter der Krankenhausapotheke in Landshut, 1826 mit der Universität nach München, gest. 5. Juni 1852 in München
> *Prof. Dr. Anton Eckl*, geb. 1781 in Freising,
Studium an der Universität Landshut, 1809 Promotion, 1811 Gerichtsarzt in Pfarrkirchen, 1824 Professor der Chirurgie in Landshut, 1825 Dekan der medizinischen Fakultät, 1826 Direktor der Chirurgenschule in Landshut, gest. 13. September 1830
> *Prof. Dr. Johann Nepomuk Feiler*, geb. 15. August 1768 in Passau,
Studium an der Universität Altdorf, Dozent in Altdorf, 1809 Professor der Geburtshilfe und Pathologie in Landshut, gest. 21. März 1822 in Landshut
> *Prof. Dr. Heinrich Maria Ritter von Leveling*, geb. 22. März 1766 in Ingolstadt,
1791 Professor der Anatomie in Ingolstadt, 1800 Professor der Anatomie, Operationslehre und Anthropologie in Landshut, emeritiert 1824, gest. 23. Januar 1828 in München
> *Prof. Dr. Martin Münz*, geb. 5. Februar 1785 in Bamberg,
Studium der Medizin in Landshut, 1810 Promotion, 1812 Prosector, 1816 a. o. Professor, 1821 o. Professor der Anatomie, 1826 Anatom an der Chirurgenschule in Landshut, 1828 Professor an der Universität Würzburg, gest. 18. März 1849 in Würzburg
> *Prof. Dr. Johann Baptist Rainer*, geb. 22. November 1790 in Elsendorf,

1811 Promotion nach Studium in Landshut, 1816 Gerichtsarzt in Babenhausen, 1818 Gerichtsarzt in Schwabmünchen, 1824 Professor für Geburtshilfe in Landshut, 1826 weiterhin an der Chirurgenschule in Landshut, gest. 25. Juli 1829 in Kreuth
> *Prof. Dr. Franz Reisinger,* geb. 14. Oktober 1787 in Koblenz, 1814 Promotion, 1819 Direktor der chirurgischen Klinik in Landshut (Augen-, Ohren-, syphilitische Krankheiten), 1824 Direktor der Geburtshilfeklinik in Erlangen, 1824 Oberwundarzt, 1831 Direktor des Augsburger Krankenhauses, gest. 24. April 1855
> *Prof. Dr. Johann Andreas Röschlaub,* geb. 21. Oktober 1768 in Lichtenfels,
1795 Promotion in Bamberg, 1796 Professor der Pathologie in Bamberg, 1802 Professor der inneren Medizin und Direktor der medizinischen Klinik in Landshut, 1824 aus Gesundheitsgründen (wegen eines Streits mit dem Ministerium) pensioniert, 1826 Professor in München, gest. 7. Juli 1835 in Oberdischingen. Er war wohl der bedeutendste Mediziner in Landshut und hatte einen großen Ruf als Naturphilosoph.
> *Prof. Dr. Joseph August Schultes,* geb. 14. April 1773 in Wien, Studium und Promotion in Wien, 1805 Professor in Wien, 1806 Professor in Krakau, 1809 Professor in Innsbruck, 1809 Professor in Landshut für Naturgeschichte und Botanik, 1826 Direktor an der Chirurgenschule in Landshut, gest. 21. April 1831. Er durfte auf Betreiben von König Ludwig nicht mit der Universität nach München umziehen, weil er ein antiklerikaler Freigeist war[393].

Die Medizinische Fakultät in Landshut war durch Röschlaub, v. Walther, ihre Epigonen und Schüler zu einer universitären Hochburg der sog. Romantischen Medizin geworden, die sich stark auf die Naturphilosophie Friedrich Wilhelm Joseph von Schellings (1775–1854) und Georg Wilhelm Friedrich Hegels (1770–1831) stützte. „Medizin sollte weit über die Heilung von Krankheiten hinausgehen und der körperlich-geistigen Bildung des Menschen dienen, der Verbesserung auch der äußeren Lebensbedingungen. Nach dieser Auffassung ist Medizin immer Kosmologie und Anthropologie zugleich und kann auf die Naturwissenschaften nicht beschränkt werden[394]". Die medizinischen Wissenschaften entwickelten sich aber im 19. Jahrhundert im Laufe der Jahrzehnte zunehmend zu einer naturwissenschaftlichen Disziplin[395].

Die Masse der Studenten in Landshut stammte von Bauern und Handwerkern ab. Sie waren von der Zahlung der Hörgelder der Professoren befreit, wenn sie ein Armutszeugnis oder ein Staatsstipendium vorweisen konnten. Das traf auf etwa 90 v. H. der Studierenden zu[396]. Johann Forster als Sohn eines armen Webers gehörte dazu. Während der Studienzeit von Johann Forster gab es in Landshut keine Burschenschaften oder Studentenverbindungen, da sie wegen des Wartburgfestes und der Karlsbader Beschlüsse von Regierung und Rektorat unterdrückt wurden. Geheime oder spätere Mitgliedschaften konzentrierten sich ohnehin auf Adelige und Söhne des gehobenen Bürgertums aus größeren Städten[397].

In der Sitzung der Königl. Staatsraths-Commission vom 18. September 1823 wurde Folgendes entschieden:

## 4.1.3 Stipendien[398]

„Seine Majestät der König haben vermög an den akademischen Senat der k. Universität Landshut unterm 26. September d. J. erlassenen Entschließung, nach dem Resultate der vorgelegten Concurs=Prüfungs=Noten, und der Studien=Sitten= und Vermögens=Zeugnisse für das nächste Studien=Jahr 1823/24 folgende Stipendien zu verleihen allergnädigst geruht: (es folgen dutzende Kandidaten der Rechtswissenschaften, Medizin und Philosophie)

B.
Unter den Kandidaten der Medicin

a) Des II. Kurses

| | | | |
|---|---|---|---|
| Johann Evang. Haigl | bisheriges Stipendium 80 fl. | Zulage | 10 fl. |
| Mathias Heilmaier | 80 fl. | | 10 fl. |
| Joseph Brucker | 100 fl. | | 10 fl. |
| Isidor Mörtl | 90 fl. | | 10 fl. |
| Johann Forster | 100 fl. | | 10 fl.". |

Die Stipendien wurden vom Stipendienephor verwaltet, der auch die Stipendiaten nach Sittsamkeit und Studienerfolg zu beaufsichtigen hatte. In der Studienzeit Forsters wurden die Zahlungen nicht mehr zurückgefordert[399].

## 4.1.4 Promotion 1824

1824 promovierte Forster in Landshut mit der Note „eminens[400]" zum Dr. med.[401] Die Titelseite seiner Doktorarbeit lautet folgendermaßen:

Quid est morbus?

# Dissertatio inauguralis
quam
annuente sectione medica
in
reg. universitatis L. M. Landishutana
eruditorum examini submittit

Joannes Forster

Auerbachensis

Landishutii,
typis Franc. Seraph. Storno

MDCCCXXIV

Der Umfang der Arbeit beträgt 24 Seiten lateinischer Text. Der Titel lautet in Deutsch: „Was ist Krankheit?" Die Dissertation ist eine medizingeschichtliche und definitorische Untersuchung, in der sich Forster mit den verschiedenen alten und neueren medizinischen Autoren und Autoritäten und ihren Definitionen von Krankheit auseinandersetzt und eine eigene Einteilung der verschiedenen Krankheiten vorlegt. Röschlaub ist der einzige Medizinprofessor aus der Studienzeit, der in Forsters Dissertation zitiert ist. Vermutlich ist er der Doktorvater. Röschlaub war anfangs Anhänger der Romantischen Medizin, ein Anhänger von John Brown[402]. Von 1818 bis zum Jahr 1827, also in etwa der Aufenthaltszeit Johann Forsters in Landshut, nahm die Stadt von 8.092 um 14,94 v. H. auf 6.883 Einwohner ab. Das lag wohl vor allem am Weggang der Universität[403]. Für einen jungen Mann mit beruflichem und akademischem Ehrgeiz war es angezeigt, die Stadt zu verlassen und in die aufstrebende Landeshauptstadt München zu ziehen.

## 4.2 Der Arzt 1825–1832

### 4.2.1 Unikliniken Landshut und München

Der Promotion folgten zwei Jahre Praxis am Landshuter Universitätskrankenhaus und seit 1826 am Allgemeinen Krankenhaus[404], an der neuen Universitätsklinik in München. Hier in der Haupt- und Residenzstadt muss er Johann Nepomuk Ringseis, dem Bekannten seines Bruders Joseph, begegnet sein, der, seit der Münchner Magistrat 1819 die Krankenanstalt übernommen hatte, die Leitung der zweiten medizinischen Sektion innehatte[405]. Die ihm von Bamberg bekannten Ignaz Döllinger jun., der Theologe, und vermutlich auch Ignaz Döllinger sen., der Mediziner, hatten 1826 an die von Landshut nach München versetzte Ludwig-Maximilians-Universität einen Ruf als Professoren erhalten[406]. Seit 1826 diente das Allgemeine Krankenhaus der nach München verlagerten Universität als praktische Ausbildungsstätte der angehenden Mediziner. Folgende wissenschaftliche Schulen der Medizin wurden von den Professoren vertreten: Ringseis vertrat die Schelling'sche naturphilosophische Richtung. Er begründete seine Medizin zwar auch empirisch, aber vor allem aus der katholischen Offenbarungslehre. Grossi, sein Nachfolger Loé und auch der aus Landshut bekannte Röschlaub gehörten zur naturhistorisch-naturphilosophischen Richtung. Es gab aber durchaus noch Anhänger der alten Humoralpathologie und der Homöopathie[407]. Die naturwissenschaftliche Ausrichtung blieb unterrepräsentiert. Ausreichend wissenschaftlicher Zwist war also angesagt. Forsters Einordnung ist schwierig. „Da er neben der Medicin auch die Chirurgie mit gleicher Sorgfalt und gleichem Erfolge pflegte, so konnte er auch in beiden Kliniken, der chirurgischen so gut als der medicinischen verwendet werden[408]". Sein Hang zur Chirurgie dürfte trotz katholischer Grundhaltung auf eine naturwissenschaftliche Denkrichtung hinweisen. Aber diese Aussage ist ein zeitlicher Rückschluss aus seiner späteren Tätigkeit. 1826 schloss Johann Forster sein Medizinstudium ab mit der Proberelation und dem Staatsconcurs, also der staatlichen Abschlussprüfung[409]. Eine Praxisbewilligung erfolgte nicht, denn er brauchte sie wegen der kommenden Stellungen nicht.

Im Schuljahr 1824/25 besuchte der junge Humanmediziner Forster zusammen mit 38 Arzt-Kollegen Vorlesungen der königlich-baierischen Central-Veterinär-Schule in München[410]. Sein späterer Kollege in Landshut Oesterreicher nahm ebenfalls teil; Prüfer waren die Kreismedicinalräthe Dr. Ringseis und Dr. Weißbrod. „Mehrere junge Aerzte Bayerns haben sich vereinigt, um eine medizinisch-naturhistorische Zeitung von und für Bayern herauszugeben. Der Verein besteht aus den Herren Doktoren Barth in Eichstätt, Burger und Roßhirt in Bamberg, Forster, Lenggrießer, Marcus, Oesterreicher, Schrettinger, Stadelmayr, Thäter und Waltenberg in München[411]". Dieses Projekt des Jahres 1827 ist aber kein Erfolg geworden[412]; Forster war namentlich nicht mehr beteiligt.

### 4.2.2 Blatternarzt

Seit dem 29. März 1827 war Forster Blatternarzt in München[413], d. h. er wurde Leitender Arzt an der Blattern-Anstalt in Schwabing[414]. „Eine Krankenanstalt der vergangenen Zeit war das Leprosen- oder Siechenhaus zu Schwabing bey München; obwohl außerhalb des Burgfriedens im Bezirk des k. Landgerichts München l. d. Is. gelegen, zählt es als Eigentum des

Magistrats der Stadt München doch zu deren Anstalten. Die Zeit der Begründung dieser an der Schwabinger Landstraße, eine starke Viertelstunde von der Stadt entfernten Anstalt (ein gewöhnliches altes Wohnhaus mit 10 theils grössern theils kleinern Zimmern) ist unbekannt ... 1803 waren 35 syphilitische Kranken darin. Im Jahre 1810 schloss der Magistrat dieses Haus, und verlegte die Kranken in das Siechenhaus am Gasteig. Als im Jahre 1826 in München sich die Menschenpocken vermehrt zeigten, ward dieses Haus in Schwabing zu einem Blatternhaus eingerichtet, worin Blatternkranke abgesperrt und verpflegt werden konnten, und dazu ein eigner Blattern-Arzt mit Wart-Personal aufgestellt, der unter der Oberleitung der Krankenhaus-Direktion vor dem Sendlingerthor stand. Seit dem Anfang der dreyssiger Jahre ward auch diese Anstalt wieder aufgehoben[415]". „Im Anfang des Jahrs 1827 war nämlich in München eine Epidemie ausgebrochen, welche in der ganzen Stadt nicht wenig Einwohner befiel. Im allgemeinen Krankenhause wuchs die Anzahl der Blattern=Kranken bald so bedeutend, dass man sie aus demselben Weg, und in eine besondere Anstalt zu bringen für gut fand. Es wurde daher in dem, dicht bei der Stadt gelegenen Dorf Schwabing ein kleines Haus, welches früher schon zu einer Kranken=Anstalt gedient hatte, diesen Kranken eingeräumt, und der damalige Assistent=Wundarzt im allgemeinen Krankenhause, Dr. Forster, als Arzt für dieses Haus allein bestimmt, und ihm auf die Dauer der Epidemie eine Wohnung darin angewiesen. Dieser hatte im Verlaufe der Epidemie, welche bis in die Mitte des Jahres währte, zuerst im allgemeinen Krankenhause, und später hier zusammen gegen 150 Blatternkranke zu behandeln gehabt, wovon 26 gestorben sind. Unter den Kranken waren auch mehrere, denen früher die Kuhpocken eingeimpft worden waren, ja, was merkwürdig ist, sogar die eigenen Kinder zweier Medizinalräthe, nämlich des Dr. Weißbrod[416] und des Dr. Widemann, welche Kinder früher vaccinirt worden waren, und von denen man annehmen kann, daß sie gut geimpft, und treu beobachtet worden seyn mögen, wurden von den Menschen=Blattern ergriffen[417]". Bereits seit 1807 war unter König Max I. die Pockenschutz-Impfung durch Gesetz eingeführt worden. Die Impfstoffe hatte man aus London und Berlin bezogen, aber die Impfung hatte noch immer viele Mängel, wie der Münchner Impfarzt Dr. Giel in diesem Artikel feststellen musste. Die Pockenkrankheit hatte man damals in ganz Europa trotz Impfung noch nicht im Griff, wie die ausgedehnte Debatte noch Jahrzehnte nach dem Einsatz Forsters in München-Schwabing zeigte. „… zu Schwabing (München) und anderwärts wurden 1829–1830 und 1832–33 von DDr. Bauer, Dreifuß, Forster, Holz, Huber, Lingl, Pendele, Räser, Schmid, Strehler, Eisenreich, viele Baiern an Blattern aller, selbst bösartiger Formen behandelt, eine bedeutende Anzahl starb. Allseitig her tönte dieser Trauerruf, der ‚deutsche Trost' half nicht mehr[418]". Dieser lautet: „Ohne die Vaccination würde es noch ärger seyn.(S. 41)" Am 31. August 1827 wurde Forster wieder in seine alte Funktion als „medicus assistens" in die Universitätsklinik zurückberufen[419]. Mit diesem gefährlichen Einsatz ist er zumindest einer der Gründer des Schwabinger Krankenhauses.

## 4.2.3 Leibarzt Graf August Rechberg Mindelheim

1828 führte Forster ein staatliches Stipendium nach Paris und Wien zur Fortbildung. Über diese damals übliche Ausbildungsreise Forsters ist nichts bekannt. Vergleicht man sie mit den medizinischen Besuchen Ringseis' in Wien 1812/13 und Berlin 1814/15, so können sie durchaus einen Aufenthalt bis zu zwei Jahren bedeutet haben[420]. „Nach seiner Rückkehr nahm er, doch nur für kurze Zeit, die Stelle eines Leibarztes bei der gräflich Rechberg'schen Familie zu Donsdorf an[421]". Seine ärztlichen Dienste fanden wohl in München, Augsburg und hauptsächlich in Mindelheim bei August Graf von Rechberg und Rothenlöwen statt. Die Mindelburg war im Mittelalter Eigentum des Geschlechts der Rechberg[422] gewesen und nach manchem Besitzerwechsel, z. B. zu den Frundsberg und den Fuggern, um nur die bekanntesten zu nennen, stand die Burg seit 1820 wieder im Eigentum der Grafen Rechberg[423]. Hier war Forster wohl ungewollt in eine politisch-administrative Affäre verwickelt. Der Originaltext im Bayerischen Volksblatt von 1831, herausgegeben von Domkapitular Dr. Eisenmann[424], dem Nachfolger Hohenlohes als Domkapitular, sei hier wiedergegeben[425]: „Der wegen geschwächter Gesundheit vor zwei Jahren in Ruhestand versetzte königl. Oberappellations=Gerichtsrath Graf von Rechberg[426] hatte seinen Wohnsitz nach Mindelheim verlegt, wo eine Freundin die Reize des Landlebens mit ihm theilte, und unter deren sorgsamen Pflege er sich dermaß erholte, daß er um ihre Hand werben konnte. Die Dame verband mit ihrer Einwilligung die Bedingungen, daß der Herr Graf in den activen Staatsdienst zurückzutreten sich entschließen möge; und da es ihr gerade in dem lieblichen Mindelheim so besonders gefiel, daß sie sogar die Vorzüge der Residenz in die Schanze schlagen wollte, so entschloß sich der Hr. Graf, von seinem Sitz im obersten Gerichtshofe des Reichs zu dem Platze eines Landrichters herabzusteigen: gewiß ein seltener Beweis von Bescheidenheit und Aufopferung.

Es handelt sich nun bloß noch darum, die Wünsche des Herrn Grafen und seiner Braut zu verwirklichen. Sobald der Herr Graf seine wiedergekehrte Dienstesfähigkeit offiziell erklärt hat, wurde – nach dem Princip der Reaktivierung tauglicher Quiescenten, seinem Verlangen entsprochen, und er zum Landrichter in Mindelheim, seiner Bitte gemäß, unter Belassung seines Titels, Ranges und Gehalts ernannt, und der bisherige Landrichter daselbst wurde sine studio et ira auf das erledigte Landgericht Wasserburg transplantirt; dieser fand aber eine solche Versetzung nicht annehmbar, und bat, auf seiner Stelle bleiben zu dürfen, entschloß sich jedoch später, solche mit der Landrichter=Stelle zu Obergünzburg zu vertauschen. Der Landrichter zu Neuburg mußte nun dem Landrichter zu Obergünzburg Platz machen, und nach Wasserburg wandern, wogegen er sich indeß dem Vernehmen nach noch stark sträubt.

Wir sehen nun aus der abgedachten Veranlassung drei Beamte von ihren Stühlen rücken, ohne andern Grund, als weil es dem Herrn Grafen von Rechberg oder vielmehr dessen künftiger Gattin gerade in Mindelheim besser als anderwärts zu gefallen beliebt. Denn wenn der edle Graf sich einmal großmüthig entschloß, vom Oberappellationsgerichtsrath zum Landrichter herab-zusteigen, wogegen sich gar nichts sagen läßt, so hätte er ja das einträgliche und erledigte Landgericht Wasserburg einnehmen können, ohne drei andere zu verdrängen.

Da sich keiner der besagten drei expulsierten Landrichter um Versetzung gemeldet hatte, so müssen ihnen die Umzugskosten vergütet werden, und die Landeskasse mag dazu ein paar tausend Thaler opfern, damit doch die 13.570 fl., welche für dergleichen Ausgaben im neuen Budget postuliert werden, ihrer Bestimmung zugewendet werden können. Um dem Wunsche des Herrn Grafen zu entsprechen, mögen drei andere Beamte den Wanderstab ergreifen, sie mögen aus einer Lage herausgerissen werden, die ihrem individuellen und formellen Leben zusagte; der öffentliche Dienst, der solche Versetzungen nie oder doch nur höchst selten gewinnt, da jeder Beamte einige Jahre Zeit braucht, um mit seiner Stelle vertraut zu werden, mag immerhin leiden, es ist ja der Gehalt eines Landrichters erspart."

Die Familie der Grafen Rechberg hatte einflussreiche Stellungen in den Regierungssystemen Bayerns, Württembergs und Österreichs inne[427]. August Graf Rechberg war Regierungspräsident in Unterfranken; mit ihm verband Minister Abel ein persönliches Verhältnis. „In zahlreichen politischen Angelegenheiten ersten Ranges und insbesondere in kirchenpolitischen Fragen kannte Abel keinen ihm näher stehenden weltlichen Ratgeber als Rechberg[428]". So war August Graf Rechberg Oberappellationsgerichtsrat und Reichsrat der Krone Bayerns gewesen[429] und König Ludwig war dem Aristokraten wohl gewogen, hatte er doch 1829 Mindelheim besucht und dem Grafen Rechberg mitgeteilt, „daß Er mit der so herzlichen, so umfassend an den Tag gelegten Aufnahme Seines Mindelheims vollkommen zufrieden sei[430]". So kam es zu folgender Veröffentlichung im Blättchen Flora am 10. Februar 1831[431]: „Unterm 16. Jan. wurde der Landrichter, Hr. X. Leixl, zu Mindelheim auf die erledigte Landrichterstelle zu Wasserburg berufen, und die Verwaltung des Landgerichts Mindelheim dem quiesc. Oberapell. Gerichtsrath, Hrn. Grafen A. von Rechberg, auf dessen Ansuchen übertragen". Forsters Funktion als Leibarzt kann nur im Zusammenhang mit dem vorläufigen Ruhestand, der Rekonvaleszenz und der Gesundung des Grafen Rechberg gesehen werden. August Graf Rechberg war Mitglied der „Kongregation", einer frühen Verbindung des politischen Katholizismus[432]. Wie die Tagespost für die Kreishauptstadt Augsburg am 2. Februar 1831 mittteilte, waren „Titl. Herr Graf August von Rechberg und Rothenlöwen, k.b.el. Drei= Mohren" abgestiegen. Dieser heute als Steigenberger Hotel noch existierende Gasthof war und ist das erste Haus in Augsburg, 1804 von Johann Georg Deutinger erworben und bis 1871 im Familienbesitz. Ein weiteres Treffen mit der Familie Rechberg im Hotel Drei Mohren zu Augsburg ist zum 23. Juni 1831 dokumentiert: „... Fremden=Anzeige. ... Drei Mohren: ... Titl. Frauen Gräfinnen Pauline und Marie Louise von Rechberg und Rothenlöwen, mit Gesellschaftsdame und 3 Bedienten von Donzdorf. ... Hr. Doktor Forster von München[433]". Diese Verbindung zur einflussreichen Familie der Grafen von Rechberg kann dem jungen Arzt in seiner Karriere nur genützt haben. „Eine starke Persönlichkeit wie der Würzburger Regierungspräsident und spätere Oberappellationsgerichtspräsident Graf August Rechberg konnte sich zu einem der (aus dem Hintergrund wirkenden) Parteihäupter des politischen Katholizismus erheben[434]".

## 4.2.4 Gerichtsarzt Starnberg

Zum 30. Oktober 1830 erhielt Dr. Forster die begehrte Stelle eines Landgerichtsarzts von Starnberg. König Ludwig I. hat aufgrund „erlassener Allerhöchsten Entschließung den praktischen Arzt in München Dr. Johann Forster zum Physikus des Landgerichts Starnberg in provisorischer Eigenschaft zu ernennen geruht[435]". Typisch für die durchgängige Sparpolitik des Königs ist die provisorische Bestallung mit üblicherweise reduziertem Gehalt und geringeren Pensionsansprüchen. Am 21. Januar 1831 bewarb sich der prakt. Arzt Dr. Johann Nepomuk(!) Forster von Mindelheim(!) um die Überlassung einer der beiden frei gewordenen Professuren für Chirurgie oder Anatomie an der chirurgischen Schule in Landshut; sein Ersuchen wurde aber nicht angenommen[436]. Hier ist wieder eine der häufigen personellen Verwechslungen mit Johann Friedrich Forster zu konstatieren.

Die zeitliche Koinzidenz der Treffen mit der Familie der Grafen Rechberg und der Bestellung zum Gerichtsarzt in Starnberg und der späteren zum Professor für Innere Medizin in Landshut kann kaum zufällig gewesen sein, sondern dürfte einen protektionistischen Hintergrund haben. Im Jahre 1838 wollte August Graf Rechberg in einem Antrag, der von Minister Abel unterstützt wurde, König Ludwig dazu bewegen, durch systematische Berufungspolitik die Universitäten Würzburg und München in katholische Universitäten zurück zu verwandeln. Der König stimmte im Prinzip zu[437]. Der Minister exekutierte; dabei stützte er sich auf seine Vertrauensprofessoren Phillips bei den Juristen, Görres und Höfler in der Philosophischen, anfangs Sailer, dann Döllinger in der Theologischen und Ringseis in der Medizinischen Fakultät[438]. Die Beziehungen Forsters zu Abel, Rechberg, Ringseis und Döllinger wurden bereits dargestellt.

## 4.3 Professor 1832–1843

### 4.3.1 Die chirurgische Schule

1826 wurde auf Anordnung von König Ludwig die Universität von Landshut nach München verlegt. Einer der Anreger und Hauptbefürworter war Ringseis gewesen[439]. Zum Ausgleich erhielt Landshut die in München 1808 als landärztliche Schule gegründete und 1823 in Chirurgische Schule umbenannte Einrichtung, ein Lyzeum und ein Appellationsgericht für den Isarkeis. Vier Universitäts-Professoren der Medizin mussten zu ihrem Leidwesen an der Chirurgenschule in Landshut verbleiben[440]. Diese Chirurgen- und seit 1836 Baderschule war in einem Seitenflügel des Regierungsgebäudes am Ursulinengässchen untergebracht. Die Kliniken konnten unverändert von der Universität übernommen werden.

Zwischen der akademischen Disziplin der Mediziner und der Tätigkeit der praktisch arbeitenden Chirurgen hatte es einen Jahrhunderte alten Streit um Berechtigung und Bedeutung der Berufe gegeben. „Im Verlaufe des neunzehnten Jahrhundert hat sich die Chirurgie zu einer hohen Blüthe emporgeschwungen[441]". Das Fach Chirurgie wurde zunehmend in den Lehrbetrieb der Universitäten aufgenommen. Parallel dazu existierten immer noch Berufe der niederen medizinischen Dienste wie Magistri chirurgiae, Bader, Landärzte und Chirurgen.

Durch die „K. Allerhöchste Verordnung vom 29. Juni 1808, die Errichtung der Schulen für Landärzte betr." begründete König Max Joseph I. in Bayern die Ausbildung von Einfachärzten, Landärzte genannt, nachdem von Ostern 1809 an die chirurgischen Schulen aufzuheben waren. Eine treffende Begründung wurde formuliert: „Um ... der untern Volksclasse auf dem Lande und in den Städten eine gute, nahe, wohlfeilere und dem Grade ihrer Cultur mehr entsprechende ärztliche Hilfe zu verschaffen, und zugleich das Unwesen der Pfuscherei auf die angemessenste Weise abzustellen, haben wir auf eine gänzliche Reform der jetzt bestehenden Schulen Bedacht genommen. Die Unterrichtsmethode auf denselben soll durchaus zweckmäßiger eingerichtet und auf denselben fortan, nebst der Wundarzneikunst und Geburtshilfe auch derjenige Theil der Heilkunde gelehrt werden, der in blos technischer Hinsicht zunächst auf die Heilung medizinischer Krankheiten Bezug hat[442]".

Mit „Ministerial=Entschließung vom 25. Januar 1823, die Anstalten zur Bildung von Chirurgen betr." wurden die landärztlichen Schulen zu München und Bamberg in chirurgische Schulen umgewandelt. Die dreijährige Ausbildung konnte nach einer Aufnahmeprüfung begonnen werden und war kostenlos. Der Lehrinhalt wurde durch „Die Instruction für die neu gebildeten Chirurgen vom 25. Januar 1823"[443] festgelegt. Die Befugnis der Berufsausübung erstreckte sich auf weite Gebiete der einfachen Medizin.

Zusammen mit Dr. Anton Balling, der die erledigte Professur der Chirurgie mit der chirurgischen Klinik erhielt, wurde Dr. Johann Friedrich Forster zum 31. Mai 1831 zum Professor für Therapie mit der medizinischen Klinik an der chirurgischen Schule in Landshut ernannt. Wie unter König Ludwig I. üblich, wurden auch diese Ernennungen nur in provisorischer Eigenschaft ausgesprochen[444]. Forster war damit Nachfolger von Prof. Dr. Josef August Schultes (1773–1831) als Internist. Die Leitung der Schule fiel an Professor Ulsamer. Forsters größter Konkurrent um die Stelle war Dr. August Max Einsele, der mit ihm zusammen am Münchener Blatternkrankenhaus tätig gewesen war und Assistent von Prof. Schultes in Landshut gewesen war[445].

Dr. Einsele räumte den Assistentenposten mit Amtsantritt des neu ernannten Professors für Therapie und medizinische Klinik Dr. Johann Forster und erhielt dafür mit obrigkeitlicher Entschließung vom 7. Juli 1831 die Stelle als Amtsarzt in Starnberg, von der wiederum Forster herkam. Er erhielt diese Stelle als Verweser mit einem täglichen Honorar von einem Gulden. Als Assistent dürfte er zuvor etwa 200–300 Gulden Jahresgehalt (Remuneration) erhalten haben[446]. Zum 13. Oktober 1831 wurde Einsele das Landgerichts-Physikat Starnberg dann provisorisch übertragen[447]. Auch Prof. Dr. Georg Steglehner musste auf Betreiben des neuen Direktors Ulsamer seine Stelle als Professor der Chirurgie aufgeben. Er war Professor an der Landärztlichen, seit 1823 Chirurgischen Schule in Bamberg[448] gewesen und eröffnete nunmehr eine Privatpraxis in München[449]. Die Einstellung Dr. Forsters in provisorischer Eigenschaft bedeutete das übliche Gehalt von 700 Gulden und die in bar auszuzahlenden Bezüge von fünf Scheffeln Roggen und zwei Scheffeln Weizen. Diese in Geldeinheiten ausgezahlten Realbezüge bildeten in Zeiten der Teuerung eine Garantie für den Erhalt der Kaufkraft, denn mit einer Gehaltserhöhung war in Zeiten des sparsamen Königs Ludwig kaum zu rechnen. Damit war das neue Professorenkollegium der Chirurgischen Schule vollständig etabliert.

Die folgende Tabelle gibt einen Überblick über die personellen Veränderungen der medizinischen Schulen in Landshut während der gesamten Zeit ihres Bestehens.

# Personal=Tabelle der Chirurgischen Schule und der Baderschule[450]

## Professoren, Prosektoren und Krankenhausärzte

| Antritts-Datum | Direktor | Internist | Chirurg | Gynäko-loge | Anatom | Prosektor | Gehalt | Austritts-Datum |
|---|---|---|---|---|---|---|---|---|
| 31.10.1826 | Schultes | Schultes | | | | | 1.850 fl. | † 21.4.1831 |
| 31.101826 | | | Eckel | | | | ? | † 13.9.1830 |
| 31.10.1826 | | | | Rainer | | | ? | † 25.7.1829 |
| 31.10.1826 | | | | | Münz | | 1200 fl. | 27.3.1829 Würzburg |
| 8.7.1829 | | | | | | Kreuzeder | 300 fl. | † 8.7.1829 |
| 27.10.1829 | | | Ulsamer | | | | 700 fl. | |
| 29.10.1829 | | | | | | Pitzner | 300 fl. | |
| 25.1.1831 | | Steglehner | | | | | 400 fl. | 25.7.1831 |
| 15.4.1831 | | | | | Oesterreicher | | 700 fl. | 6.7.1832/ 23.3.1834 entlassen |
| 26.4.1831 | Ulsamer | | | | | | 700 fl. +200 fl. | |
| 31.5.1831 | | | Balling | | | | 761 fl. | 28.10.1832 ausgeschieden |
| 31.5.1831 | | Forster | | | | | 761 fl. | 1.11.1842 Uni München |
| 20.6.1832 | | | | | | Pitzner | ? Fz. 200 fl. | 27.8.1836 Werdenfels |
| 28.10.1832 | Textor | | Textor | | | | 1600 fl. | 11.10.1834 Würzburg |
| 9.12.1834 | Diez | | | | | | 750 fl. | Tritt nicht an Arzt in Nbg. |
| 9.12.1834 | Ulsamer | | | | | | Fz. 200 fl. | 1843 Ansbach |

| Antritts-Datum | Direktor | Internist | Chirurg | Gynäkologe | Anatom | Prosektor | Gehalt | Austritts-Datum |
|---|---|---|---|---|---|---|---|---|
| 30.8.1836 | | | Einsele | | | | 700 fl. | 19.4.1843 München |
| 30.8.1836 | | | Beraz | | | | 700 fl. | 19.4.1843 München |
| 21.10.1836 | | | | | Wein | | 300/ 400 fl. | 1.10.1843 außer Funktion |
| Krankenhausärzte | | | | | | | | |
| 1.11.1842 | | Hoffmann | | | | | | |
| 1.6.1843 | | | Finsterlin | | | | | |

Fz. = Funktionszulage

Über die dienstlichen Aufgaben der medizinisch-chirurgischen Assistenten, den chirurgischen Unterassistenten und den Assistenten der Entbindungsanstalt erstellten auf Anordnung der Regierung die Professoren Forster, Balling und Ulsamer Instruktionen, die mit kleinen Abänderungen von der Regierung am 13. März genehmigt wurden[451]. Diese Vorschriften waren sehr detailliert gehalten, die Assistenten hatten kaum Entscheidungsfreiheit; über Therapie, Operation und Medikation entschieden nur die Professoren. Vor allem die medizinische Dokumentation und Verwaltungsarbeit wurde ihnen aufgelastet. Es gab offensichtlich einen großen Wechsel bei den Inhabern der Assistentenstellen, ebenso bei den Unterassistenten, die meist nur Absolventen der Chirurgenschule waren[452].

In seinem ersten öffentlichen Einsatz wurde Johann Forster 1831 in die „Anstalten gegen die Cholera morbus" einbezogen[453]. „Diese morgenländische Brechruhr verbreitete sich aus Asien über Rußland, Polen und Ungarn etc., selbst bis Wien, Prag, Berlin, etc., und richtete furchtbare Verwüstungen an. Bereits gab es in Oberösterreich zu Wels, und nahe der böhmischen Gränze, Ausbrüche dieser Seuche, und die Gefahr rückte unserem Vaterlande immer näher. Frühzeitig traf man jedoch die geeignetsten Mittel und Anstalten, um dieses Unheil, in so ferne es durch menschliche Klugheit und Kraft möglich wäre, von den vaterländischen Gränzen abzuhalten[454]".

König Ludwig verfügte die Absperrung der Grenze zu Österreich[455]. Die königliche Regierung des Isarkreises erließ in Zusammenarbeit mit anderen Verwaltungsorganen Verordnungen für den Reise- und Warenverkehr, die Bereitstellung von Unterkünften für die an Cholera erkrankten Menschen, Richtlinien für Ärzte, der Bevorratung von Arzneimitteln, usw. „Am 20. Aug., 3 Uhr Nachmittags, fand auf dem Rathhause eine eigene Berathung, in Hinsicht dieser allgemeinen Angelegenheit, statt, in Gegenwart des königl. Herrn Landrichters und Stadtkommissärs, Lzt. Götz, des rechtsk. Herrn Bürgermeisters Lorber, des rechtsk. Herr Magistratsraths Weber, des königl. Herrn Stadtgerichts-Physikus Dr. Fink, und des königl. Herr Landgerichts-Physikus Dr. Geiger; wozu man auch die Herren Professoren der chirurgischen Schule, die beiden Herren Militärärzte des königl. 4ten Jägerbataillons, und die praktischen Aerzte eingeladen hatte[456]". Die Versammlung fasste in 17 Punkten einstimmig eine Reihe Beschlüsse, die die Bekämpfung der Cholera betrafen, wie Quarantänemaßnahmen, Unterbringung von Rekonvaleszenten, die Bestellung von Ärzten und Pflegepersonal, Beerdigung der Seuchenopfer, usw. Die Anweisung der königlichen Regierung „Über das ärztliche Verfahren gegen die orientalische Cholera", München 1831, „sollte den Landärzten und Chirurgen der Stadt und des Landgerichts bekannt gemacht, und ihnen durch Abhaltung ordentlicher Kollegien die nöthige Belehrung darüber ertheilt werden. Dieses Geschäft nahm der Herr Professor der Therapie, Dr. Forster, mit aller Bereitwilligkeit auf sich[457]". „Am 31. Okt. eröffnete Professor Forster die öffentlichen Vorlesungen über Cholera etc. für die Landaerzte und Chirurgen[458]". Auch die katholische Kirche leistete ihren Beitrag zur Abwehr der Cholera durch ein zehnstündiges Gebet in St. Martin und St. Joduk, durch eine achttägige Andacht der Marianischen Kongregation und zwei Prozessionen. Der Frauenverein unterhielt bis 1833 ein wöchentliches zehnstündiges Gebet in St. Sebastian[459].

Nach der Vervollständigung des Lehrkörpers hätte die Lehrtätigkeit der Chirurgischen Schule wieder voll aufgenommen werden können, allein verschiedene Personalquerelen vor allem zwischen den Professoren Oesterreicher und Kaiser, die bis zur Regierung gelangten, störten die normale schulische Arbeit[460]. Streitpunkt war das Seniorat Kaisers im Lehrkörper, der nur Lyzealprofessor und kein Mediziner war. Auch Forster stand gegen Kaiser. Aber Oesterreicher stritt weiter, solidarisierte sich mit betrunkenen Studenten im Moserkeller, veröffentlichte Leserbriefe gegen den Direktor Ulsamer, randalierte in seiner Wohnung, wo die Polizei eingreifen musste. „Auf Veranlassung des Arztes wurden ein hinteres kleines Zimmer hergerichtet, dem Kranken einschneidende, spitzige und Schießinstrumente (!) entzogen und daraufhin zwei zuverlässige Wärter bestellt, welche den Tobenden nicht aus dem Zimmer lassen durften, ihn mit möglichster Schonung behandeln und nur im äußersten Notfälle der allzu heftigen Anfälle binden bzw. in die Zwangsjacke stecken sollten. Die Verabreichung von Bier, Wein und anderen erhitzenden Getränken wurde untersagt und mit Zustimmung von Dr. Balling eine Venarsektion angeordnet. Der anschließend eingetroffene Prof. Forster dagegen verordnete angeblich genau das Gegenteil, er entließ den Kranken aus dem Zimmer, welcher sogleich den Stadtpfarrer Scheifele und den Polizeichirurgen insultierte, entfernte die Wärter, verabreichte alkoholische Getränke, untersagte den Aderlaß und bemerkte, er werde es in keinem Falle zulassen, daß der Kranke gebunden werde[461]". Oesterreicher wurde in das Allgemeine Krankenhaus in München eingeliefert, entwich dort zu seinem Onkel Johann Baptist Friedrich Oesterreicher[462], dem Bischof von Eichstätt (1826–1835), landete als Geisteskranker unter der Aufsicht von Wärtern[463]. Am 23. März 1834 wurde er aus dem Staatsdienst entlassen[464].

Nach diesen Wirren griff die Regierung ein, sandte Regierungsrat von Braunmühl, sodann den Medizinalreferenten Dr. Johann Baptist von Weißbrod[465], der u. a. vorschlug, die Professoren Oesterreicher, Forster und Balling von der Chirurgischen Schule zu entfernen[466]. Forster sollte das erledigte Physikat in Miesbach übernehmen. Aber Direktor Ulsamer schrieb an den neuen Innenminister Ludwig Fürst von Oettingen-Wallerstein[467]: „Der noch von Oesterreicher mit verführte Professor Forster wird, so hoffe ich, auf den Weg zur Ordnung zurückkehren, sobald seine Verführer entfernt sind und gehörig zurecht gewiesen worden sind[468]".

Forster richtete in einem Rechtfertigungsschreiben an König Ludwig die „Bitte, mir das bey Verleihung der Professur geschenkte Allerhöchste Vertrauen nicht zu entziehen und mich bey dem Lehramte der inneren Heilkunde allerhuldvollst zu belassen.

In tiefster Unterwürfigkeit ersterbe ich
Eurer Königlichen Majestät

Alleruntertänigst-treu-gehorsamster
Dr. Forster, Professor der
medicinischen Klinik und der
chirurgischen Schule in Landshut[469]".

Somit dekretierte König Ludwig am 28. Okt. 1832:
> den in provisorischer Eigenschaft angestellten Lehrer der Chirurgie an der chirurgischen Schule zu Landshut, Dr. Balling, aus dem Staatsdienst zu entlassen,
> den Professor Dr. Ulsamer unter Bezeigung der allerhöchsten Zufriedenheit mit seinen bisherigen Dienstleistungen seiner Verrichtungen als Vorstand der chirurgischen Schule zu Landshut zu entheben,
> als Direktor und Lehrer an vorerwähnter Anstalt den bisherigen Professor der Chirurgie an der Hochschule zu Würzburg, Med. Dr. Textor, zu ernennen[470].

Forster war von den Änderungen nicht betroffen. Textor, der ernsthaft erkrankte, d.h. Forster diagnostizierte Schwindel und Gicht, verließ am 11. Oktober 1834 Landshut wieder und ging zurück nach Würzburg[471]. Cajetan von Textor war seit 1819 der behandelnde Arzt der Prinzessin Mathilde von Schwarzenberg gewesen. Nach Fürst Hohenlohes Heilungsversuchen hatte er ein Gutachten erstellt, indem er seine tiefe naturwissenschaftlich fundierte Skepsis über den religiösen Heilungserfolg ausdrückte[472]. Der neue Direktor der chirurgischen Schule wurde wieder Professor Ulsamer, der Forster die chirurgische Abteilung bis zum Ende der Schule zuwies[473].

Aus dieser Erfahrung resultiert vermutlich die chirurgische Kompetenz, die Forster immer wieder zugemessen wurde. Die chirurgische Schule in Landshut dämmerte nunmehr ihrem Ende entgegen. Sie war immer schon knapp, wenn nicht unterfinanziert gewesen, es hatte personelle Ärgernisse gegeben; die Schülerzahl war abgesunken[474]. Die Lehrpersonen traten ab und neue nicht an. Im Hintergrund lief wieder die öffentliche Debatte, ob Schulen für unterärztliches Personal notwendig und hilfreich seien. Die akademischen Mediziner wandten sich schon immer dagegen; es gab wenige Befürworter, deren stärkstes Argument sei hier vorgetragen: „Dass Wundärzte wenigstens auf dem Lande unentbehrlich sind, wenn nicht der Landbewohner dazu verdammt seyn soll, bei Erkrankungen in die mörderischen Hände von Scharfrichtern, Schäfern, Einrichtern, alten Weibern u. dgl. zu fallen[475]".

Im Rechnungsjahr 1831/32 war die Regiesumme, also die genehmigten Ausgaben außerhalb der Gehälter des Lehrpersonals mit 3.055 fl. veranschlagt und im Haushaltsjahr 1832/33 hatte sie mindestens 2.592 fl. betragen. Im Etat für das Schuljahr 1834/35 war nun für die Besoldung des Lehrpersonals eine Summe von 4.848 fl. eingestellt, von dem jedoch durch den Wegfall der Gehälter des Direktors und des Professors der Anatomie 2.362 fl. nicht mehr ausbezahlt werden mussten. Diese Summe war nun für weitere Aufgaben, d. h. auch für die Schulregie, d. h. für sonstige und selbst gewählte Ausgaben, frei verfügbar geworden. Im Rechnungsjahr 1835/36 wurde der Schulhaushalt allerdings schon wieder massiv verringert; der Grund dürfte die geplante Schließung der Chirurgenschule gewesen sein. Der Etat betrug insgesamt 4.488 fl., von denen 3.488 fl. für Gehälter bestimmt waren, so dass nur noch 1000 fl. für Regieausgaben übrig geblieben sind. Von dieser Summe sollten die folgenden obligatorischen Ausgaben geleistet werden: weitere Gehälter für das Hilfspersonal, Mieten, Pachten, Sachausgaben, usw. Es musste daher um eine Nachgenehmigung von Finanzmitteln in Höhe von 519 fl. angesucht werden[476].

Es gab auch mit dem Magistrat Landshut wiederholte Auseinandersetzungen um die Finanzierung des Krankenhauses, das Stadt und Universität gleichzeitig diente. Die Ausstattung und die hygienischen Verhältnisse gaben zu ständigen Klagen Anlass[477]. „Im Jahre 1834 stellte Dr. Forster an den Magistrat das Ansuchen auf Bereitstellung eines gehörig eingerichteten Zimmers zur Aufnahme, Verpflegung und Wartung von Geisteskranken in der medizinischen Abteilung des Krankenhauses, damit die übrigen Patienten durch solche nicht beunruhigt und im Schlaf behindert würden[478]". Der Magistrat lehnte ab mit der Bemerkung, die Aufnahme von Geisteskranken sei schließlich verboten.

Zum Schluss waren nur noch zwei Professoren tätig: Ulsamer als Direktor und Forster für innere Medizin und Chirurgie. Die Anstalt blieb bestehen, da auch die Regierung von Niederbayern auf die Entscheidung Münchens warten musste.

## 1835 Barmherzige Schwestern

Im Zuge der Wiederherstellung der geistlichen Orden in Bayern, die von König Ludwig I. gefördert und finanziert wurde, diskutierte man in vielen Städten die Einführung von Barmherzigen Schwestern. Dieser Krankenpflegeorden war 1633 von Vinzenz von Paul (1581–1660) und Louise de Marillac (1591–1660) in Frankreich gegründet worden und breitete sich über Europa aus. Am 9. Mai 1832 übernahm Oberin Ignatia Jorth mit großem Erfolg die Verwaltung des Allgemeinen Krankenhauses in München. „Bald war sie so weit, daß sie einen Preis von einem Gulden aussetzte für jede Wanze, die im Hause noch gefunden werden sollte[479]". Durch ein Reskript von König Ludwig am 1. Mai 1835 wurden die Vinzentinerinnen wegen ihrer Verdienste um eine effektive Krankenfürsorge förmlich im gesamten Königreich Bayern eingeführt[480]. So fragte z. B. am 16. Oktober und 4. November 1835 der Augsburger Magistrat in München, wie der

Einsatz der Schwestern beurteilt wurde. Die Antwort war positiv. „Eine ähnliche Anfrage ging an den Chefarzt des Landshuter Krankenhauses Dr. Forster. Dieser gab einen ausführlichen Bericht über den früheren und jetzigen Zustand in seinem Krankenhaus. Er habe zwei Kliniken gehabt mit vier Wärterinnen, die 30. fl. (in München 72. fl.) verdienten. Sie seien überfordert gewesen, hätten Geschenke angenommen und Wäsche weggetragen. Es gab wenig und nur ungeübten Nachwuchs. Im Juli 1835 seien in Landshut die Barmherzigen Schwestern eingezogen. Nach zwei Monaten sei das Krankenhaus wie umgewandelt gewesen[481]".

Hier darf eine Verbindung zu Professor Franz Reisinger angenommen werden, der von Landshut kommend seit 1831 Direktor des Augsburger Krankenhauses war.

Am 25. Juli 1835 erfolgte in Landshut die feierliche Einführung der Barmherzigen Schwestern des hl. Vinzenz v. Paul im Beisein aller Zelebritäten, die Rang und Namen hatten in Kirche, Chirurgischer Schule und Stadt Landshut. Prof. Forster war als Direktor der medizinischen und der chirurgischen Klinik anwesend. Um 9 Uhr nahm Ordens-Superior Dr. Michael Hauber[482] die Weihe der Hauskapelle im größeren Diözesan-Ritual vor. Generaloberin Ignatia Jorth führte Schwester Benonia Stanglmaier als erste Oberin ein, die zehn Jahre im Amte bleiben sollte[483]. Von 1848 bis 1855 war sie Generaloberin der Barmherzigen Schwestern vom hl. Vinzenz von Paul in München. Die Barmherzigen Schwestern übernahmen das Landshuter Krankenhaus in der Übergangszeit zwischen Chirurgischer und Baderschule[484]. Die bessere Pflege durch die Schwestern hob die Patientenfrequenz der medizinischen Abteilung der Klinik. Sie konnte unter der Leitung von Professor Forster mit einem Jahresdurchschnitt von 500 Kranken rechnen, während die chirurgische Abteilung nicht vorankommen wollte[485].

Im September 1836 veröffentliche Professor Forster im Landshuter Wochenblatt einen Aufsatz über die positiven Erfahrungen mit dem Einsatz der Barmherzigen Schwestern im Landshuter Krankenhaus:

# „Das Filial"=Institut der barmherzigen Schwestern in Landshut

Bereits ist ein Jahr vorübergegangen, seit die barmherzigen Schwestern das hiesige Krankenhaus übernommen haben. Wer dasselbe in seiner früheren Einrichtung kannte, der wird erstaunen, wenn er dieses Haus nach einem Jahre in seiner glänzenden Umgestaltung und Verbesserung wieder erblickt. Freilich mussten von dem Stadtmagistrate große Opfer gebracht werden, weil gerade diese Anstalt fast ganz ohne Grund=Vermögen da stand, während alle andern Stiftungen und Wohltätigkeitsanstalten der Stadt wohl bedacht sind und ihr reiches Auskommen haben. Allein so groß auch die Kosten waren, welche der Stadtmagistrat auf Restauration des Krankenhauses verwendete, so ist es gewiß, dass der edle und gute Zweck nur zu Hälfte würde erreicht worden seyn, wenn nicht die barmherzigen Schwestern an diesem Werke den thätigen Antheil genommen hätten. Denn Alles was sie erarbeiteten, galt ja nur ihrem Berufe, welcher kein anderer ist, als den Erkrankten und Hülflosen beizustehen, ohne Rücksicht auf Dank oder Belohnung.

Dem stillen harmonischen Zusammenwirken der sechs barmherzigen Schwestern wurde jedoch der schönste Lohn: nach einem Jahre sieht der Menschenfreund eine Kranken=Anstalt vor sich, welche hinsichtlich ihrer neuern Einrichtung fast mit allen Krankenhäusern des Vaterlandes auf gleich hoher Stufe steht, ja mehrere und zwar größere Städte weit hinter sich läßt. Der Vorrath an neuer Wäsche und deren Aufschichtung gewährt einen überraschenden Anblick. Die Betten, zum größten Theile mit neuen Matrazen sind von der Art, dass die meisten Kranken sich auf denselben behaglicher fühlen, als auf denen ihrer Behausung, weil diese gewöhnlich schlechter sind. Es wurden zwar auch einige Federbetten aus dem früheren Vorrathe beibehalten; aber die Federn wurden in der Bettfedern=Reinigungs=Anstalt in München, freilich mit dem Verluste der Hälfte, gereinigt, so dass auch in dieser Beziehung allen Anforderungen der Reinlichkeit entsprochen wurde. Solcher ganz vollständiger Betten sind mehr als 60 aufgestellt. Mehrere Zimmer sind, zwar einfach doch zweckmäßig, für solche Kranke eingerichtet, welche auf eigne Rechnung sich behandeln lassen. Schon vor der Ankunft der barmherzigen Schwestern hatte der Stadtmagistrat drei wichtigen Bedürfnissen abgeholfen durch Einrichtung einer zweckmäßigen Bade=Anstalt und durch Verlegung der Leichenkammern außerhalb des Hauses, indem ein eigner Pavillon im Garten zu diesem Zwecke errichtet wurde. Dadurch ward ein Uebelstand gehoben, welcher sonderbar genug die ganze Zeit unbetrachtet geblieben war, obwohl das Krankenhaus auch der Universität als Lehranstalt gedient hatte. Außerdem war auch durch unbekannte Wohltäter eine Hauskapelle errichtet worden.

Mit der Verbesserung der innern Einrichtung ging jene der Krankenpflege in gleichem Schritte vorwärts. Der Mangel an tauglichen Krankenwärterinnen wurde immer fühlbarer, und zwar vorzugsweise deßwegen, weil schon seit mehreren Jahren das Münchner Krankenhaus, woher von Zeit zu Zeit eine erfahrne Krankenwärterin kam, auch nicht mehr von ihnen bedient worden war. Ueberdieß wurde von den bisherigen Wärterinnen für den jährlichen Lohn von 30 fl. allzu viel gefordert, und es ist nur zu wundern, wie so lange Zeit hindurch sich noch immer Mädchen fanden, welche allen Mühseligkeiten des Spitaldienstes sich hingaben um den gewöhnlichen Lohn einer Dienstmagd. Die meisten traten in diesen Dienst, bloß um einen Dienst zu haben; von der Fertigkeit, mit Kranken umzugehen, von der Kenntniß des Krankendienstes war daher bei ihnen nichts zu erwarten, und die Aerzte des Hauses hatten bei jeder Neueingetretenen neue Mühe, ihr so schnell als möglich einigen Unterricht in der Krankenpflege beizubringen. Alle diese Umstände waren mit der Ankunft der barmherzigen Schwestern beseitiget, denn diese können den selbstständigen Krankendienst nur nach der Lernzeit von einem Jahre übernehmen; sie üben den schweren Krankendienst aus innerm Berufe, sie thun das Gute des Guten wegen, sowie jener Dienst in einem öffentlichen Krankenhause überhaupt nur denkbar ist, wenn Interesse in der Wissenschaft oder religiöse Hingebung den Eifer und die Ausdauer dort des Arztes, hier der Ordensschwestern stählt.

Der Krankendienst hat durch die Uebernahme von Seite der Ordensschwestern überdieß gewonnen

1) Eine höhere Weihe. Der Mensch, selbst der roheste, ist niemals geneigter in sich einzukehren, als wenn entweder er selbst schmerzlich leidend ohne Schlaf und Ruhe sich auf dem Lager herumwirft, oder wenn er seinen Bettnachbar schlaflose Nächte durchweinen hört. Es bedarf nur einer kleinen Anregung von Seite der neben seinem Bette wachenden Ordensschwestern, um sein Gemüth zu beruhigen und zum ewigen Lenker der Schicksale emporzurichten. So verließen schon manche Kranke, geheilt an Seel und Leib, dankbar das Haus der Leiden.
2) An Würde. Die Ordensschwester erscheint stets in ihrem Dienstkleide vor den Kranken, während die frühere Krankenwärterin, welche im Dienste gar niemals abgelöset wurde, häufig, besonders bei dringenden Fällen, nur halb angekleidet vor dem sehr gemischten Publikum der Kranken erscheinen musste.
3) An Genauigkeit im Krankendienst. Die Ordensschwestern wechseln untereinander in der Nachtwache ab, so dass jede erst am sechsten Tage wieder an die Reihe kommt. Nur bei dieser Erleichterung kann man mit Grund die nothwendige Ausdauer und Aufmerksamkeit in der Pflege und Beobachtung des Kranken erwarten. Wie war eine fleißige, strenge Nachtwache von einer Wärterin zu verlangen, welche in der ihr zugewiesenen Krankenabtheilung Tag und Nacht thätig seyn sollte? Erwartet man einen genauen Dienst, so muß man dem Menschen nicht zuviel aufbürden oder gar von ihm das Unmögliche fordern.
4) In finanzieller Hinsicht. Die barmherzigen Schwestern führen ja in der allseitigen Besorgung des Krankenhauses nur ihre eigne Wirthschaft. Was sie durch ihren gemeinschaftlichen Fleiß erringen und ersparen, kommt nicht ihnen, sondern der Kranken=Anstalt zu Gute; denn als Schwestern dieses Ordens können sie nichts erwerben. Um aber bereits gemachte namhafte Ersparungen darzuthun, dazu ist die Zeit ihrer Verwaltung noch zu kurz, und die durchgängige Restauration des Krankenhauses nahm zu große Summen in Anspruch. Erst kürzlich wurde ein Sparherd erbaut, der mehrere hundert Gulden kostet.

5) Das Einschleppen von Eßwaaren für die Kranken, welches oft bloß aus falsch verstandenem Mitleid geschieht, wurde seit einem Jahre bestmöglichst beseitiget. –

Der heilige Vincent von Paula, ein Gaskogner, gründete diesen Orden im Jahre 1633 unter dem Namen „Filles de la charité". Seine Grundbestimmungen waren in Kurzem folgende: „Sie haben keine anderen Klöster als die Häuser der Kranken; keinen anderen Kreuzgang als die Säle der Spitäler; keine Klausur als den Gehorsam; kein Gitter als Gottesfurcht, und keinen anderen Schleier als eine heilige Bescheidenheit.

Der Ruhm dieses großen Mannes ist glänzender und dauernder, als jener der größten Feldherrn; seine Anstalten in ihrem ewigen Fortblühen haben mehr Menschenleben gerettet, als die glänzendsten Siege Napoleons vernichten konnte. Denn nicht nur der Orden der barmherzigen Schwestern, sondern noch mehrere mit ähnlicher Bestimmung, auch die Waisen= und Findelhäuser verehren in ihm ihren Gründer. Obgleich Vincent im Anfang nur arme Mädchen in dieser Kongregation aufnahm, so konnte er sich später dem Andrange von Mädchen höheren Standes und höherer Bildung nicht anders erwehren, als dass er ihnen auch den Eintritt in diesen Orden gestattete. ‚L'on vit alors, comme aujourdhui', sagt die Lebensbeschreibung jenes Heiligen, ‚de jeunes filles, élevérs dans le luxe et la mollesse, se dépouiller des parures, pour se couvrir d'une modeste bure, quitter les salons dorés pour les hopitaux, et renoncer à de nombreux domestiques, pour devenir elles – même d'humbles servantes.'
F.[486]".

Mit diesem Aufsatz hatte sich Forster für das Thema Krankenpflege profiliert, das erst in unseren Tagen größere Bedeutung als wichtiger Teil auch der akademischen Medizin gewinnen sollte. Seine religiöse Einstellung trat klar zu Tage. Heftigster Gegner des Ordens der Vincentinerinnen war damals der Militärarzt Dr. Eduard von Grauvogl, als starke Befürworter standen entgegen die Professoren Johann Forster und Johann Nepomuk Ringseis[487]. „Auf diese Unrichtigkeiten (Grauvogls), so wie auf den Widerspruch des Professors Forster, Dr. Grauvogl's ehemaligen Vorstandes (der in einem gedruckten Aufsatze den barmherzigen Schwestern das rühmlichste Zeugniß ausstellt), mich berufend, könnte ich es dem Leser anheimgeben, von dem Unwerth der widerlegten Behauptungen auf den Werth der übrigen zu schließen". Diese Kontroverse wurde auf dem Aerztlichen Congreß in München in der zehnten und letzten Sitzung vom 8. Oktober 1849 nochmals ausgetragen[488] und zeitlich darüber hinaus weitergeführt[489]. Hauptargumente Grauvogls gegen die Nonnen waren der Vorwurf, wegen religiöser Pflichterfüllung die Patienten zu vernachlässigen und selbst Sterbende bekehren zu wollen[490]. Dem stand die sorgfältige professionelle Pflegearbeit der Barmherzigen Schwestern gegenüber, die sich in Landshut und anderen Orts über ein Jahrhundert bewährte. Erst 2008 verließen die letzten Schwestern die niederbayerische Hauptstadt aus Alters- und Krankheitsgründen[491]. Auch die Nachwuchssorgen aller Orden bedingten den Rückzug.

### 4.3.2 Die Baderschule

Nachstehendes ist die in Nro. 24 des Regierungsblattes enthaltene und in Nro. 154 unseres Blattes erwähnte k. allerhöchste Verordnung, die Einrichtung der Schulen für Bader betr.

**Ludwig**
von Gottes Gnaden König von Bayern, Pfalzgraf bei Rhein,
Herzog von Bayern, Franken und in Schwaben etc. etc.

Wir haben die Vorschriften über die Bildung des niederen ärztlichen Personals einer Revision untergeben lassen, und finden Uns nach Vernehmung der Kreisregierungen, Kammern des Innern, der Kreis=Medicinal=

Ausschüsse und des Ober=Medicinal=Ausschusses bewogen, hiemit zu verordnen, wie folgt:

I. Die Unterrichts=Anstalten für das niedere ärztliche Personal in Landshut und Bamberg bestehen künftig als „Schulen für Bader". Sie bleiben wie bisher, den Regierungen der Kreise ihres Sitzes untergeordnet, durch welche die Anträge über Aufnahme, Prüfung, Dispensationen und Entlassung der Schüler, so wie über andere Angelegenheiten der Schulen an das Staatsministerium des Innern gelangen. Die Eröffnung der Schulen hat am 1. November 1836 statt zu finden. Die denselben approbirten Individuen erhalten die Benennung ‚Bader'.

II. Bedingungen der Aufnahme an den Schulen sind: 1) ein Alter, nicht unter 18 und nicht über 28 Jahre, und körperliche Fähigkeit für den Beruf eines Baders; 2) vorausgegangene dreijährige Lehr= und wenigstens einjährige Dienstzeit bei einem Landarzte, Chirurgen oder einem in einer solche Schule gebildeten Bader; 3) Zeugnisse der Lehr= und Dienstherren, dann der Orts=Polizei=Behörden über gute Aufführung während der Lehr= und Dienstzeit; 4) die Bestehung einer Vorprüfung an der Schule durch abzulegende Proben: a) guter Fassungskraft und praktischen Geschickes; b) der Fertigkeit, einen einfachen schriftlichen Aufsatz über einen Gegenstand ihrer bisherigen Beschäftigung in der Form einer Anzeige oder Beschreibung zu machen; c) der anatomischen Kenntnis der Knochen der Gliedmassen; d) der Fertigkeit, in mehreren kleineren, bei Ausübung der niederen Chirurgie häufig vorkommenden Operationen. Die Anmeldung für die Aufnahme hat acht Tage vor dem Beginne des Wintersemesters bei dem Vorstande der Schule zu geschehen. Den im zweiten Jahre servierenden, am Sitze der Schule befindlichen Badergesellen ist zwar der Besuch der Schule gestattet, jedoch ohne Anspruch auf Anrechnung als Schulaufenthalt. Den bereits approbierten Schülern ist ebenfalls erlaubt, dem Unterrichte an der Schule nochmals beizuwohnen.

III. Zur Lehre als Bader bei Landärzten, Chirurgen und den von der

Schule approbierten Badern dürfen künftig von den Polizei=Behörden nur solche Individuen zugelassen werden. Welche Zeugnisse a) der Distrikts=Schul=Inspektion über völlige Fertigkeit im Lesen, Schreiben und Rechnen der 5. Spezies, b) des Gerichtsarztes über sonstige Tauglichkeit zu dem Berufe eines Baders, beigebracht haben. Von den Lehr= und Dienstherren sollen die Lehrlinge und Gesellen die entsprechende Vorbereitung zum Unterrichte auf den Schulen für Bader erhalten.

IV. Der Unterricht an den Schulen begreift einige Theile der Anatomie und Physiologie, die niedere Chirurgie, die gerichtlichen Leichen=Oeffnungen, die gesammte Geburtshülfe, die Krankenpflege, und die Anleitung zu augenblicklicher Hülfe in Nothfällen bei Krankheiten bis zur Herbeirufung eines Arztes. Er wird in einem Lehrkurse von vier Semestern unentgeltlich ertheilt, nach näherer Bestimmung der Schulordnung, welche auch die Vorschriften über die Prüfungen und die Schuldisciplin enthält.

V. Schüler, welche die lateinischen Schulen mit Erfolg besucht, und an der Anstalt bei den Semestralprüfungen in jedem Semester in der Anatomie, Chirurgie und Geburtshülfe die erste, und in den übrigen Lehrgegenständen wenigstens die zweite Note erhalten haben, können zur Fortsetzung des Studiums der Chirurgie an den Universitäten und nach einem während zweier Semester mit Erfolg fortgesetztem Studium aller chirurgischen Gegenstände, zu Erlangung des chirurgischen Magistergrades zugelassen werden.

VI. Die Befugnisse und Verpflichtungen der Bader und Magister der Chirurgie werden in besonderen Instruktionen festgesetzt, die öffentlich bekannt gemacht werden sollen.

VII. Die stets nur unter der Voraussetzung gleichzeitiger Verleihung einer Barbier=Conzession zulässige Anstellung von

VIII. Badern und Magistern geht nach erholter Erinnerung des Gerichtsarztes von der Distrikts=Polizeibehörde aus, und unterliegt der jedesmaligen Bestätigung der einschlägigen Kreisregierung, Kammer des Innern.

IX. Die Ertheilung von Barbiers=Conzessionen selbst ist fortan durch den Nachweis der Approbation an einer Schule für Bader bedingt, und Ausnahmen von diesem Erfordernisse des Fähigkeits=Nachweises können nur in provisorischer Weise, und auch in dieser Art nur dann statt finden, wenn auf vorgängige amtliche Bekanntmachung binnen 6 Monaten kein approbierter Bader sich um die zu verleihende Barbiers=Conzession gemeldet hat.

X. Die Verordnung vom 25. Jän. 1823, die Anstalten zur Bildung von Chirurgen betreffend (Regierungsblatt 1823, Seite 107–112) ist hiedurch aufgehoben. In Ansehung der bereits approbierten Landärzte und Chirurgen hat es bei den bisherigen Bestimmungen sein Verbleiben. Unser Staatsministerium des Innern ist mit dem Vollzuge gegenwärtiger Verordnung beauftragt.

München, 28. Juni 1836

Ludwig.
Fürst von Oettingen=Wallerstein.
Auf königl. Allerhöchsten Befehl:
Der General=Sekretär.
An dessen Statt:
der Ministerialrath Müllbaur[492]

Die Baderschulen bedeuteten gegenüber den chirurgischen Schulen eine Senkung des fachlichen Niveaus, der Einstiegsvoraussetzungen und auch der beruflichen Berechtigungen und Anforderungen. Bemerkenswert sind allerdings die Zulassungsmöglichkeiten zum Universitätsstudium unter bestimmten Voraussetzungen, ein Weg, der erst in unseren Tagen für einige Fächer auch ohne Abitur wieder ermöglicht wurde. Die seit Urzeiten laufende Debatte über die Funktion der Niederärzte im Vergleich zu den akademischen Ärzten war damit in eine neue Phase eingetreten. Schließlich waren sie beide mehr oder minder auf dem gleichen Markt medizinischer Dienstleistungen tätig, wenn auch mit unterschiedlichen

Voraussetzungen und Kenntnissen. In einer Zeit ohne Krankenkassen war der Zugang zu medizinischen Dienstleistungen nur den zahlenmäßig geringen vermögenden Bevölkerungsschichten finanziell möglich. Auch der Staat konnte bei den geringen Etatmitteln nicht alle medizinisch Tätigen beschäftigen, die auf allen Ausbildungswegen heranwuchsen. Für die etablierten Akademiker „galt es, eine Gleichstellung handwerklich ausgebildeter Heiler zu verhindern, um Ansehen und Vermögen zu erhalten[493]".

Mit königlichem Dekret wurde nun die Besetzung der Professorenstellen festgelegt: Die Direktion der Baderschule und die Professur für Geburtshilfe blieb bei Professor Adam Ulsamer; Leiter der medizinischen Klinik war weiterhin Prof. Dr. Johann Forster. Dr. August Einsele, der bereits in der chirurgischen Schule in Landshut beschäftigt gewesen war, kam zurück von seiner Stelle als Gerichtsarzt in Werdenfels, nunmehr als Professor der Chirurgie. „Einsele hätte nach seiner Stellung die chirurgischen Operationen vornehmen müssen; seine Meisterschaft hierin hatte er genugsam bewiesen, aber der viel weniger geschickte Dr. Forster drängte sich vor und Einsele ließ es gerne geschehen, weil ihm so mit der Verantwortung ein schwerer Stein vom Herzen gewälzt war[494]". Einsele war offensichtlich ein Einzelgänger, der sich am liebsten seiner Leidenschaft Botanik widmete. Die Professur für Anatomie wurde dem Prosektor der gleichfalls geschlossenen Chirurgenschule in Bamberg Dr. Joseph Beraz zugewiesen[495]. Am 25. Oktober erließ das Ministerium drei Instruktionen über die innere Organisation, d. h. Personal, Verwaltung, Aufnahme der Schüler, Lehrinhalte, Prüfungen und Approbation, über die beruflichen Kompetenzen der Bader und über die potentielle Aufnahme von Schülern an die Universität[496]. Bemerkenswert für heutiges Verständnis ist im Abschnitt Schuldisziplin folgende Bestimmung: „Jeder Schüler ist gehalten, einen hellgrünen Kragen am Rocke zu tragen. Dieselben sind verbunden, wenn sie sich zur katholischen Religion bekennen, täglich die Messe und an Sonn= und Feiertagen die Predigt zu besuchen. Die Mitglieder anderer Konfessionen müssen in gleicher Weise den entsprechenden Gottesdienst ihrer Kirchengesellschaft besuchen, sofern hiezu die Gelegenheit geboten ist[497]".

## 1837

Die finanzielle Misere der chirurgischen Schule setzte sich fort. Es existiert ein voller Akt über die Auseinandersetzungen zwischen dem Direktorium der Baderschule, Rentamt, Regierung und Ministerium. Das Ministerium hatte zwar dekretiert: „Das Regiemaximum einschlüßig der Summe zu Besoldung des Pedells und des Anatomiedieners wird für die Schule zu Bamberg auf jährliche 1.200 fl. und für jene zu Landshut auf jährliche 4.000 fl. ... festgestellt[498]", aber erreicht wurde die Summe nie. Zeitweise musste der Direktor die Regiesumme vorschießen; erst eine Eingabe an den König höchstselbst beendete 1837 die monetären Probleme[499]. Sie zogen sich letztlich bis zum Ende der Schule hin, die sich sogar mit Schulden aus der Medizingeschichte verabschieden musste[500].

Symptomatisch für die Finanzschwierigkeiten sind die Anträge der Professoren Forster und Ulsamer im April 1837 um eine Erhöhung ihrer Gehälter, da diese nach jahrelanger Amtszeit immer noch bei 700 fl., d.h. um 100 fl. unter der Besoldung von Lyzealprofessoren lägen, denen sie nach §3 der Schulordnung in Uniform und Rang gleichgestellt waren. Noch dazu hätten die neu eingestellten Professoren höhere Naturalbezüge. Das Ansinnen wurde jedoch wegen fehlender Finanzmittel vom Ministerium abgelehnt[501]. Angesichts der fundamentalen Sparpolitik König Ludwigs hatten die Professoren keine Chance auf Gehaltserhöhung.

Am 8. August 1837 gab Forster um die Erlaubnis ein, am 15. September in Prag an der Versammlung der deutschen Ärzte und Naturforscher teilnehmen zu dürfen[502]. Die Reise wurde genehmigt, aber im Tagungsbericht von Jacob Röggerath ist Forster nicht als Teilnehmer genannt[503].

„Im Februar 1837 erging ein Erlaß des Ministeriums, es sei ein dringendes Bedürfnis, daß an den neu errichteten Baderschulen in Landshut und Bamberg für den Unterricht in den vorgeschriebenen Lehrgegenständen gleichförmige Lehrbücher verfaßt und eingeführt würden, und die Professoren Forster und Beraz möchten sich erklären, ob sie die Bearbeitung solcher Lehrbücher für Medizin und Anatomie übernehmen und bis wann sie diese gegebenenfalls liefern könnten. Beide erklärten sich dazu bereit und wollten die Arbeiten so rechtzeitig liefern, daß die Bücher bis zu Beginn des neuen Schuljahres am 1. September vorliegen würden. Als Ablieferungstermin für die Manuskripte wurde demnach der 15. Aug. festgelegt. Dabei war aber nun von Lehrbüchern für Medizin, Chirurgie, Anatomie, Geburtshilfe und Vorbereitungslehre, also für den gesamten Kanon der Lehrfächer die Rede. Ob dieser Umstand die Ursache der Verzögerung war, daß nur ein Teil der Manuskripte geliefert wurde, der Rest wurde bis Mitte Sept. nachgesandt. Auch ist nicht feststellbar, ob die Bücher tatsächlich gedruckt wurden und zur Auslieferung kamen[504]".

Hier ist Theo Herzog, dem Stadthistoriker Landshuts, zu widersprechen; die Lehrbücher von Joseph Beraz und Johann Forster sind 1839 erschienen[505]. Die Manuskripte wurden offensichtlich bereits 1837 fertiggestellt, Forsters zur inneren Medizin, Beraz' zur Anatomie.

## 4.3.4 Der Niedergang

Direktor Ulsamer schrieb 1838 einen Bericht an das Ministerium über die Schwierigkeiten der Baderschule: mangelnde Finanzmittel, zu wenig Leichen und zu wenige Geburten, Überfüllung der Hörsäle, zu geringe Bettenzahl, schlechte Ernährung der Wöchnerinnen, usw. Die Antwort war eine Verringerung der Aufnahmen an Schülern und eine strengere Selektion bei den Abschlussprüfungen. Ergebnis: 102 Anmeldungen, 97 in der Vorprüfung, 35 Zurückweisungen, 62 Aufnahmen, 55 Anmeldungen zur Prüfung, 50 Absolventen. In der medizinischen Klinik wurden von Professor Forster in zwei Jahren 370 Kranke behandelt, die auch für die Demonstration im Unterricht eingesetzt wurden[506]. Nochmals wurde die Anstrengung unternommen, die Schule aufzuwerten und sei es nur mit einem besseren Namen, denn die Mühen, deren sich die Baderschüler unterzögen, stünden in keinem Verhältnis zur späteren beruflichen Berechtigung. Ein Bader sei in der Meinung des Volkes ein Halbwisser, ein Quacksalber, oder einfach ein gewöhnlicher Bartscherer[507]. Man wünschte sich die frühere Bezeichnung chirurgische Schule zurück, fand aber bei der Obrigkeit, d. h. Regierung und Ministerium, kein Gehör.

## Umzug und Lehrbuch 1839

Der Umzug der Königlichen Regierung von Niederbayern von Passau in die neue Hauptstadt Landshut ergab sich aus der neuen Kreiseinteilung vom 21. 1. 1850[508]. Die Kosten des wegen ihrer Unterbringung im ehemaligen Dominikanerkloster erforderlichen Umzugs der Baderschule und der Königlichen Studienanstalt in das frühere Hl. Kreuzkloster rechneten sich auf 53.200 fl., die von der städtischen Sparkasse vorfinanziert wurden[509]. Die Anatomie der Kgl. Baderschule wurde in das ehemalige Hl. Kreuzkloster-Gebäude umgesiedelt, das Direktorat, die Hörsäle blieben im Flügel entlang des Ursulinengässchens. Die von 1836 bis 1843 – nach dem Umbau – im ehemaligen Kloster untergebrachte Baderschule dürfte die dem heutigen Regierungsgebäude angrenzenden Räume benutzt haben, aber nicht die sog. Aula bzw. ehemalige Heilig-Kreuz-Kirche. Nachdem ca. 1807 eine Zwischendecke eingezogen worden war, wurde der obere Teil als Festsaal (Aula) genutzt. Es ist überliefert, dass er schon vor 1836 als „Festsaal" genutzt worden ist, dort z. B. Abschlusszeugnisse überreicht wurden. M. E. ist es eher unwahrscheinlich, dass die Baderschule auch die Aula nutzte bzw. dort untergebracht war. Wenn, dann hätte man sie im Untergeschoss unterbringen müssen. Dieses wurde aber als Abstellraum usw. genutzt[510]. Später zog ein Gymnasium ein, heute das Hans-Carossa-Gymnasium genannt[511]. Die Kliniken wurden weitergeführt. An dieser Lehranstalt und Klinik festigte Forster seinen guten Ruf als Operateur und Diagnostiker. Von 1836 bis 1838 wurden 370 Kranke behandelt, die zum überwiegenden Teil auch für die Demonstration im Unterricht eingesetzt wurden[512].

Am 19. August 1839 wurden zwei Professoren der Baderschule in Landshut zu Kreismedizinal-Ausschuss-Mitgliedern für Niederbayern ernannt, Dr. Ulsamer und Dr. Forster als Chirurg[513].

Der Auerbacher Chronist Johannes Neubig schreibt im Jahre 1839: „Johann bildete sich zum ausgezeichneten Arzte in Landshut, München, Wien und Paris, und ist gegenwärtig Direktor des allgemeinen Krankenhauses und Professor der Klinik in Landshut [514]". Johann Forsters Karriere war also in der Heimatstadt bekannt, wenn er sie auch schon 30 Jahre zuvor verlassen hatte.

Ebenfalls 1839 erschien dann das schon erwähnte ‚Lehrbuch der inneren Heilkunde' von Forster.

# Lehrbuch
der
## inneren Heilkunde

Zum Gebrauche
der neu errichteten Schulen für Bader
im Königreich Bayern
nach Höchstem Auftrage verfaßt
von
Professor Dr. Forster

Landshut, 1839
Johann Palm'schen Verlagsbuchhandlung

Druck der Palm'schen Offizin

*Das Buch umfasst 511 Paragraphen auf 237 Seiten, der Inhalt wird am besten durch das Vorwort gekennzeichnet:*

# Vorwort

*Dem Unterzeichneten wurde der Höchste Auftrag gegeben, ein Lehrbuch der Medicin für die neu errichteten Baderschulen in Bayern zu schreiben. Die Einführung desselben wurde auf den Grund in Mitte liegender Allerhöchst=Unmittelbarer Königlicher Genehmigung angeordnet. – Der Unterricht in der medizinischen Klinik soll nach der Verordnung vom 25. Oktober 1836 § 10. begreifen:*

*a.) „die Semiotik der Fieber, innern Entzündungen, Ausschläge, Katarrhe, Rheumatismen, Profluvien, jedoch nur bezüglich auf Puls, Temperatur, Respiration, Beschaffenheit der Haut, des Unterleibes, der Ausleerungen und lediglich zum Behufe der Krankheits=Berichte an die Aerzte und der vorläufigen diätischen Behandlung durch Speise, Getränk und Lebensordnung;*

*b.) die bis zur Ankunft eines Arztes oder seiner Ordination unverschiebbare Nothhülfe bei heftigen Blutflüssen, Apoplexien, Vergiftungen, Ohnmachten, Konvulsionen, dem Bisse wüthender Hunde, Scheintod, Erstickungen, dann bei Ertrunkenen, Erhängten und überhaupt aller durch äußere Zufälle Verunglückten."*

*Außerdem sollen die Schüler nach Litt. H. in der medizinischen Polizei „gelegentlich der pathologischen Demonstrationen Unterricht über die Kennzeichen des Todes zum Behufe der Leichenbeschau, und über das diätetische Verhalten bei ansteckenden Krankheiten erhalten." –*

*Um der ganzen Schrift einigermaßen einen wissenschaftlichen, systematischen Anstrich zu geben, trennte ich sie in zwei Theile, von denen der erste Vorbegriffe aus der allgemeinen Pathologie und Therapie anhandelt. Einerseits Verständlichkeit für die Schüler, welche im Durchschnitte nur die Vorbildung der Elementarschulen mitbringen, anderseits der gegenwärtige Stand der medizinischen Erfahrung galten mir als Regulative bei der Ausarbeitung. So viel als thunlich, strebte ich durchgehends der Vorschrift teils nachzukommen: „Der Vortrag eines Lehrers an einer Pepiniere sey nicht demonstrativ, sondern positiv; nicht kritisch, sondern dogmatisch; nicht gelehrt, sondern populär."*

Das Lehrbuch diente der Ausbildung der Bader, die auf dem Lande die Funktion eines „Einfach-Arztes" hatten, weil es im Königreich Bayern nicht genügend an der Universität ausgebildete Mediziner gab. Noch dazu konnte sich das einfache Volk einen Besuch beim akademisch gebildeten Arzt nicht leisten; auch räumlich erreichbar war ein akademisch gebildeter Arzt für das Landvolk selten. Ein Kommentar zum Buch aus der Zeit der Abfassung sei hier vorgeführt: „Prof. Forster lieferte das kleinste bis jetzt existierende, aber ansprechende aphoristisch gehaltene Lehrbuch der innern Heilkunde für die Zöglinge der Baderschule in Bamberg (Landshut 39, S. 247) und ist für die Bedürfnisse dieser Gattung Baierischer Chirurgen ziemlich gut berechnet[515]". Der Preis betrug 1 ¾ RG[516], d. h. Rheinische Gulden.

### 4.3.3 Ehe und Familie

Johann Forster war seit dem 3. April 1839 verheiratet mit Auguste Knorr, geb. 8. Dez. 1814, gest. 3. Juli 1862, Tochter des Magistratsrats und Landwehrkavalleriekommandanten in München, Ludwig Knorr[517], geb. 23. Jan. 1783 in Dachau, gest. 20. Nov. 1852, Sohn des Landgerichtssekretärs Sebastian Knorr, gest. 13. August 1791 in Dachau[518]. Die Familie Knorr verkaufte 1813 das heutige Kochwirtanwesen in der Dachauer Altstadt[519]. In München war die Familie Knorr Eigentümer eines Kaufhauses in der Kaufingerstraße und der sog. Knorrhäuser, an deren Stelle in der Briennerstraße später das Café Luitpold entstand. Tochter Auguste besuchte mit gutem Schulerfolg zusammen mit ihren Schwestern die „königliche Unterrichts= und Erziehungs=Anstalt für die weibliche Jugend in Nymphenburg", die eine umfassende Ausbildung im üblichen Schulwissen aber auch für typisch weibliche Handarbeiten anbot. Dieses Mädchenpensionat verlangte eine monatliche Zahlung von 20 fl. 30 kr. für Kost, Wäsche und Bett. Soweit es keine königlichen Stipendien für die Schülerinnen gab, konnten sich nur höhere Töchter des Adels und wohlhabender Bürgerkreise diese teure höhere Erziehung leisten[520].

Eine kurze Notiz veröffentlichte 1839 die Bayerische National=Zeitung. „Landshut 2. April – Morgen wird in der St. Peters Pfarrkirche zu München der k. Direktor und Professor an der hiesigen chirurgisch-medizinischen Schule, Hr. Dr. Forster, mit Fräulein Auguste Knorr getraut. Die Bewohner hiesiger Stadt nehmen den innigsten Antheil an diesem Ereignisse, weil es sicher das Glück eines Mannes befördert, der durchgehends in Achtung steht und als Arzt allgemeines Zutrauen genießt[521]".

Dem Ehebund von Ludwig Knorr mit Elise Sabbadini entsprossen fünf Kinder. Das vierte Kind war Auguste. „Recht zielbewusst nahm Auguste ihr Eheglück in eigene Hände. Sie hatte den größten Teil des Jahres 38 bei ihrer Schwester Elise, die sich in Landshut gar nicht eingewöhnen konnte, verbracht und dort den Doktor Johann Baptist Forster, Lehrer und Professor, an der Baderschule kennen gelernt, einen 38-jährigen, von der Natur etwas stiefmütterlich bedachten Mann, von kleiner untersetzter Statur, großen Kopf mit Riesenglatze, aber hinter den scharfen Brillengläsern blitzten ein paar lebhafte Augen, die einen regen Geist verrieten und dieser rege, sprudelnde Geist ist verbunden mit einer in vorzüglicher Selbstzucht gehaltenen Art sich zu geben, war es, der Auguste derart bestach, dass sie ohne Besinnen das Versprechen gab, dem aus der dürftigsten Kinderstube hervorgegangenen Arzte, er hatte sich als armer Bauernbub durch Gymnasium und Universität im wahrsten Sinne des Wortes durchgehungert, die Hand zum Ehebund zu reichen. In München war selbstredend anfänglich große Verstimmung über das eigenmächtige Durchbrechen der väterlichen Richtlinien. Da aber Dr. Forster sich als geschickter Chirurg viel Geld verdiente, sah man väterlicherseits über das sonstige Fehlen von Hab und Gut hinweg und erteilte die Zustimmung. Am 3. April 1839 trat Auguste vor den Altar und folgte ihrem Manne noch am gleichen Tage in das neue Heim in Landshut[522]".

Die Familie Knorr war im München des 19. Jahrhunderts eine wohlhabende und einflussreiche Familie, aus der hohe Beamte, Offiziere, liberale Politiker[523], Wissenschaftler und bekannte Geschäftsleute hervorgehen sollten. Ludwig Knorr (1783–1852) war in der Münchner Steuerliste 1821 an der 13. Stelle und 1851 an 2. Stelle[524]. Zu erwähnen sind die Inhaber (seit 1862) der Münchner Neuesten Nachrichten, der heutigen Süddeutschen Zeitung, Julius Knorr (1826–1881) und der angeheiratete Dr. Georg Hirth, Herausgeber der Zeitschrift Jugend, die dem Jugendstil den Namen gab. Auch ein Gründer der Bayerischen Hypotheken- und Wechselbank gehörte zur Familie Knorr[525]. Den Knorr-Bräu, zu dem auch der heute bekannte Augustinerkeller[526] mit Biergarten gehörte, hat 1860 die Augustinerbrauerei übernommen. Professor Forster hat also in eine Familie der bürgerlichen Oberschicht Münchens eingeheiratet.

„Auguste Forster, Professors- und Landgerichts-Physikus-Ehefrau zu Freising[527]", erwarb zusammen mit der Familie Knorr am 6. August 1841 für 11.000 fl. im Anteil zu 1/9 das Haus Hackenstr. 1. Die künstlerisch wertvollste Hinterlassenschaft der Familie Knorr ist ihre Villa in Niederpöcking am Starnberger See. Das großbürgerliche Landhaus, das durch die Michael-Roever-Stiftung im alten Glanz wieder erstanden ist, wurde anlässlich der Hochzeit von Angelo Knorr mit Elisabeth Molitor am 20. September 1855 eingeweiht[528]. Ob das Ehepaar Forster daran teilgenommen hat, ist nicht zu eruieren, aber durchaus wahrscheinlich. An der kulturellen Blüte dieses großbürgerlichen Hauses[529] kann es nicht oder nur wenig teilgehabt haben, denn Johann Forster starb 1858, seine Frau Auguste, geb. Knorr, im Jahr 1862.

Johann und Auguste Forster hatten wiederum drei Töchter und einen Sohn.

a. Mathilde Forster, geb. 23.1.1840, verh. mit Franz Xaver Wenninger, k. Oberstleutnant zu Traunstein, drei Kinder[530]
b. Emilie Forster, geb. 31.5.1841, verh. mit Alois Karl, k. Notar in Freising, fünf Kinder
c. Ludwig Forster, geb. 15.11.1842, verh. mit Lena Moesl, gest. 1918[531]
d. Elise Forster, geb. 23.4.1846, verh. mit Karl Schulze, k. Rittmeister, vier Kinder

Der einzige Sohn von Professor Forster war der Apotheker Ludwig Forster, 1894 zum Großherzoglich Luxemburgischen Hofapotheker ernannt. Das Haus an der Marktstraße 35 von Bad Tölz hatte er am 1. Februar 1881 erworben[532]. Von 1891 bis 1895 amtierte er als Bürgermeister[533], sodann zog er sich nach Regensburg in den Ruhestand zurück[534]. Ludwig Forster hatte elf Kinder, von denen aber nur zwei überlebten[535]. Er starb am 20. Juli 1918; der frühere Dachauer Bürgermeister Hans Zauner[536], der aus Bad Tölz stammte, hatte ihn als kleiner Bub noch gekannt, wie er meinem Vater und mir vor Jahrzehnten erzählte.

### 4.3.4 Der Niedergang

Der Prüfung des zweiten Baderkurses von 1838 bis 1840 unterzogen sich 75 Kandidaten, wovon 72 bestanden. Die Arbeit der Schule war in ruhiges Fahrwasser geraten, das Lehrpersonal leistete sein bestes, seine Kooperation war von Friede und Eintracht gekennzeichnet[537]. Die Klagen über die Mängel der Schule, insbesondere die Unterfinanzierung, setzten sich fort. 1842 fanden die letzten Abschlussprüfungen vom 17. August bis zum 6. September statt. 52 Schüler traten an, nur einer bestand nicht.

Aber schon 1839 hatte die Diskussion über den Fortbestand der Baderschule erneut eingesetzt. Die Professoren lieferten einen umfangreichen Bericht mit der Beschreibung der bekannten Schwächen der Lehranstalt, insbesondere die unzureichende Finanzausstattung. Die Regierung von Niederbayern lehnte die Verantwortung hierfür ab und schlug die Schließung der Baderschule vor. Am 9. August 1842 zum Ende des dritten Lehrkurses erging das Ministerialreskript zur Schließung der Schule. Ein bestimmender Grund war die Feststellung, dass es im Königreich Bayern im Gegensatz zu früheren Jahrzehnten inzwischen genügend akademisch gebildete Ärzte gebe, so dass es der Einfachärzte, Landärzte, Chirurgen, Magister chirurgiae und medizinisch gut ausgebildeten Bader nicht mehr bedürfe. Auch aus dem Bereich der beamteten und freiberuflichen medizinischen Doktoren gab es ausreichend Kritik, da man die nicht akademische Konkurrenz aus wirtschaftlichen Gründen ablehnte. Man bezichtigte sie der Pfuscherei, Halbwisserei, unverzeihlicher Fehlgriffe, usw. Nur ein

Satz von Dr. von Grauvogl soll stellvertretend zitiert werden: „Die Aerzte in Bayern sprühen Feuer und Flamme gegen ihre Landplage, Chirurgen und Bader, und diese kommen mir vor wie die Termiten ...[538]". Eine weitere polemische Schrift von 1840: „Ist ein Baderinstitut in Bayern nothwendig? Wir beantworten diese Frage in einer Beziehung mit einem vollen Nein, und gewiß jeder vernünftige Arzt, der wirklich praktischer Arzt ist, wird mit uns übereinstimmen[539]". Eine der wenigen Gegenstimmen stammte von Ringseis, der sich dem Votum des Obermedizinalausschusses nicht anschloss und ein Plädoyer für das untermedizinische Personal aussprach[540]. Sein Hauptgegner war Geheimrath Professor Philipp Franz von Walther[541].

Zur Illustration der Problematik sei die Ärztedichte von Bayern in Jahr 1852 mit der von 2011 verglichen[542]:

| Jahr | 1852 | 2011 |
|---|---|---|
| Einwohner | 4.559.000 | 12.493.000 |
| Ärzte | 1.423 | 74.000 |
| Einwohner je Arzt | 3.200 | 168 |

1843 schätzte Ringseis die Zahl der Landärzte und Chirurgen auf ca. 2000, d. h. ca. 2.300 Einwohner pro Arzt[543]. Die Zahl der Hebammen betrug ca. 4000[544]. Es stellte sich nunmehr die Frage, wie und wovon der Berufsstand der Bader zukünftig existieren solle. Von aller selbstständigen medizinischen Tätigkeit wurde er nun fern gehalten; von einer Baderschule, deren Niveau nochmals herabgeschraubt werden solle, hielt man nichts. Die Regierung beauftragte den Kreismedizinalausschuss mit einer Stellungnahme. Dem gehörten an: Kreis- und Stadtgerichtsarzt Dr. Johann Syller, Landgerichtsarzt Dr. Johann Baptist Fröhlich, der Direktor der Baderschule Dr. Ulsamer, der Professor der Medizin an der Baderschule Dr. Forster, der Lehrer der Chemie an der Landwirtschafts- und Gewerbeschule Anton Köllmayer und der Tierarzt Ambros Mangold. Es blieb nur mehr eine Lösung, die Schule war abzuwickeln. Der Beruf des Baders wurde neu geordnet durch die „K. Allerhöchste Verordnung vom 21. Juni

1843, Baderordnung für das Königreich Bayern betr.[545]". Die vorstehende Baderordnung wurde am 15. März 1866 von einer neuen abgelöst, die am 24. Juni 1884 revidiert und am 31. März 1899 durch eine neue ersetzt wurde. Die Bader wurden in Vorbildungsvoraussetzungen und Ausbildung den Handwerkern gleichgestellt. Als Haupttätigkeit blieb das Haar- und Bartscheren und die Bereitung einfacher Bäder, die Rechte zu Krankenwärterdienst, erste Hilfe und einfachste medizinische Hilfsleistungen wie Aderlass, Zahnziehen, Pflaster kleben, Leichenbeschau usw. wurden zunehmend verringert[546]. Der Baderberuf ging letztlich im Friseurhandwerk auf.

Zum 1. November 1842 verließ Professor Forster als erster Stadt, Schule und Klinik. Von der Regierung war keine Verfügung über seine Nachfolge als Krankenhausarzt und die Übergabe aller medizinischen Einrichtungen, Bibliotheken, Instrumente usw. ergangen. Später wurde verfügt, dass Forsters Abteilung im Krankenhaus samt der Bibliothek der medizinischen Klinik dem Chirurgen Dr. Einsele übergeben wird[547]. Die verbleibenden Ärzte übernahmen den Betrieb der Klinik und fanden andere berufliche Chancen[548]. Dr. August Max Einsele (1803-1870) wurde Gerichtsarzt in Murnau und Tegernsee und starb 1870. Er tat sich als Botaniker und Maler hervor[549]. Dr. Joseph Beraz (1803-1869) wurde über Würzburg o. Professor der allgemeinen Naturgeschichte an der Philosophischen Fakultät der LMU in München[550]; auch er war ein Freund von Ringseis[551]. Dr. Adam Ulsamer (1793-1861) wurde Kgl. Rath und Land- und Stadtgerichtsarzt in Ansbach. Die Abwicklung der Baderschule durch Verkauf und Verlagerung des Inventars, wie Möbel und Instrumente, Sammlungen usw. zog sich noch bis 1845 hin[552]. Die geringen Erlöse kamen den Landesuniversitäten zugute[553].

## 4.3.5 Typhus

Im Jahr 1839 herrschte in Landshut eine Typhusepidemie[554]. Sie ist wohl der Ausgangspunkt für die folgende Untersuchung, die sich auf ca. 90 Krankheitsfälle stützte. Neben seinem Lehrbuch der inneren Heilkunde für Bader ist dieser Aufsatz die bekannteste Veröffentlichung von Professor Forster. Er wurde mehrfach abgedruckt, zitiert und diskutiert[555]. Insofern soll diese Veröffentlichung hier in voller Länge vorgestellt werden. Der Text wurde vorgetragen in der „anthropologisch-medicinischen Section" der Versammlung deutscher Naturforscher und Ärzte zu Erlangen am 21. September 1840, nachmittags um 16 Uhr. Die Leitung der Tagung hatten Dr. J. M. Leupoldt und Dr. L. Stromeyer; den Sitzungen präsidierte Herr Geh. Hofrath Dr. Harleß[556].

### Bemerkungen über das typhöse Cöcalgeräusch[557]
### von
### Prof. Dr. Forster in Landshut

Bekanntlich sind es neuere Schriftsteller, welche als Symptom von Darmgeschwüren ein gewisses Geräusch in der Gegend des Blinddarms bezeichnen. Die auf die regio inguinalis mehr oder minder stark drückende Hand erhält eine eigenthümliche Empfindung, am meisten derjenigen ähnlich, welche beim Zusammenknittern von feinem Fließpapier oder beim Zusammendrücken emphysematöser Lungenparthien zwischen den Fingern entsteht. Bisweilen ist dieses Geräusch ein gluckerndes und dann den Umstehenden deutlich hörbar, besonders in jenen Fällen, wo die Kranken zugleich an häufigen Durchfällen leiden. Wenn im Darmkanale sich viel Flüssigkeit befindet, so bringt ein Druck auf den Unterleib ebenfalls ein gluckerndes Geräusch hervor, allein dieses zeigt sich fast im ganzen Umfang des Unterleibs, vorzüglich in der Nabelgegend beschränkt. – Dieses Geräusch fand ich seit November vorigen Jahres ungefähr in 90 Krankheitsfällen. In der Mehrzahl derselben rief die aufdrückende Hand auch einen vorher nicht geklagten Schmerz hervor, der sich oft, besonders in fieberlosen Fällen, nur als vermehrte Empfindlichkeit äußerte. – Dieses Geräusch fehlte kein einziges Mal in allen Fällen von ausgesprochenem Abdominaltyphus, diesen seinen ganzen Verlauf hindurch oft bis zum Ende begleitend. Wenn das Geräusch an manchem Tage nicht entdeckt wurde, so war nichts Anderes Schuld, als daß kurz vorher der bezeichnete Druck schon ausgeübt worden war.

Dieses Geräusch war eines der ersten Symptome des Abdominaltyphus, und verrieth diesen in seinem Hinterhalt, wenn die übrige Gestaltung der Krankheit nur erst an Kopfkongestionen, an ein rheumatisches, galliges, gastriges Fieber oder an einen entzündlichen Bronchialkatarrh zu denken berechtigt; die flüssigen Stuhlentleerungen, auf Darmgeschwüre hinweisend, kamen oft viel später. War dagegen das Geräusch im Beginne von Fiebern oder fieberhaften Krankheiten nicht vorhanden, so hatte man den Uebergang in einen Typhus durchaus nicht zu fürchten. – Wenn dasselbe gegen den 11ten oder 14ten Tag hin verschwand, ohne daß zu gleicher Zeit die übrigen gefährlichen Zufälle zurücktraten, so begründete diese Beobachtung durchaus keine Aenderung der ausgesprochenen üblen Prophasis, obwohl wir in drei Fällen aus dem Aufhören des Geräusches auf beginnende oder vollendete Heilung, Vernarbung der Darmgeschwüre mit Grund schlossen. In zwei Fällen entstanden bald nach dem Aufhören des Strepitus sphacelöse Geschwüre am Scrotum, und in einem dritten Necrosis des Alveolarfortsatzes des Oberkiefers mit einem höchst übelriechenden Geschwüre. Diese drei Fälle gingen zur Heilung. Eben so verschwand das Geräusch schnell, sowie sich ein Bronchialkatarrh einstellte.

Drei tödtlich abgelaufene Fälle zeigten uns die vernarbten Stellen früherer Darmgeschwüre. Ich erlaube mir diese Vernarbungen näher zu beschreiben, denn es ist noch nicht lange her, daß man die Wirklichkeit solcher Vernarbungen bezweifelte.

Sowohl auf der valvula Bauhini als ungefähr 1½ Fuß in dem Dünndarme nach aufwärts, zeigten sich mehrere blau-schwärzliche Stellen von unregelmäßigem Umrisse und verschiedentlich großem Umfange, kleiner als eine Linse und größer als ein Sechskreuzerstück, umgeben von einer

Anwulstung in Form eines Walles, oder von einer ganz feinen, glänzend weißen Linie; der Grund war noch vertieft, allein bei den meisten mit einer neuen Schleimhaut überzogen, die sich von der Schleimhaut der gesunden Darmparthien nur dadurch unterschied, daß sie dünner war und mit der Muskelhaut ziemlich fest verwachsen, die Pincette konnte sie daher nur wenig emporheben, während die umgebende, unversehrt gebliebene Schleimhaut leicht und hoch emporgehoben werden konnte. Einige Stellen waren noch mehr vertieft, auf ihnen hatte sich die Schleimhaut noch nicht regeneriert. Andere Geschwüre, welche, so wie mir schien, im Zustande beginnender oder fortschreitender Vernarbung sich befanden, zeigten auf ihrem Grunde noch keine Schleimhaut, sondern von dem Rande her, welcher mit der feinen, weißen, oben eingeführten glänzenden Linie bezeichnet war, zogen in gerade laufender paralleler Richtung durch den Grund des Geschwüres eben solche weiße Fäden, welche mit der Pincette noch schwieriger aufzuheben war, als die neue gebildete Schleimhaut in den vollkommen vernarbten Geschwüren. Zwischen diesen Fäden lag dicklicher, durchsichtiger Schleim, der auf den ersten Anblick hin wie eine ausgebildete Schleimhaut aussah.

Das beschriebene Geräusch begleitete aber nicht allein den Abdominaltyphus konstant, sondern gesellte sich auch zu vielen andern theils fieberhaften, theils fieberlosen Krankheiten. Der Bronchialcatarrhus inflammatorius war dreimal von diesem Geräusche begleitet, der einfache Bronchiocatarrhus einmal, der Status biliosus viermal, die Mandelbräune einmal, Lungen- congestation dreimal, Flußfieber einmal, Varicellen sechsmal, Gesichtsrothlauf einmal, Wechselfieber viermal, selbst eine Recidive von Wechselfieber, Leberanschoppung einmal, Hysterismus einmal, Abdominalplethora nach unterdrückter Reinigung zweimal, Helminthiasis und Epistaxis profusa einmal. Hinsichtlich der gewöhnlich begleitenden Durchfälle habe ich zu bemerken, daß diese Regel viele Ausnahmen erlitt, oft waren die Darmausscheidungen normal, oft selbst litt der Kranke an Stuhlverstopfung, der an Mandelbräune Erkrankte hatte seit sieben Tagen keinen Stuhl. Oft war das Geräusch schon lange verschwunden, und die Diarrhöe währte noch.

Anfänglich, als ich dieses Geräusch in mehreren Fällen beobachtete, schreckte es mich von jeder energischen Behandlungsweise ab, namentlich von allgemeinen Blutentziehungen, weil ich mich von dem Gedanken an nachfolgenden Typhus nicht losmachen konnte, allein nachdem ich einen Kranken genesen sah nach profusem Nasenbluten, nachdem ich öfters bei mehr exspectativen Verhalten gar keine Fortschritte zur Heilung bemerken konnte, da ich bereits zwei Kranke mit noch hörbarem Geräusche, im Uebrigen ganz geheilt, entlassen hatte, wurde ich dreister, so daß ich in einem der entzündlichen Bronchialcatarrhe selbst zwei Aderlässe von zehn Unzen veranstaltete, mit prompter Erleichterung und baldiger Herstellung der Kranken.

Außerdem entdeckte ich an einer großen Anzahl von Kranken verschiedener Art eine größere oder geringere Empfindlichkeit in der Gegend des Blinddarms ohne Geräusch. Noch andere Fälle wurden beobachtet, die ich nicht anders benennen konnte als Ileohelcosis apyretica, indem die Symptome sich unter keine der gewöhnlichen Krankheitsformen zusammenfassen ließen. Die Krankheit begann mit großer Abgeschlagenheit, schneidenden Schmerzen im Unterleib, häufigen Durchfällen, Appetitlosigkeit, bitterem Geschmack, aber ohne Brechreiz, mit Kopfschmerzen oder Schwere des Kopfes, dabei war die Cöcalgegend beim Drucke sehr empfindlich und gab das Geräusch. Alle diese Fälle gingen binnen 4–7 Tagen zur Heilung und den Kranken war nichts verordnet, als durch einhüllende Getränke oder durch frisches Wasser den Hautdunst zu befördern; auf die Cöcalgegend wurde in allen Fällen ein Senfteig gelegt. Einige von diesen Kranken verlangten selbst bei fortbestehendem Cöcalgeräusche den Austritt, indem sie wieder zu Kräften gekommen, und die oben angeführten Beschwerden verschwunden waren.

Fragt man nach der Entstehung dieses Geräusches, oder den physischen Zusammenhang desselben mit Vorgängen oder pathologischen Veränderungen im Darmkanale, so kann darauf nur nach reiflicher Erwägung der oben angeführten Erscheinungen, und selbst dann nur unbefriedigend, geantwortet werden.

Bis jetzt hat man dieses Geräusch als ein Zeichen der Darmgeschwüre im Abdominaltyphus allgemein genommen. Damit im Einklange stehen einerseits die Beobachtungen, welche sage, vom 8ten Tage an höre man ein gurgelndes Geräusch, ein eigenthümliches Poltern beim Drucke auf die Blinddarmgegend, andererseits der Erfahrungssatz, daß in den Leichen derjenigen, welche vor dem 11ten Tage starben, keine Darmgeschwüre aufgefunden worden sind. Allein in allen von uns beobachteten Fällen verhält sich die Sache anders; fürs erste war es nur in der Minderzahl ein Gurgeln, Poltern, dem Ohre vernehmbar; mehrentheils war es ein Knittern, Knistern, nur dem Tastsinne vernehmlich, nicht dem Ohre. Sodann gehörte dieses Geräusch, wie oben gesagt, zu den ersten Symptomen, es wurde zu einer Zeit bemerkt, wo an ein ausgebildetes Darmgeschwür unmöglich gedacht werden konnte, was auch durch das schnelle Verschwinden des Geräusches in fieberlosen Affektionen beurkundet wird. Dieses Geräusch zeugt also nicht allein von dem ausgebildeten Geschwüre, sondern möchte auch dessen erste Anfänge verrathen. Ob nun dieses in einer specifischen Reizung der Darmdrüsen, der isolierten sowohl als der conglomerierten, oder in bereits erfolgter Hypertrophie der Schleimbälge nach Andral bestehen, muß ich dahin gestellt seyn lassen, genug, daß nach beiden Annahmen das schnelle Verschwinden des Geräusches wohl erklärt werden kann. Sichtlich schnelle Resorption wurde auch einigemal beobachtet bei typhösen Zahnbelegen, der heute in dünner Lage abgesetzt, morgen schon verschwunden war. Daher wahrscheinlich auch die große Wirksamkeit der Brechwurzel in kleinen Gaben, worüber in diesen Krankheiten unter allen Aerzten nur eine Stimme ist.

Wirkliche Entzündung des Darms in dieser Gegend, welche zweimal behandelt wurde, verlief ohne jenes Geräusch, also kann wirkliche Entzündung dasselbe nicht erzeugen.

*Einige Bemerkungen über diese Abdominaltyphus-Epidemie.*

Jede Epidemie hat ihre Eigenthümlichkeiten, so auch die in Rede stehende. Ihr gewiß ganz eigen war 1) das häufige Vorkommen des beschriebenen Geräusches, welches sich als gemeinsames gleichsam bindendes Merkmal einer großen Reihe von Krankheitsfällen herausstellte, als ein Merkmal, welches den leichtesten Krankheitsfall, der mit geringer Nachhülfe, oder auch ganz der Natur überlassen, nach wenigen Tagen zur Heilung gelangte, in einer Kette von unendlich vielen, blos gradativ verschiedenen Formen mit den schwersten, dem Tode unaufhaltsam zueilenden Erkrankungen verband. Während in dem benachbarten München im Verhältniß sehr viele, schwere Erkrankungen am Abdominaltyphus, und Todesfälle stattfanden, verliefen die gleichartigen Krankheitsfälle in Landshut und Umgebung gelinder und gutartiger. Unwillkürlich wurden wir an die Cholera, wie sie in München herrschte, erinnert, wo zu gleicher Zeit bei uns recht viele Cholerinen auftraten, nur wenige wirkliche Cholerafälle abgerechnet. So wie also dort das specifische Miasma so viel an Energie verloren hatte, daß es nicht zur Ausbildung einer Cholera-Epidemie kam, so schienen auch in diesem Jahre die nämlichen Verhältnisse obzuwalten, welche das förmliche Auftreten einer Typhus-Epidemie verhinderten, die Mehrzahl der Fälle stellten nur Typhoide dar (sit venia verbo).

2) Eine andre Eigenthümlichkeit bestand darin, daß selbst in den schwersten Fällen die Verrichtungen des Gehirns und Gehirnnervensystems, mit Ausnahme des Gehörsinns, sehr wenig gestört waren. Betäubung stellte sich nur in den wenigsten Fällen und außerdem nur in der letzten Zeit vor dem Tode ein. Wir beobachteten einen Mann, der, am Abdominaltyphus im höchsten Grade erkrankt, im Krankhause ankam, und die Integrität des innern Sinnes in dem Grade beibehalten hatte, daß er öfters über Zittern und Hüpfen seiner Sehnen klagte; der Fall endete durch profuse Darmblutungen tödtlich. Ich fragte mich deswegen wiederholt, ob es wohlgethan sey, in die Bezeichnung einer Krankheit ein Symptom, nämlich τυφος aufzunehmen, welches in den meisten Fällen gar nicht zugegen war, und aus der Bezeichnung jenes Symptom wegzulassen, welches niemals fehlte, nämlich das Darmgeräusch oder vielmehr die ihm zum Grunde liegende organische Läsion in der Endigung des Krummdarms. Da außerdem der Blinddarm in der Endigung in keiner Leiche besonders krankhaft verändert sich zeigte, noch weniger die Schleimhaut des Dickdarms, da auch andere neuere Schriftsteller die Bezeichnung Abdominaltyphus unzureichend gefunden haben mußten, indem sie selbst von einem typhösem Abdominaltyphus sprechen, so glaubte ich in die in

dieser Zeit vorgekommenen Fälle am geeignetsten mit Ileohelcosis und zwar idiopathica, zum Unterschiede von andern mehr secundären tuberkulösen, scrophulösen Darmgeschwüren bezeichnen zu müssen.

Ileohelcosis pyretica bezeichnete mit den gewöhnlich sogenannten Abdominaltypus; die Ileohelcosis apyretica bestimmte ich oben näher. – Das begleitende Fieber war im Anfange immer ein Reizfieber, Blutentziehungen, besonders lokale an Brust oder Kopf, wurden immer mit Vortheil angewendet, in den schlimmeren Fällen änderte sich nach einigen Tagen der Fiebercharakter in den nervösen um. Meistens gelang es, die Krankheit zur Entscheidung und Heilung zu bringen, bevor diese Aenderung eintrat. Nicht selten verlief das erste Stadium unter dem Bild der febris pituitosa.

Ueberhaupt fand ich große Aehnlichkeit mit dem Verlaufe der konfluirenden Pocken, deren begleitendes Fieber anfänglich ebenfalls ein entzündliches ist, und später als putrides auftritt.

3) Bis zur Petechienbildung kam es nur 1mal.

4) Hinsichtlich der Contagiosität habe ich zu bemerken, daß von 80 Schülern, welche der Klinik beiwohnten, nur zwei erkrankten, also hier kann von Ansteckung nicht wohl die Rede seyn, wohl aber bei solchen Kranken, welche an andern Krankheiten leidend, längere Zeit im Krankenhause unter Typhuskranken lagen. – Sie wurden entlassen, aber bald kehrten mehrere derselben wieder zurück und waren vom Typhus ergriffen.

5) Auffallend war das zu gleicher Zeit vorkommende Wechselfieber.

6) In der Therapie trat gar zu häufig die dringende Nothwendigkeit ein, daß man der indicatio vitalis alle andern Rücksichten opfern mußte. Bisam in größeren Dosen bewährte öfters seine siegende Kraft gegen den andringenden Tod, sodann traten die übrigen Indicationen wieder in ihre Rechte.

Die Lindenkohle, von Kopp in Hanau empfohlen, erwies sich als das kräftigste Mittel, den erschöpfenden Durchfällen Einhalt zu thun, wenn andere Rücksichten die Anwendung von Klystieren von kaltem Wasser untersagten.

Mit dem Alaun, der namentlich im allgemeinen Krankenhause Wiens sehr heilkräftig befunden wurde, konnte ich bis jetzt zu keinem Resultate gelangen.

Je weniger stürmisch die erste Behandlung war, desto ruhiger der Verlauf und günstiger die Prognose, deswegen waren Brechmittel nur von bedingtem Werthe, Purgantia durchaus schädlich.

Dieser Vortrag wurde als Aufsatz mehrfach publiziert und diskutiert[558]. Typhus und Cholera waren im 19. Jahrhundert weit verbreitete Infektionskrankheiten, die man vor der Entwicklung der Bakteriologie durch Robert Koch[559] und Louis Pasteur[560] letztlich nicht in den Griff bekam. Entscheidenden Fortschritt brachte allerdings der Münchner Professor Max von Pettenkofer[561] mit seinen Vorschlägen für Hygienemaßnahmen und Städtebau[562], die weltweit akzeptiert wurden. Seine Bücher „Boden und Grundwasser in ihren Beziehungen zu Cholera und Typhus" (1869) und „Über den Werth der Gesundheit für eine Stadt" (1873) begründeten die öffentliche Hygiene und seinen weltweiten Ruf. Die Cholerafrage, d. h. die Ablehnung der Entdeckung des Cholerabazillus, war aber auch die Tragik seines Lebens.

## 1841

Im Jahre 1841 erfolgte die Gründung der Landshuter Liedertafel im Mosergarten; die ersten Mitglieder waren Landshuter Honoratioren: Beamte, Ärzte Lehrer, darunter „der Krankenhausarzt Prof. Dr. Forster[563]". „Aber schon im nächsten Jahr gab es eine Aufführung des Oratoriums ‚Die Schöpfung' von Haydn mit nahezu 100 Mitwirkenden und den Solisten Frau Dr. Forster, …, Prof. Dr. Forster, …" Die Gesangs- und Musikvereine standen zu dieser Zeit des Vormärz allerdings ständig unter dem Verdacht, verdeckte politische Vereine zu sein. Ende der dreißiger Jahre erhielt das Konzertleben Belebung durch Wohltätigkeitskonzerte, die von der Krankenhausdirektion zugunsten von Patienten veranstaltet wurden, die aus der Klinik oft im ärmsten Zustand entlassen wurden. Diese Konzerte fanden von 1837 bis 1840 im Schwarzen Hahn statt[564].

Im Geschäftsadresshandbuch für den Regierungsbezirk Niederbayern für 1841 wurde der Personalstand der Landshuter Baderschule nochmals aufgeführt[565]:

---

Medicinische Lehr=Anstalten

Schule für Bader in Landshut

Direktor: Hr. Dr. Adam Ulsamer, königl. Rath und ordentlicher Professor
Professor der Anatomie: Hr. Dr. Jos. Beraz
Professor der gesammten Chirurgie: Hr. Dr. August Einsele
Professor der Therapeutik und Clinik: Hr. Dr. Johann Forster
Prosektor: Hr. Dr. Fr. Xav. Wein
Pedell: Ant. Seybold

---

„Folgende Aerzte Niederbayerns haben erklärt, in soferne Sr. Majestät der König die Bildung eines Vereins bayerischer Aerzte Allergnädigst genehmigen geruhen sollten, demselben seiner Zeit beitreten zu wollen[566]". Unterzeichnet ist dieser im Medicinischen Correspondenzblatt veröffentlichte Antrag von den vier eben genannten Professoren der Baderschule; viele weitere Ärzte aus Niederbayern schlossen sich diesem Gesuch an. Auf Seite 772 erfolgte dann schon die Veröffentlichung der Berufung Forsters an die Universität München.

## 4.3.6 Universität München (LMU)

### 4.3.6.1 Katholische Politik

Die Julirevolution von 1830 in Frankreich führte zu einer Reihe von repressiven Beschlüssen des deutschen Bundestags[567]. Das Hambacher Fest in der Pfalz mit weitgehenden liberalen Forderungen am 27. Mai 1832 bestärkte den Kurswechsel auch in der bayerischen Innenpolitik. Seither[568] steuerte König Ludwig zunehmend eine konservative, katholisch bestimmte Richtung in der bayerischen Politik, deren personeller Ausdruck der Innenminister Karl von Abel war. „Kein Minister des 19. Jahrhunderts war so umstritten und so gehaßt wie er[569]". Man sprach vom System Abel. Die „Konföderierten" waren die erste lockere Verbindung von politisch aktiven Katholiken[570]. Hatte Ende der zwanziger Jahre die Ungnade des Königs den Eos-Kreis[571] mit seiner Zeitschrift Eos noch zur Resignation getrieben, so reorganisierte sich der politische Katholizismus in den dreißiger Jahren im Görres-Kreis, aus dem seit 1838 die Historisch-Politischen Blätter hervorgingen, die bis ins 20. Jahrhundert das geistig führende konservative Publikationsorgan des Katholizismus wurden. In Minister Abel fanden sie den Protektor. Wer diesem Kreis, auch Kongregation, Partei, Ultras genannt, angehörte, ist durch die Literatur im Einzelnen nicht eindeutig zu klären; es waren Dutzende Adelige, Reichsräte, hohe Beamte, Professoren, Geistliche, freiberufliche Intellektuelle und Publizisten[572]. Für sie bürgerte sich zunehmend der Name Ultramontane ein. Es gab Reibungspunkte zur Politik des Monarchen, der in seiner gesamten Regierungszeit eine staatskirchenrechtliche Position vertrat und auf seine Kronrechte über die Kirche nicht verzichten wollte. Andererseits hat Ludwig die katholische Kirche in allen Bereichen nach Innen und Außen gefördert, z. B. in den Klosterneugründungen und durch den Ludwigs-Missions-Verein. Er verstand sich als der Fürsprecher des Katholizismus in Deutschland. Er zog sich damit nicht wenige Anfeindungen zu. In Ludwigs Regierungszeit kam es auch zu Auseinandersetzungen innerhalb der katholischen Kirche, zwischen der versöhnlichen, toleranten, milden

Sailerschule und den strengen Ultramontanen. „Der schärfere Wind, der seit Ende der dreißiger Jahre in der bayerischen Kirche zu wehen begann, brachte zugleich eine neue, sich deutlich vom bisherigen Typus des Oberhirten abhebende Bischofsgeneration mit sich. Meist am römischen Germanikum ausgebildet, verstanden sich deren Vertreter hauptsächlich als Ausführungsorgan der Kurie[573]". Aufsehen erregten in München die scharfmachenden Prediger Thomas Wiser und Anton Eberhard gegen die Protestanten und gegen die Mischehe. In den Streitigkeiten unterlag Eberhard. „Noch einmal behielten die Sailerschüler die Oberhand, nicht zuletzt deswegen, weil König Ludwig I. selbst in den Streit der Parteien eingriff. Im Juni 1841 wurde Eberhard vom erzbischöflichen Ordinariat München der Kanzel verwiesen[574]". In den weiteren Auseinandersetzungen schrieb Ludwig die oft zitierten Sätze: „Gegen Fanatismus bin ich. Er bewirkt das Gegenteil dessen, was er beziel t. Fromm sollen meine Baiern sei, aber keine Kopfhänger[575]".

Die Berufungspolitik an den Universitäten und Hochschulen erfolgte zu Ludwigs Zeiten nach dem Konfessions- und Sparsamkeitsprinzip. Die Professuren der Universitäten München und Würzburg wurden mit Katholiken besetzt, in Erlangen bestand die protestantische Hochschule. Die Universitäten bezogen ihren Nachwuchs vor allem aus der Lehrerschaft der Lyzeen und Gymnasien oder aus Staatsstellen wie Gerichtsärzten. Eine wissenschaftliche Autonomie der Universitäten in Berufungsfragen konnten sich weder der König noch sein Minister Abel vorstellen[576].

### 4.3.6.2 Der Eklat 1841/42

Zum Eklat kam es zwischen König Ludwig und den kirchlichen Ultras bei der Begräbnisfeierlichkeit für die Stiefmutter Ludwigs, Karoline Friederike Wilhelmine von Baden[577], der zweiten Ehefrau seines Vaters und Mutter seiner fünf Halbgeschwister, geb. 13. Juli 1776 in Karlsruhe. Sie starb am 13. November 1841. Der Oberstkämmerer hatte einen protokollarisch einwandfreien Ablauf der Trauerfeier ausgearbeitet, aber der Generalvikar der Erzdiözese München und Freising, Friedrich Windischman, veranlasste das Domkapitel zu einem fatalen Beschluss[578].

Alles was Rang und Namen hatte in Bayern, auch auswärtige Monarchen wie der preußische König Friedrich Wilhelm IV., ein Schwager Ludwigs, nahmen an dem feierlichen Trauerzug teil. „Bei der katholischen Hof= und Stiftskirche zum Hl. Cajetan, unter welcher die Königliche Gruft ist, angelangt, wurde der Sarg auf ein unter dem Portale der Kirche bereites Gerüst gesetzt. – Der Eintritt der protestantischen Geistlichkeit in die Kirche fand nicht statt. – Nachdem nun jetzt noch die letzte Einsegnung von dem protestantischen Dekan, Hrn. Dr. Böck, geschehen war, erfolgte die förmliche Uebergabe des königlichen Leichnams an den k. Obersthofmeister, der denselben dem Klerus des Collegiatstiftes überantwortete, welcher ihn in der k. Gruft beisetzte"[579]. Hierzu eine protestantische Stimme: „Als der Leichenzug, an welchem der König Ludwig von Bayern, sowie der gerade in München anwesende König Friedrich Wilhelm IV. von Preußen Antheil nahmen, vor der Kirche anlangte, wurde der den Leichenzug anführenden protestantischen Geistlichkeit der Eintritt unmöglich gemacht. Dieselbe ward hierdurch veranlaßt, die Uebergabe der Leiche vor den Kirchthüren an den katholischen Clerus der Hofkirche zu bewirken, welcher aber nicht mit dem priesterlichen Capitelkleide – Talar und Roquette –, sondern lediglich mit der gewöhnlichen bürgerlichen Kleidung angetan war"[580]. So absolut provokativ unfeierlich nahm die katholische Geistlichkeit den königlichen Sarg in Empfang. Man sprach keine Gebete, in der Kirche fehlte Trauerschmuck und eine Altarbeleuchtung mit Kruzifix; es ertönte kein Orgelspiel und kein Gesang, niemand hielt eine Trauerrede. Kurz, es war ein deprimierender Eindruck, den auch viele der hohen Trauergäste so empfanden. Durch die Literatur wanderte vielfach bis heute der Kommentar des österreichischen Gesandten Ritter von Karst an Fürst Metternich: „Kurz, die ganze Beerdigung hat an die obskurantesten Zeiten zurückerinnert; denn die arme Leiche ist an der ihr bestimmten Ruhestätte so empfangen worden, als ob der Bannfluch auf ihr gelastet[581]". Der Streit eskalierte in die Diözesanhauptstädte Passau, Würzburg und Augsburg; auch der Heilige Stuhl griff ein[582]. „Der Bischof von Augsburg hatte im Herbst 1841 für die gestorbene Königin Mutter Caroline, welche evangelischen Bekenntnisses war, die Trauerfeierlichkeiten nach dem gewöhnlichen Ritus seiner Kirche und mit Untersagung aller Restrictionen veranstaltet, wofür König Ludwig ihm schriftlich seinen Dank abstattete. Diese Uebertretung der Kirchengesetze verwies ihm aber der Papst im Febr. 1842 sehr ernstlich und tadelte ihn hart, dass er die öffentlichen für katholische Begräbnisse bestimmten Supplicationen auch bei der Bestattung einer Person angeordnet, welche wie die Königin, ‚offenbar in der Häresie gelebt habe und gestorben sey'. Es mache nämlich, sagt er, gar keinen Unterschied, wenn man annehme, die Verstorbene könne vielleicht in ihren letzten Lebensaugenblicken durch eine geheimnisvolle Gnade Gottes zur Busse erweckt worden sein[583]". Auch dem am 12. Juli 1841 als Koadjutor mit dem Recht der Nachfolge in München präkonisierten Karl August Graf von Reisach gab König Ludwig die Schuld an dem Eklat[584]. Die peinliche Angelegenheit wurde auch im Landtag aufgegriffen[585].

Man wies den König von verschiedenen Seiten darauf hin, dass man ihn vor der preußischen Verwandtschaft bloßgestellt habe, indem man über die kirchenrechtlichen Vorschriften weit hinausgegangen war. Neben ähnlichen Ereignissen im ganzen Königreich erbitterte den König, dass der Passauer Bischof Heinrich Hofstätter[586] in einem Rundschreiben dem Diözesanklerus die Abhaltung von Seelenämtern für die verstorbene Königin ausdrücklich verboten hatte und dazu sogar ausdrücklich kirchliche Strafen androhte[587]. Ludwig empfand das ganze Geschehen als eine ihm persönlich geltende Demütigung, er fühlte sich in seiner Königswürde beleidigt und er reagierte bitterböse. Er hielt am 5. Dezember seinem Minister Abel wütende Vorhaltungen, die dem Gescholtenen die Tränen in die Augen trieben, und er betonte, dass er in kirchlichen Fragen zu Abel kein Vertrauen mehr habe[588]. Über den Fall der Bischofsernennung von Valentin (von) Riedel wurde der König so ausfallend, dass Abel sich zu einem Rücktrittsgesuch veranlasst sah. Am 10. Januar 1842 äußerte sich König Ludwig in einem Reskript: „Vertrauen, und großes Vertrauen habe ich auf meinen Minister von Abel, nur, und das sagte ich ihm bereits selbst, was die Besetzung Geistlicher Plätze anbelangt, änderte es sich, der ich dieses offen, wie gedacht, ihm selbst äußerste, darum aber nicht das übrige, und auch dieses zu erlangen hängt von ihm ab. Windischmann'sche Richtung schadet, Sailer'sche fördert die heilige Sache, von ersterer wende er sich ab, wende sich zu letzterer[589]". Der König nahm also Abels Rücktrittgebot nicht an, aber das alte Vertrauen in kirchlichen Angelegenheiten ließ sich nie mehr wieder richtig herstellen. „Seit ich König bin, hat Mich nichts so anhaltend tief verletzt, wenigstens nicht stärker als das seit letzten Sommer fortgesetzte freche Benehmen der Fanatiker gegen Mich, gegen meine Befehle, als wenn Ich ein blindes Werkzeug wäre, mit dem sie machen könnten, was sie wollen ... Mein Minister Abel hat viel gut zu machen[590]". König Ludwig fürchtete immer das Aufkommen eines fanatischen Religionssystems[591]. Ein Misstrauen gegen alles exponiert Katholische blieb. Generalvikar Windischmann[592], einer der Protagonisten eines harten kirchlichen Kurses, hatte seine Chance auf einen Bischofsstuhl ohnehin verspielt. Bei der Beisetzung der Urne mit dem Herzen der verstorbenen Königin lenkte die Kirche ein, aber nur weil König Ludwig der katholischen Geistlichkeit androhte, ihnen eigenhändig die liturgischen Gewänder anzuziehen, sollten sie es wieder verweigern[593]. „Das Trauergeläute mit sämmtlichen Glocken der Stadt begann mit dem Ausgang (des Trauerzugs) von der k. Residenz und endigte mit dem Vollzuge der Handlung. Am Portale der St. Cajetan Hof= und Stiftskirche erschien der Propst des Collegiatsstifts im Talar und Rochete mit dem gesamten Capitel im gleichen Anzuge und übernahm von dem k. Hofcommissär die Urne; während des Gesangs: Ego sum resurrectio bewegte sich der Zug zum Katafalk. Bei dem Katafalk empfing der Stiftsdechant die Urne aus den Händen des Stiftspropstes, und setzte selbe auf die Tomba. Hierauf sang die Capelle strophenweise abwechselnd choraliter und vierstimmig das Benedictus Dominus Deus. Nach Beendigung desselben erhielt der Stiftspropst aus der Hand des Dechants die Urne, wo der k. Hofcommissär, nach vorausgegangener Versiegelung, die Urne mit dem k. Herzen auf dem Sarge der Höchstseligen Verstorbenen aufstellte[594]".

*Ergänzung:* Königin Therese, die Gemahlin König Ludwigs I., starb am 28. Oktober 1854 an Cholera. Ludwig verreiste und nahm an der Beisetzung vom 31. Oktober nicht teil. Es entsteht der Eindruck, dass sich der König bei der Bestattung seiner evangelischen Frau in einer katholischen Fürstengruft nicht noch einmal dem Skandal aussetzen wollte wie dies bei Königin Caroline geschehen war. Die Trauerrede in der Theatinerkirche hielt diesmal der königliche Stiftspropst Dr. Ignaz Döllinger. Die Beisetzung war aber nur vorläufig. Ludwigs Sarkophag wurde noch zu seinen Lebzeiten 1857 in der von ihm gegründeten St. Bonifaz-Kirche aufgestellt. Der Sarg seiner Frau Therese war davor am 19. März aus der Theatinerkirche in eine Gruft unterhalb des Königgrabs überführt worden. Der Sarg durfte aber nicht durch das Gotteshaus an den ihm bestimmten Platz im Keller getragen werden. Und so musste ihr Katafalk durch eine Öffnung in der Außenmauer in die Gruft geschoben werden[595]. Erst 2002 wurde Therese mit dem Segen beider großen Kirchen zu ihrem Ludwig umgebettet. – Erzbischof Karl August Graf von Reisach war durch diesen neuerlichen Eklat in Ungnade gefallen, aber erst 1855 konnte man ihn als Kardinal nach Rom verdrängen.

Diese aufgeheizte Atmosphäre von 1841/42 beherrschte nun die übliche restriktive Berufungspolitik Ludwigs an den Universitäten. Er hatte immer Wert darauf gelegt, katholische und staats-, monarchie- und gesinnungstreue Professoren zu berufen und sogar die Konfessionalisierung seiner Hochschulen gefördert. Allzu katholische, ultramontane Lehrstuhl-Inhaber waren ihm ab nun besonders verdächtig. Noch dazu waren im Zuge seiner allgemeinen Sparpolitik Universitäten, Lyceen und Schulen aller Art ständig finanziell knapp gehalten worden.

### 4.3.6.3 Kämpfe zur Berufung

Georg Friedrich Louis Stromeyer kam von der Chirurgischen Schule Hannover nach Erlangen[596]. Am 7. Oktober 1841 trat er seine Professur für Chirurgie an, verbunden mit dem Amt des Oberwundarztes zusätzlich der zugesagten Mitgliedschaft in der inneren Fakultät, so dass Abel die Verhinderung Reubels[597], ehemals Leibarzt seines Erzfeindes Oettingen-Wallersteins nochmals gelungen war. Aber nach dem Tod von Döllinger senior am 14. Januar 1841 konnte sich Abel in der Nachfolgeregelung nicht durchsetzen. Auch hier wollte er den Lehrstuhl mit dem ausgesprochen kirchlich eingestellten katholischen Rheinländer Johannes Müller aus Berlin besetzen, was aber nicht gelang[598].

König Ludwig persönlich versetzte Professor Stromeyer 1841 von Erlangen nach München. Sein Nachfolger sollte Bernhard Langenbeck[599] werden, doch der König hatte „aus familiärer Gefälligkeit" den Erlanger Lehrstuhl an Johann Ferdinand Heyfelder vergeben. Abel hat also – jedenfalls in den Anfangsjahren – bei den Entscheidungen über die Vertretung der medizinischen Fächer kräftig mitgewirkt. Dabei ist er in einem Falle den Wünschen des hochgestellten Protektors (König Ludwig) mehr entgegengekommen, als es sich vertreten ließ[600]. Gemeint ist der Fall Heyfelder. Stromeyer war verärgert[601]. Im September 1842 kritisierte Stromeyer die unzureichende medizinische Versorgung der königlichen Haupt- und Residenzstadt. „Der Fehler lag daran, 1) dass eine ambulatorische Klinik nicht bestand, 2) dass die Universität ihren Verpflichtungen nicht gehörig nachkam, die Kosten zu bezahlen, welche der klinische Unterricht dem Magistrate verursachte. Zu meiner Zeit schuldete die Universität dem Magistrate 14.000 Gulden an Auslagen für die chirurgische Klinik. Unter diesen Umständen war natürlich keine große Bereitwilligkeit vorhanden, nicht zahlende Kranke aufzunehmen[602]". Diese Ärgernisse waren sicherlich auch durch die durchgehende Sparpolitik Ludwigs mitverursacht. Bald konnte Stromeyer sein Entlassungsgesuch auf Grund des Rufes an die Universität Freiburg einreichen. Der zuständige Innenminister Abel wies den König darauf hin, dass Stromeyer seine wissenschaftliche

Schwäche an der hochqualifizierten Medizinischen Fakultät der LMU mit eigeninitiierten Rufen von den Universitäten Greifswald, Rostock und Hamburg aufzuwerten versucht hatte. Stromeyer schied am 2. Oktober 1842 aus dem Amt. Die ungewöhnliche Eile des königlichen Entschlusses gründete auf der Neuformulierung der Normalstruktur zum Gehaltsplan durch Minister Abel:

„Für die erledigte Professur ist eben so wenig, wie für irgend einen anderen Lehrstuhl ein bestimmter Gehalt statusmäßig festgesetzt; der Gehalt wird vielmehr bei jeder Ernennung eines neuen Professors in dem allerhöchsten Dekrete selbst erst reguliert. Wenn daher auch Professor ... bisher einen Gehalt von ... genoß, so stehet doch seinem Dienstnachfolger ein Anspruch hierauf nicht zu, und es bedarf auch eines besonderen allerhöchsten Reskripts nicht, um noch vor der Ernennung des Nachfolgers den Gehalt neu zu regulieren ...[603]".

Dieses Festmachen der Personalentscheidung an der Gehaltshöhe kombinierte Abel mit einem Vorschlag für die Nachfolge Professor Stromeyers mit einem abwertenden Gerücht über den Kandidaten, für den sich die Medizinische Fakultät entschieden hatte. Die Gehaltsfrage wurde noch Jahre danach wieder öffentlich aufgeworfen: „Dem allgem. Krankenhause gehen aber, weil schon dem k. Professor Dr. Stromayer – mittelst der allerh. Entschließung vom 7. Jänner 1841 – für die Funktion eines Primärarztes an dem allgem. Krankenhause anstatt 300 fl. – 400 fl. jährliche Remuneration, sowie seinem Nachfolger, dem k. Professor Dr. Forster, und auch dem k. Professor Dr. Rothmund wieder 400 fl. jährl. Funktions-Muneration aus dem Krankenhaus-Fonde bewilliget wurden, wirklich nur 50 fl. zu gut, um welche dasselbe also nunmehr alle Jahre weniger zu bezahlen hat, als kurz vor der Zeit, zu welcher dem k. geh. und Obermedizinalrath Dr. und Professor v. Ringseis die freie Wohnung (Wert 150 fl.) in einem der beiden Nebengebäude des allgem. Krankenhauses eingeräumt worden ist[604]". Ohne die Debatte auszudehnen ist zu sagen: Die Jahresgehälter bayerischer Professoren bewegten sich um 1820 zwischen 700 fl. bis zu zwei Spitzenverdienern mit 2500 fl.; 1860 kamen von 72 Professoren nur 10 auf mehr als 2000 fl., allerdings bei fortlaufender

Geldentwertung. Der Professorenstand gehörte damit dennoch zu den 10 v. H. der bayerischen Bevölkerung, die mehr als 800 fl. im Jahr verdienten[605]. Forster war damit eher zur untersten Kategorie der Professorenbesoldung zu rechnen. Im Gegensatz zu Vertretern anderer Fächer hatte er als Mediziner die Chance zum Zuverdienst.

Der Senat der Universität hatte die auf den Schüler und Schwiegersohn v. Walthers gefallene Entscheidung akzeptiert. Schon am 20. November 1841 hatte man Max Joseph Schleiss von Löwenfeld[606] für die Leitung eines auf Stromeyers Vorschlägen aufbauenden Ambulatoriums vorgesehen. Schleiss hatte sich eine Allerhöchste Zufriedenheitsbezeugung verdient, da er von seinem Parisaufenthalt 1838 1000 Gulden für die Münchner Armenkasse akquiriert hatte[607]. Da sich dieses kostspielige Vorhaben Stromeyers für arme Patienten – wie üblich angesichts der Sparpolitik Ludwigs – nicht realisieren ließ, verband die Fakultät ihre Entscheidung mit der nunmehr zu besetzenden Professorenstelle. Der kgl. Hofstabschirurg Schleiss von Löwenfeld verwaltete die Professur von September bis November 1842, aber schied aus dem Bewerberfeld aus. „Eine Liebschaft mit einer der Ordensschwestern während seiner Assistentenzeit disqualifizierte Schleiß jedoch für dieses Amt an dem vom Orden geführten Haus[608]".

Der von Abel favorisierte Kandidat Forster ersparte der Staatskasse massive Remunerationen. Die Vorzüge Professor Forsters von der Landshuter Baderschule, die „untadelhafte religiös-sittliche Haltung" und „bewährte wissenschaftliche Tüchtigkeit" sowie 900 fl. Einsparung für die Staatskasse (zu Lasten des Universitätshaushalts, der um 500 fl. Gehalt und 125 fl. Naturalien weniger in Anspruch genommen würde als bei Stromeyer) tangierten den König ebenso wenig wie die fachliche Herabsetzung von Schleiss v. Löwenfeld. Am letzten Arbeitstag Stromeyers hatte sich König Ludwig bereits für einen Nachfolger entschieden: „Ein bewährter und ausgezeichneter Chirurg (was Stromeyer nicht soll gewesen seyn) an dessen Stelle, welche in dieser Hinsicht von Wilhelm auf so ausgezeichnete Weise ausgefüllt wurde, zu haben, ist von großer Wichtigkeit. Ein solcher wäre unstreitig Professor Chelius in Heidelberg. Ihn hatte mein verewigter Vater studieren lassen, wie ersterer mir selbst sagte, und nebst seiner Geschicklichkeit wird Anhänglichkeit ihm nicht mangeln[609]". Professor Maximilian Josef Chelius[610] war 48 Jahre alt, beschrieben als „der erste deutsche Lehrer der Chirurgie[611]". Abel verfolgte dennoch seine üblichen Einsparrechnungen ebenso hartnäckig wie er kaltblütig, sowie wahrheitswidrig das Lebensalter von Chelius auf 58 Jahre heraufsetzte. Ludwigs Reskript: „Oktober 24: Chelius' Alter für die Operation dürfte der einzige, aber auch sehr gewichtige Einwendungsgrund seyn wider dessen Berufung. Wenn ausgezeichnete junge Operateure vorhanden, Mir sie zu nennen, die zugleich alle andern erforderlichen Eigenschaften besitzen mit Angabe ihrer Religion und religiöse Gesinnung[612]". Per Signat des Königs wurde eine Auflistung aller bedeutenden Chirurgen Deutschlands angefordert. Abel legte sie dem König vor, nicht ohne Forsters durch frühere Stipendiumsgewährung nachgewiesene Vorzüge herauszustellen. Keiner der Kandidaten auf der Vorgeschlagsliste konnte nach Abels gezielter Beschreibung Forster das Wasser reichen, ebenso wie ihn seine Operationstechnik als den besten Chirurgen im Königsreich Bayern ausweise. Auch das Kreismedizinalkomitee von Niederbayern erstellte ein Gutachten zugunsten Forsters[613], dem aber hatte Forster selbst angehört.

### 4.3.6.4 Berufung und Entlassung

Am 1. November 1842 ernannte König Ludwig Johann Forster mit Wirkung vom 16. Nov. 1842 zum ordentlichen Professor der Chirurgie und Oberwundarzt an der Universität München[614]; er war Professor für Chirurgie und Chirurgische Operationslehre[615]. Im Hof= und Staatshandbuch des Königreichs Bayern 1843 lautete die Beschreibung der Stelle: „Johann Forster, ord. Profess. der Chirurgie u. chirurgischen Klinik und Primärarzt der chirurg. Abtheilung an dem städt. allgem. Krankenhause zu München[616]". Dazu kam die Leitung des Chirurgischen Kabinetts, eines Instituts der Universität. Er wurde allerdings nur in provisorischer Eigenschaft berufen mit einem Jahresgehalt von 900 Gulden, „wovon nach erreichtem

Definitivum 400 Gulden des Standes- und 500 Gulden den Dienstgehalt bildeten, dann mit einem dem Dienstesgehalte zuzurechnenden alljährlich normativ mäßig zu vergütenden Naturalbezug von 2 Schäffeln Waizen und 5 Schäffeln Korn des Jahres, im Geldanschlage zu 75 Gulden, demselben zugleich von diesem Tage an die Funktion eines Primärarztes und die Leitung der chirurg. Abteilung an dem städt. Allg. Krh. in München gegen die widerrufliche, aus dem Fonde der Anstalt zu zahlende Remuneration von 400 Gulden des Jahres zu übertragen[617]". Damit gehörte Forster zur Chirurgie am Städtischen allgemeinen Krankenhaus links der Isar, heute die Medizinische Klinik an der Ziemsenstraße im Zentrum Münchens. Von 1842 bis 1843 war er Leiter der Ersten Chirurgischen Abteilung[618]. Wohnung nahm er in der Karlstraße 52, 3. Stiege[619].

Damit war die Angelegenheit für König Ludwig aber nicht beendet. Folgender Brief des Königs fasst seine Meinung, Absicht und künftigen Aktionen prägnant zusammen:

---

Abschrift N.- 31736[620]

Herr Minister des Inneren von Abel! Ich habe in Anlaß der, durch p.p. Stromeyer's Abgang, an hiesiger Universität in Erledigung gekommene Lehrstelle der Chirurgie ausgesprochen, dass es, gleichwie eine Gewissens-Sache, so auch mein Wille, für befragliche Vakatur einen geschickten Operateur zu bekommen, einen Mann guter Gesinnungen p.p., der sowohl in theoretischer, als womöglich in praktischer Hinsicht in der Chirurgie von Auszeichnung. Ich deutete deshalb auf Chelius, und nur, weil er im Alter schon vorgerückt, ein praktischer Chirurg aber bei guten Jahren seyn soll, bin ich von ihm abgegangen. – Einer Mir gewordenen Mittheilung gemäß soll Professor Forster, seinen sonstigen guten Eigenschaften außer Zweifel gestellt, bisher Lehrer der medizinischen, nicht der chirurgischen Klinik gewesen seyn, über Chirurgie noch nichts geschrieben, und darin, und namentlich als Operateur keinen Ruf haben. Verhielte es sich also, so wäre es, von Mir schon bemerkt – eine Gewissenssache – es bei diesem Stand der Dinge zu belassen. Ich weiß, dass wenn es wirklich so ist, die Schuld nicht an Ihnen, die Sie hier auf das Urteil der Männer von Fach gewiesen, aber Sie sollen Mir, im Falle es solche Bewandtniß hätte, – Meiner Absicht entsprechend, und zum Besten der Sache weiter geeignete Vorschläge machen; da Professor Forster noch im Provisorio, sonach entfernbar, und ihn wohl einer anderen angemessenen Verwendung müsste werden können, worüber sich unter besagter Voraussetzung, gleichfalls gutachtlich zu äußern.

München, den 17. Dezember 1842

Ihr wohlgewogener König
Ludwig

---

König Ludwig missachtete also die Elogen Abels über Forster, brachte massive Einwände gegen die fachliche Kompetenz des neu berufenen Professors vor und forderte vom Innenminister die Entfernung und Versetzung Forsters sowie die Nominierung eines seinen Erwartungen adäquaten Chirurgen. Es stellt sich die heute wohl unbeantwortbare Frage, von wem der König die „Mittheilung" in seinem Brief an Abel erhalten hatte, die Forster als Chirurgen abwertete. Abel wehrte sich mit verleumderischen Nachrichten zu den Intrigen in der Münchner Fakultät, an denen die Freunde des Würzburger Chirurgen Kajetan Textor – als Schüler Döllingers und Forsters Kollege von Landshut und Zeuge der Hohenlohe'schen Wunderheilungen – ebenso involviert waren wie Philipp Franz von Walther, dessen Schüler Rothmund gewesen war[621]. Sein späterer Kollege Weißbrod war schon in Landshut für die Entlassung Forsters eingetreten[622]. Immerhin erreichte Carl von Abel eine Verzögerung von Forsters Entlassung.

Der König hat seit 1841/42 Abels Personalpolitik an der medizinischen Fakultät massiv konterkariert. Das erklärt sich aus dem monarchischen Selbstverständnis Ludwigs und der aktuellen Verärgerung. „Die Koinzidenz mit dem zu gleicher Zeit einsetzenden kirchenpolitischen Vertrauensverlust Abels beim König fällt auf. Angesichts der Gemütsverfassung Ludwigs ist es vorstellbar, daß er es Abel damals auch außerhalb des Kultusbereichs ‚zeigen wollte'[623]". Abel überließ nun notgedrungen dem König die Initiative zur Besetzung des Lehrstuhls für Chirurgie, kooperierte mit Ringseis, dem fachlich kompetenten Obermedizinalrat im Innenministerium, um Argumente für oder gegen zukünftige Vorschläge zu erhalten.

Der König legte Minister Abel am 9. August 1843 einen Chirurgen nahe, dessen Eingaben auf Versetzung oder einen Ruf an eine bayerische Universität das Ministerium seit 1840 stets zurückgewiesen oder schlichtweg hatte liegen gelassen. Am 14. Oktober 1840 hatte Franz Christoph Rothmund[624], Landsgerichtsarzt in Volkach, um die Überlassung des Physikats in Kreishauptstadt Würzburg eingegeben. Am 27. Mai 1842 bewarb er sich erneut und zwar um die Professur für Chirurgie an der Ludwig-Maximilians-Universität in München als Nachfolger Professor Wilhelms. Diesen Antrag stellte er am 27. September 1842 aufs Neue. Am 9. August 1843 wandte sich Rothmund direkt an König Ludwig und erinnerte an seine immer wieder abgelehnten Bewerbungen. Der in seinem Lieblingsbad Brückenau kurende König nutzte die Gelegenheit zum persönlichen Gespräch[625]. Welche Argumente dort vorgetragen wurden, lässt sich heute nicht mehr feststellen, ebenso welche medizinischen Qualitäten Rothmunds König Ludwig dort entdeckte.

Minister Abel wartete es nun einfach ab, dass König Ludwig am 18. August 1843 das Gutachten zur Professur Forsters anmahnte. Abel ließ 12 Tage ins Land gehen, ehe er Rothmunds Antrag und Bewerbung ins Gegenteil wendete. An seiner Stelle schlug der Minister die von Ringseis ausgewählten Kandidaten vor: als ersten den Wiener Chirurgen Johann Heinrich von Dumreicher[626], sodann den Privatdozenten Franz (von) Ried[627] aus Erlangen. Ringseis hatte also den Kampf um den Kandidaten Forster aufgegeben. Dennoch ließ sich der König von der hohen wissenschaftlichen Qualität des neu Vorgeschlagenen nicht beirren und er „bestimmte" am 20. September 1843, dass Professor Forster zum 1. November zu quiesziteren sei. Ursula Huber fährt fort: „Mit der Berufung

Rothmunds war die Chirurgie in München auf lange Zeit gut besetzt. Seine von Abel angezweifelte Leistung stellte er mit einem experimentellen Höhepunkt unter Beweis: Wahrscheinlich als erster Chirurg Deutschlands hatte er Tierexperimente mit Äther durchgeführt und probierte die Betäubung am 23. Januar 1847 an einem Menschen aus[628]".

1843 erfolgte die Amtsenthebung von Professor Forster, da er mit dem Lehrdeputat, das mit dem Lehrstuhl verbunden war, fachlich überfordert sei[629]. Solche Vorwürfe wurden gegenüber verschiedenen Dozenten in der medizinischen Fakultät erhoben, um bestimmte Interessen zu verfolgen. Die Berechtigung solcher Abwertungen heute nachzuvollziehen, dürfte unmöglich sein. Mit allerhöchstem Rescript vom 11. Oktober 1843 wurde Professor Forster mit Wirkung zum 1. November 1843 in den zeitlichen Ruhestand versetzt und durch Franz Christoph von Rothmund (1801–1891) ersetzt. Im Originaltext:

Abschrift 25130[630]

Ludwig p. p.
Wir finden uns bewogen,

1. den Professor der Chirurgie und Chyrurgischen Clinik an der medizinischen Fakultät der Universität München Dr. Johann Forster vom 1. November d. J., auf solange Wir nicht anderes verfügen, in den zeitlichen Ruhestand treten zu lassen und
2. die dadurch in Erledigung kommende Stelle eines Professors der Chirurgie und der chirurgischen Clinik an Unserer Universität zu München in provisorischer Eigenschaft vom 1. Novbr. l. L. an den bisherigen Landg. Arzte zu Volkach Dr. Franz Christoph Rothmund ... zu übertragen.
...

München, den 11. Oktober 1843
An den Senat der Universität München ergangen

Auf die von Forster am 13. Oktober 1843 formulierte Bitte um „Anordnung einer unmittelbaren Untersuchung seiner gesamten Wirksamkeit als Professor der Chirurgie und chirurgischen Klinik an hiesiger Hochschule" ging der König nicht ein. Er versicherte, „nichts wider dessen Person" zu haben, „sondern mit seiner Gesinnung sowie mit von ihm in seinem bisherigen Berufe bewiesenen Fleiße und Eifer zufrieden seyen, und er demnach noch, wie bisher, Allerhöchstdero Gnaden besitze". Aber das Exempel war statuiert.

„Seine Majestät der König haben sich allergnädigst bewogen gefunden, unterm 11. Oktober l. J. die in Erledigung kommende Stelle eines ordentlichen Professors der Chirurgie und chirurgischen Klinik an der k. Ludwig=Maximilians=Universität in München in provisorischer Eigenschaft dem bisherigen Landgerichts=Arzte zu Volkach Dr. Franz Christoph *Rothmund* zu verleihen, und demselben zugleich die Funktion eines Primärarztes und die Leitung der chirurgischen Abtheilung an dem städtischen allgemeinen Krankenhause in München in widerruflicher Eigenschaft zu übertragen[631]". Am gleichen Tag trat der seine Stelle an.

### 4.3.6.5 Medizinische Bewertung

Forster gehörte zur Chirurgie am Städtischen allgemeinen Krankenhaus links der Isar, heute die Medizinische Klinik an der Ziemsenstraße. Nur ein Jahr, von 1842 bis 1843, war er Leiter der Ersten Chirurgischen Abteilung[632]. Großartige Spuren konnte er nicht hinterlassen, wie es im historischen Rückblick der Chirurgischen und Poliklinik der Ludwig-Maximilians-Universität München heißt: „Nach einem kurzen Interregnum durch Johann Forster, über welches es keine besonderen Bemerkungen gibt, …[633]". Ein strengeres Kurzurteil sei auch zitiert: „Nachdem sich Stromeyers Nachfolger Johann Forster (1800–1858) fachlich als völlig ungeeignet erwies …[634]" Als Nachfolger von Georg Friedrich Louis Stromeyer[635] war Forster nicht nur Klinikleiter, sondern auch Inhaber des dazugehörigen medizinischen Lehrstuhls. Milder fällt das Urteil über

Forster aus bei Heinz Goerke: „… über seine (Forsters) Lebensumstände und seine wissenschaftliche Tätigkeit ist nicht viel überliefert. Die rasche Versetzung von Forster in den Ruhestand diente offenbar dazu, den Lehrstuhl für Franz Christoph (v.) Rothmund freizumachen, der wie Stromeyer seine Ernennung dem direkten Eingreifen des Königs verdankte[636]". Auch diese Ernennung ist also ein typisches Beispiel, dass während der gesamten Regierungszeit König Ludwigs I. für eine Berufung auf einen medizinischen Lehrstuhl in München nicht nur die fachliche Qualifikation bestimmend war. „Rothmund war 20 Jahre lang in eigener Praxis und als Gerichtsarzt in Franken tätig gewesen. Durch einen Zufall war Ludwig I. auf ihn aufmerksam geworden und hatte ihn nach München versetzt. Rothmund war ein hervorragender Operateur, der sich großer Beliebtheit bei seinen Patienten erfreute. Literarisch hat er wenig hinterlassen. Einem besonderen Umstand jedoch verdankt er einen Ehrenplatz in der Münchner Fachgeschichte. Rothmund hat wahrscheinlich als erster deutscher Chirurg an Tieren Versuche mit Äther unternommen und das Mittel auch am Menschen ausprobiert. Das ist am 23. Januar 1847 im Allgemeinen Krankenhaus in München geschehen. Am folgenden Tage hat Johann Ferdinand Heyfelder[637] in Erlangen als erster deutscher Chirurg eine Operation in Äthernarkose ausgeführt, einen Tag später entfernte Rothmund in München bei einer 24jährigen Patientin in Äthernarkose Konkremente aus einer Halsfistel[638]". Heyfelder stellte in seiner Schrift „Die Versuche mit dem Schwefeläther und die daraus gewonnen Resultate in der chirurgischen Klinik zu Erlangen", datiert 10. März 1847, die Geschichte der Äthernarkose vor 1847 dar. Sie entsprang amerikanischem Boden, es fanden Versuche in England, Frankreich und Deutschland statt. Heyfelder: „In Deutschland dürfte vor mir Niemand die Aetherinhalation bei chirurgischen Operationen versucht haben. So zu sagen gleichzeitig mit mir scheinen Rothmund in München und Bruns in Tübingen sie erprobt zu haben[639]". Äther wurde bald durch Chloroform ersetzt und eine Fülle von Operationsdaten und medizinischer Literatur setzten ein[640]. Im Landshuter Krankenhaus soll Dr. Finsterlin 1847 die erste Operation unter Chloroform durchgeführt haben[641]. Rothmund hat sich der Anwendung von Chloroform, dem die Zukunft gehörte, nicht angeschlossen[642]. Dieser Aussage steht eine Verlautbarung der Regierung von Niederbayern von 1849 entgegen:

---

An die Gerichtsärzte und praktischen Aerzte Niederbayerns

(Den Chloroform=Apparat des Dr. von Welz zu Würzburg betr.)
Im Namen Seiner Majestät des Königs

Da nach dem Urtheile des Vorstands der chirurgischen Klinik in dem städtischen allgemeinen Krankenhause zu München, Dr. Rothmund, der von dem praktischen Arzte Dr. von Welz erfundene Chloroform=Apparat nach seiner Konstruktion im Allgemeinen als brauchbar erklärt worden ist, so wird in Folge höchster Entschließung des kgl. Staatsministeriums des Innern das gesammte ärztliche Personal auf den fraglichen Apparat aufmerksam gemacht und dessen Einführung in den Krankenhäusern empfohlen.

Landshut den 28. Jänner 1849
Königliche Regierung von Niederbayern, Kammer des Innern
v. Zenetti, kgl. Regierungs=Präsident
Sartorius, Sekretär

---

Zusammenfassend ist festzuhalten: Rothmund ist einer unter vielen, keinesfalls der erste Arzt, der Äther als Narkotikum einsetzte. Das Thema Anästhesie ist älter in der Medizingeschichte. Rothmunds Leistungen als Chirurg sollen nicht verdunkelt werden, aber auch nicht falsch erhöht werden. Es besteht kein Grund dazu, Johann Forster in diesem Zusammenhang abzuwerten. Er hat an anderer Stelle seine Fähigkeiten als Mediziner ausreichend bewiesen.

König Ludwig I. war lange Jahre die religiöse, insbesondere katholische und monarchische Gesinnung des Kandidaten überaus wichtig. Forster an der Universität war offensichtlich der falsche (obwohl katholische) Mann am falschen Ort zur falschen Zeit. Was für seinen Nachfolger Rothmund zum Zeitpunkt der Ernennung spricht, ist nicht nachzuvollziehen. Dass er sich später Verdienste erworben hat, sei unbestritten. Ein Anderer an der gleichen Stelle hätte es wohl auch, Dumreicher z. B. konnte seine Qualifikation in Österreich beweisen. Forster hatte diese Chance in der Wissenschaft nicht. Aber gute Voraussetzungen hätte er gehabt: gute praktische Kenntnisse in der Chirurgie und der inneren Medizin, viele Jahre Erfahrung in der Leitung einer internistischen und chirurgischen Klinik, langjährige Lehrerfahrung, Engagement in der Krankenpflege und etliche Publikationen.

Fasst man die Konstellationen der Berufung zum chirurgischen Lehrstuhl zusammen, so gab es drei Kraftzentren, die um diese Professorenstelle kämpften: 1. König Ludwig I. 2. Die katholische Partei um Minister Abel und Obermedizinalrat Professor Ringseis 3. Die medizinische Fakultät, die aber in sich zerstritten war und in der manche Professoren ihre höchsteigenen Interessen verfolgten. Sieger blieb der Stärkste, der Monarch, wie es Verfassung und politische Realität damals vorsahen.

In diesem Zusammenhang ist hervorzuheben, dass König Ludwig den Bruder von Johann Forster, den Pfarrer und Gebetsheiler Joseph Forster, 1844 zum Domkapitular in Bamberg ernannte und dass er versuchte, dessen Mentor, den Fürsten Alexander von Hohenlohe, auf den Bischofsstuhl von Würzburg zu heben[643]. Wollte er hier angestauten Dank abstatten oder später Johann Forsters Absetzung als Professor kompensieren?

Auf der Homepage der Chirurgischen Klinik und Poliklinik Innenstadt – Klinikum der Universität (16.6.2011) fand dieser Vorgang folgenden Kommentar: „Nur kurze Zeit vom 1. Februar 1841 bis zum 30. September 1842 leitete Friedrich Louis Stromeyer aus Hannover die chirurgische Abteilung. König Ludwig I. beauftragte aus eigener Initiative Stromeyer mit der Leitung der Münchener chirurgischen Abteilung, die nach dem Weggang von Walther[644] gänzlich an Bedeutung verloren hatte. Doch der Aufenthalt Stromeyers in München währte nur kurz. Intrigen an der Fakultät und in der Stadt ließen ihn wenig heimisch werden ... Nach einem kurzen Interregnum durch Johann Forster, über welches es keine besonderen Bemerkungen gibt, übernahm Franz Christoph von Rothmund (geb. 1801) im Jahre 1843 die chirurgische Abteilung. Er galt als ausgezeichneter Operateur." Mit dieser neutralen Bemerkung sind frühere Verdikte aufgehoben.

In der Regierungszeit König Ludwigs I. kann man grob drei Phasen unterscheiden, eine Einteilung, die heutiger politologischer Begrifflichkeit nicht voll entsprechen kann: 1.) 1826–1830 liberal 2.) 1830–1841 katholisch 3) 1842–1848 zunehmend kirchenkritisch, bis zum Ministerium der Morgenröte. In seiner gesamten Regierungszeit hat Ludwig zusammen mit seinem Ersten Minister Abel Beamte und Professoren gemaßregelt, versetzt und notfalls entlassen, wenn sie von seinen Vorstellungen vom monarchischen Prinzip abwichen. König Ludwig I. hat zuletzt etliche Professoren bestraft, weil sie der sog. katholischen Partei angehörten, die mehr Freiheit für die Kirche vom Staat forderten. Professor Forster war durch seinen Bruder, seine Bekanntschaft mit Minister Abel, den Professoren Döllinger[645] und Ringseis und durch seine Tätigkeit für Graf Rechberg mit dieser politischen Gruppierung eng verbunden. Der König selbst war religiös, setzte sich aber mit der Amtskirche ständig in Widerspruch, weil er sein staatskirchenrechtliches System bewahren und verteidigen wollte[646]. Die Auseinandersetzungen eskalierten bis zu Ludwigs Abdankung 1848. Die Absetzung Forsters erfolgte aber zu einer Zeit, als König Ludwig die katholischen Amtsträger noch nicht für politisch unzuverlässig hielt. Mit seiner medizinischen Qualifikation hat es nichts zu tun. Er war der Sündenbock primär für Abel[647] und die kirchlichen „Fanatiker".

## 4.4 Gerichtsarzt in Freising 1843–1855

### 4.4.1 Der Amtsarzt: Armut, Pocken, Gericht, Chirurgie

Kurze Zeit nach der Absetzung als Universitätsprofessor wurde Forster wieder reaktiviert, ein Zeichen, dass König Ludwig sich an sein Wort gebunden fühlte, dass er nichts gegen die Person Forsters habe, d.h. dass seine Anhänglichkeit an König, Kirche und Staat unbestritten gewesen war. „Vermöge allerhöchster Entschließung vom 19. November haben sich seine Majestät der König allergnädigst bewogen gefunden, die erledigte Stelle des Gerichtsarztes bei der Landgerichte Freysing vom 1. Dezember ( 1843) an, in provisorischer Eigenschaft, dem zur Zeit im Ruhestand befindlichen, vormaligen Professor an der Baderschule in Landshut, und späterhin Professor an der medizinischen Fakultät der Universität München, Dr. Joh. Forster zu verleihen ...[648]". Johann Forster trat seinen Dienst in Freising, das 1840 7.361 Einwohner zählte, pflichtgemäß an.

### Sängerfest und Dichtertreffen 1844

Am 6. Juli 1844 fand in Freising das erste altbayerische Sängerfest statt. Zwölf Gesangsvereine aus Augsburg, Ebersberg, Erding, Ingolstadt, München, Landshut, Moosburg, Moosach und Ampermoching, München, Regensburg und Schrobenhausen reisten an. Im Festkomitee wurde unter den örtlichen Honoratioren auch Gerichtsarzt Dr. Forster genannt[649]. Das Fest war ein voller Erfolg; 400 Sänger und Tausende von Zuhörern nahmen daran teil. Das gelungene Sänger-Fest führte zu weiterem musikalischem Austausch, insbesondere mit Landshut, wo Professor Forster ja selbst schon musikalisch aktiv geworden war. Aber auch in Freising herrschte die Furcht vor politischer Falschbewertung der Sänger durch die Obrigkeit. Gerade von Beamten erwartete man damals absolute Treue zu König und Staat.

Johann Forster hatte auch literarische Interessen. „München, 31. Jul.

(1844) ... Der berühmte Däne (Adam Oehlenschläger[650]) wurde in München nicht weniger herzlich empfangen als in Wien, und der Litteratenverein der ‚Zwanglosen[651]' veranstaltete ihm zu Ehren vorgestern ein festliches Mahl in der Menterschwaige, an welchem die zahlreichen Verehrer des Gefeierten aus dem Gelehrtenstande dann hierzu eingeladen die hier verweilenden dänischen Künstler teilnahmen. Wie natürlich eilten bei diesem Mahl die Gefühle der Anwesenden in Reden, Gedichten und Trinksprüchen zu Ausdruck, und ich kann hier nur andeuten, dass (von Thiersch, Ringseis, Kobell, Neumann, Daxenberger, Forster, Fentsch u. A.) sinnige und treffende Worte theils in Versen, theils in Prosa gesprochen wurden ... Als dänischer und ebenso kräftiger deutscher Dichter steht er als ein geistig vermittelndes Element zwischen den beiden aus einem Stamm entsprungenen Nationen da, und die Antwort des Gefeierten war in dieser Beziehung nicht wenig ergreifend, indem er auf die Liebe hinwies, mit der er das deutsche Volk und Land als sein zweites geistiges Vaterland umschließe[652]".

## Die Regierung 1847

Im Jahr 1847 waren die Vertreter der königlichen Regierung im Landgericht Freising folgende Personen:
Landrichter: Hr. Franz Bernhard Grosch[653]
Assessoren: Hr. Joseph Dufresne
Hr. Franz Gößmann
Arzt: Hr. Dr. Johann Forster

*Kleiner Exkurs*: Am 17. Februar 1847 musste Minister Abel seinen Abschied nehmen, da er sich geweigert hatte die Nobilitierung von Lola Montez umzusetzen. Der katholische Professor Ernst von Lasaulx hatte im Senat der Universität allerdings ohne Erfolg beantragt, Abel seine Hochachtung für seine Standhaftigkeit auszusprechen. König Ludwig ließ Lasaulx daraufhin entlassen. Die Mehrzahl der streng katholischen Professoren, außer Görres und Ringseis, teilten alsbald sein Schicksal. Eine Anzahl weiterer höherer Beamter, Diplomaten, Dozenten wurde versetzt, pensioniert oder gar entlassen. Johann Forster war nur ein früher Vorläufer gewesen. Das neue „Ministerium der Morgenröte" beseitigte den Einfluss der katholischen „Partei" oder „Kongregation [654]".

Von den revolutionären Umtrieben in München war die Bischofs- und Provinzstadt Freising nicht betroffen; auch von Professor Forster gibt es hierzu keine Nachricht im Freisinger Wochenblatt. In dieser Zeitung fanden wohl Artikel über die Abdankung von König Ludwig, die Neuwahl der Ständeversammlung, Aufrufe zu Ruhe und Ordnung und ein städtischer Dankgottesdienst für die Erhaltung derselben. Professor Forster, sicherlich ein prominenter Name in Freising, war in keinem Wahlvorbereitungs=Ausschuß, keinem Wahlvorstand und er war kein Wahlmann, nur ein kleiner Aufruf vom 16. Juni 1848 ist zu lesen:

Bekanntmachung

235. Jene Kinder, welche bisher nicht zur Impfung kamen, werden nächsten Mittwoch, den 21. Juni Morgens 9 Uhr auf dem Rathhause geimpft werden.
Freysing den 16. Juni 1848
Der kgl. Gerichtsarzt
Forster[655]

## Pockenimpfung 1849

Aus den Jahrgängen 1849/51 im „Freisinger Wochenblatt" soll nun aus der Tagesarbeit eines Amtsarztes berichtet werden. Diese Beispiele sind wohl in Variationen auf alle Jahre von Forsters Tätigkeit als Gerichtsarzt zu übertragen.

„134. Die k. Pfarrämter werden ersucht, ihre Impflisten, welche die Impflinge nicht in chronologischer Ordnung, sondern nach den Ortschaften und Gemeinden zusammengestellt aufzählen, längstens bis zum 25. März einzusenden. In dieselben sind heuer auch die im laufenden Jahre geborenen Kinder aufzunehmen, so wie nach der allerhöchsten Verordnung von 1830 jene Kinder, welche zwar außer dem betreffenden Pfarrbezirke geboren, aber in demselben ihre Pflege genießen – Die Formularien der Impf=Listen werden nächstens zugesendet werden.

Freysing den 9. März 1849
Der königl. Gerichtsarzt
Forster"[656]

---

„Die Impfung geschieht (unentgeltlich) am nächsten Dienstag, den 10. April Vormittags 10 Uhr im Hause des Herrn Bräuer Urban[657] und an den zwei nachfolgenden Dienstagen auf dem Rathhause.
Freysing den 6. April 1849
Der königl. Gerichtsarzt
Forster"[658]

---

Distriktspolizeiliche Bekanntmachung

Die k. Pfarrämter werden an die quartalweise Einsendung der Todtenscheine an den k. Gerichtsarzt erinnert.
Den 20. April 1849
Königliches Landgericht Freysing
Grosch, Landrichter

---

„Bekanntmachung

200. Die öffentlichen Impfungen für Erwachsene werden noch den ganzen Monat Mai hindurch, jedesmal am Dienstag Vormittags 10 Uhr, auf

dem Rathhause (unentgeltlich) fortgesetzt. Auch sind zu diesen Impfungen alle jene Kinder zu bringen, welche bisher nicht geimpft wurden. – Bei dieser Veranlaßung wird erinnert, daß der Meth, welcher besonders auf dem Lande zu schnelleren Hervortreibung der Blattern benützt wird, ein ganz verwerfliches Mittel sey. Statt desselben wird in den ersten Tagen der Erkrankung am Zweckmäßigsten frisches Wasser getrunken.
Freysing den 27. April 1849
Der k. Gerichtsarzt
Forster"[659]

„Oeffentlicher Dank

Vom Gefühle der innigsten Dankbarkeit durchdrungen bringe ich meinen Lebensrettern, dem Herrn Professor Dr. Forster und dem Herrn praktischen Arzt Dr. Holg für die eben so geschickte, als gefährliche Operation und Kur meiner Halswunde hiemit öffentlich meinen Dank dar. Möge Gott diesen beiden hochverehrten Herrn, von denen insbesondere noch letzterer bei lange andauernder Kur im Krankenhause, und durch Anregung der großen Unterstützung, die mir zu Theil geworden, die menschenfreundliche Gesinnung und Theilnahme bewies, das vergelten, was ich Armer nie vergelten kann, dem jedoch das Andenken an das erwiesene Gute stets tief im Herzen bleiben wird.
Andreas Eberl
Schuhmachergeselle"[660]

Ein kleines Missgeschick[661]:
405. In meiner Wohnung blieb ein Stock stehen.
Dr. Forster

## Distriktspolizeiliche Bekanntmachung

Unter Bezug auf § 55 und resp. § 7 der Instruktion über das Armenwesen wird auf künftigen
Samstag den 22 dß.
Vormittags 10 Uhr
Plenarversammlung anberaumt und abgehalten, wozu die vom Gesetze berufenen Mitglieder, als:
1. der k. Gerichtsarzt Professor Dr. Forster
2. der Bürgermeister der Stadt Freysing (Sporrer) mit zwei Magistrats=Räthen
3. sämmtliche Herren Pfarrer des Gerichtsbezirkes, als Vorstände der Lokalarmenpflegen, und
4. sämmtliche Gemeinde=Vorsteher der Landgemeinden
pünktlich zu erscheinen eingeladen werden, um die eingekommenen Rechnungs=Resultate für 1848/49 und Etats für 1849/50 gehörig zu prüfen, und allenfallsige weitere Verbesserungs-Vorschläge zu machen und zu berathen.
Den 15. Dezember 1849
Königliches Landgericht Freysing
Grosch, Landrichter

## „Oeffentlicher Dank

Der Armenpflegschaftsrath beehrt sich, die Namen der Titl. Herren Abonnenten, welche in der Subscription der Enthebungskarten von Glückwünschen zum neuen Jahre 1850 bisher Theil nahmen, nach der Reihenfolge der gelösten Karten hiemit zu veröffentlichen, als:
Sporrer, Bürgermeister
…
Forster, k. Gerichtsarzt
…

(Es folgen die Namen von 36 Celebritäten, wie man damals die prominentesten Bürger nannte.)

Indem der Armenpflegschafts=Rath für diese Beweise wohltätigen Sinnes für die hiesigen Stadtarmen, welche bisher den Betrag von 33. fl. 4 kr. abwarfen, verbindlichst dankt, wird zugleich bemerkt, daß die Einzeichnung hiefür noch keineswegs geschlossen, sondern immerhin noch solche Enthebungskarten am Magistrate erholt werden können
Am 22. Dezember 1849
Der
Armenpflegschafts=Rath der k. Stadt Freysing
*Sporrer, Vorstand*[662]

---

Bekanntmachung

Das Armenwesen betr.

Nachdem nunmehr die erforderlichen Vorarbeiten gepflogen, kann zur Berufung der Plenar=Versammlung des Distriktsarmenpflegschaftsrathes geschritten werden.

Als Mitglieder desselben sind gesetzlich bezeichnet der k. Gerichtsarzt, der Bürgermeister der Stadt Freysing, die Vorstände der Lokalarmenpfleger der Landgemeinden und die Gemeindevorsteher.

Dieselben werden auf
Montag 17. März l. Js.
Früh 9 Uhr
an dem Landgerichtssitz berufen mit dem Bemerken, daß die Versammlung im Städtischen Rathhaus=Saale stattfinde.

Bei der Wichtigkeit des Gegenstandes bedarf es keiner besonderen Hindeutung, daß nur dringende Hinderungs=Ursachen ein etwaiges Nichterscheinen zu entschuldigen vermögen.

Den 7. März 1851
Königl. Landgericht Freysing
Breidenbach, Landrichter"[663]

„Bekanntmachung

Impfung betr.

Die bereits begonnene Impfung wird in folgender Ordnung fortgesetzt:
1) In Freysing auf dem Rathhause: Dienstag den 13. Mai Morgens 9 Uhr für die Pfarrei Wippenhausen.
2) In Vötting: Freitag den 16. Mai Nachmittags 2 Uhr für die Gemeinde Vötting.
3) In Allershausen: Samstag den 17. Mai Mittags 1 Uhr für die Pfarreien Allershausen, Hohenbercha, Hohenkammer, Kranzberg, Oberallershausen und Paunzhausen.
4) In Freysing: Dienstag den 26. Mai Morgens 9 Uhr für die Pfarreien Haindlfing, Tüntenhausen, die Filialen Attaching, Marzling und Großenviecht.
5) In Unterbruck: Samstag den 24. Mai Nachmittags 3 Uhr für die Pfarreien Gremershausen und Massenhausen.
6) In Giggenhausen: Samstag den 24. Mai Nachmittags 2 Uhr für die Pfarrei Hummel.
7) In Langenbach: Dienstag den 27. Mai Nachmittags 1 Uhr für die Pfarrei Eching.
8) In Grüneck: Samstag den 31. Mai Mittags 1 Uhr für die Pfarrei Eching. Die Herren Pfarrvorstände werden eingeladen, den Impfungen beizuwohnen. Die Gemeindevorsteher haben mit ihren Impflingen bei der Vermeidung einer Ordnungsstrafe von 1 fl. 30 kl. zu erscheinen, und die in ihrem Distrikt eingewanderten, noch nicht geimpften Kinder bei der Impfung schriftlich anzuzeigen. Die Wiederholung der Impfung bei Erwachsenen wird wiederholt empfohlen.

Den 8. Mai 1851
Königl. Landgericht u. Königl. Physikat Freysing
*Breidenbach          Forster, k. Gerichtsarzt"*[664]

---

Gerade die Durchsetzung der in Bayern seit dem 16. August 1807 vorgeschriebenen Pockenimpfung war ein Hauptaufgabengebiet der Landgerichtsärzte, die mit Widerständen aus allen Kreisen der Bevölkerung, auch Kirche und Medizin, rechnen mussten. Ein Exemplar eines von Professor Forster im Jahr 1855 unterschriebenen Impfzeugnisses konnte ich durch Zufall im Antiquariat erwerben.

Eine Nebenpflicht für den Freisinger Gerichtsarzt Forster wird im Jahresbericht der königlichen Landwirtschafts= und Gewerbs=Schule, I. Klasse zu Freysing im Jahre 1850/51 – Nachrichten über das mit der K. Landwirthschafts= und Gewerbs=Schule verbundene Erziehungshaus des k. Rektors Dr. Riederer:

...VII. Der Gesundheitszustand im Erziehungshause war fortwährend sehr befriedigend. Das Krankenzimmer wurde selten und stets nur auf kurze Zeit in Anspruch genommen. Seit dem Bestehen des Instituts ist kein Zögling gestorben. Diese erfreuliche Erscheinung ist sowohl dem Verdienste des ebenso erfahrenen als unermüdeten Hausarztes, Herrn Prof. Dr. Forster, als der eingeführten sehr einfachen Lebensweise, die alles Uebermaß im Genuß von Speise und Trank ferne hält, und der freien Lage des Instituts=Gebäudes nebst den hohen Studier= und Schlafsälen zuzumessen ...
Freysing, den 16. August 1851
Der Vorstand.
Dr. Riederer

## 1852

Der Kongress bayerischer Ärzte hat im Revolutionsjahr 1848 beschlossen, einen Unterstützungsverein für Witwen und Waisen bayerischer Ärzte vorzubereiten und hierfür einen Kapitalstock zu gründen. Er wurden von 1848 bis 1852 durch „Schenkungen von Allerhöchsten und Höchsten Personen und durch freiwillige Beiträge von sehr vielen bayerischen Aerzten beschaffen, Staatszuschüsse erlangt, Zusicherungen von Legaten erhalten, Satzungen mit Tariftabellen zur definitiven Bildung eines Pensionsverein entworfen, eine constituierende Generalversammlung veranlasst und am 1. Oct. 1852 einberufen[665]". Die allerhöchste Genehmigung wurde durch Ministerial=Entschließung am 29. Juni 1852[666] erteilt, ein sachkundiger Vorstand gewählt und das Kapital hauptsächlich in bayerischen Staatspapieren angelegt. Offensichtlich ist die große Mehrheit der bayerischen Ärzte diesem Verein beigetreten. Im Lauf des Jahres 1853 sind nachfolgende Ordentliche Mitglieder in den Verein eingetreten[667]:

1. Oberbayern
Ordentliche Mitglieder
...
Forster, Gerichtsarzt in Freising
...
Höfler, Gerichtsarzt in Tölz

Prof. Rothmund, Nachfolger Forsters im Münchner Lehrstuhl, und Prof. Ringseis waren ebenfalls 1853 Ehren-Mitglieder des Pensionsvereins geworden.

Ebenfalls im Jahr 1852 wurde Dr. Forster in die „Gesellschaft für wissenschaftliche Medizin" aufgenommen[668]. Diese ärztliche Vereinigung wurde am 5. Dezember 1844 in Berlin von 18 jüngeren Ärzten begründet, vertrat ausgesprochen naturwissenschaftliche Ansätze in der medizinischen Wissenschaft in Vorträgen und Veröffentlichungen. 1860 wurde sie mit dem

"Verein Berliner Ärzte" zur "Berliner medizinischen Gesellschaft" fusioniert. Ihr letzter Vorsitzender war Rudolf Virchow[669].

## Gerichtsgutachter 1853–54

Professor Forster war als Gerichtsarzt natürlich auch als Gutachter vor Gericht tätig. Der veröffentlichte Fall lautet: „Nichtigkeitsbeschwerde wegen theils wirklicher, teils vermeintlicher Unregelmäßigkeiten bei Ladung und Vernehmung von Zeugen und Sachverständigen bei wiederholter Aburtheilung in zweiter Instanz und beim Ausspruche über die Folge der Strafe.

Wie unter Nr. VII vorgetragen wurde, vernichtete der oberste Gerichtshof unterm 16. Januar 1854 ein Urtheil des kgl. Appellationsgerichts von Oberbayern vom 25. Novbr. 1853 theilweise, soweit der kgl. Advokat Schöttl von Oettingen bezüglich des Verbrechens des Betruges und der Erpressung an Karl Schäfer von Nördlingen lediglich des Vergehens der Begünstigung II. Grades für schuldig erkannt wurde, und verwies in dieser Beziehung die Sache zur nochmaligen Verhandlung und Aburtheilung, sowie zur Festsetzung der Gesamtstrafe an einen anderen Senat desselben Appellationsgerichtes ... (Der Einwand des Delinquenten lautete,) daß der Gerichtsarzt Dr. Forster zu Freising aufgefordert worden sei, über den Gesundheitszustand des Beschuldigten Bericht zu erstatten Dafür, daß die Verfügung dem Beschuldigten durch Sekretär Fl. eröffnet worden sei, findet sich keine Urkunde in der Akten, jedoch ist dieselbe von dem bezeichneten Sekretär unterzeichnet, und befindet sich auf derselben die Bestätigung, daß der Vertheidiger, Appellationsgerichtsaccessist Gresbeck, dieselbe gelesen habe. Am 31. März 1854 beantragte auch der Beschuldigte Schöttl, daß der kgl. Gerichtsarzt Dr. Forster in die öffentliche Sitzung geladen werde, um denselben darüber zu vernehmen, daß Hämorrhoidalleiden die Zurechnungsfähigkeit mindern, und daß der Kranke während eines solche Krankheitsanfalles die Folgen seiner Handlungen nicht zu beurtheilen vermöge, welchem Antrage auch am 2. April 1854 von dem

Senatsvorstande stattgegeben wurde ... Der nach Art. 125 Abs. 1 zu beurtheilende Antrag auf Erholung eines Gutachtens von Dr. Hofmann in München wurde thatsächlich durch die Aufforderung des Dr. Forster zu Freising zur Abgabe eines Gutachtens erledigt, indem hiedurch nur hinsichtlich der Person des Sachverständigen eine von dem Antrag abweichende Verfügung getroffen wurde [670]".

## Brechruhr 1855

Professor Forster hatte sich immer mit Krankheiten zu befassen, die von mangelnder Hygiene und Ansteckung verursacht wurden. So wurde er im Aerztlichen Intelligenzblatt 1855 für seinen Einsatz im Kampf gegen die Brechruhr öffentlich belobigt.

„Officielle Erlasse

Reg. Blatt f. d. KB.                                               8. Febr. 1855
(Bekanntmachung, die Brechruhr-Epidemie betreffend.)

Auf seiner Königlichen Majestät Allerhöchsten Befehl.
Nachdem die Brechruhr-Epidemie nunmehr in allen davon ergriffenen Theilen des Königreiches erloschen ist, so lassen seine Majestät der König, wie für die Haupt- und Residenzstadt München und deren Vorstädte durch die Veröffentlichung vom 20. Oktober 1854 geschehen ist, auch der Bevölkerung der übrigen durch die Epidemie betroffenen Bezirke und namentlich den Geistlichen aller Confessionen, den Aerzten und dem gesammten in der Verwaltung und in der Armenpflege thätig gewesenen Personale Allerhöchst ihre besondere Zufriedenheit eröffnen, und haben zugleich allerhuldvollst zu befehlen geruht, dass den nachstehenden Bediensteten, Aerzten und Bürgern wegen ihrer hervorragenden Dienstleistungen und Fürsorge für die ärmeren Classen die allerhöchste Anerken-

nung durch das Regierungsblatt ausgedrückt, und jedem Betheiligten ein Abdruck dieses Erlasses zugestellt werde." München, den 28. Januar 1855

Graf v. Reigersberg

Folgen nun die Namen der Ausgezeichneten aus dem Administrativ-, dem ärztlichen Personale sowie den Bürgern und Privaten je nach den einzelnen Regierungsbezirken. Diesem umfangreichen Verzeichnis entnehmen wir indess für unsere Zwecke blos die Namen der aufgeführten Gerichtsärzte, praktischen Aerzte, Doctoren und Candidaten der Medicin sowie des unterärztlichen Personals, wie folgt:

„Oberbayern

...

Dr. I. B. Forster, G.-A. in Freising

...[671]"

Eine überraschende Aktivität von Professor Forster findet sich 1855 in der Landshuter Zeitung.

„Deutschland

Bayern. + München, 12. August. Nach dem Vorbild von Dresden hat sich am 6. d. M. bei einer Versammlung zu diesem Zwecke im Odeon auch hier ein Schillerverein gebildet, dessen nächste Aufgabe es ist, eine Schillerstiftung in's Leben zu rufen, aus welcher arme Dichter und ihre Hinterbliebenen Unterstützung erhalten sollen. An der Spitze stehen die H. H. Geheimrath Thiersch, Medizinalrath Pfeuffer, die Professoren Forster, Riehl, Carriere und Kobell; angeschlossen haben sich unter Anderen: Dr. Dingelstedt, Dr. Geibel, Prof. Fallmerayer etc.[672]" Dieser Teilnehmerliste nach hatte Forster Verbindung zur wissenschaftlichen Elite Münchens, die bis in das freundschaftliche Beraterumfeld König Maximilians II. reichte[673].

## 4.4.2 Die Cholera

Im Jahre 1854 bedrohte und beherrschte eine Choleraepidemie weite Teile Oberbayerns. Eine königliche Kommission fasste die Beobachtungen vieler Mediziner zusammen und suchte Ursachen und Gegenmaßnahmen zu entwickeln[674]. Die Vorbemerkung fasst Aufgaben und teilweise Ergebnisse der Untersuchungen der damaligen Experten.

### Vorbemerkung

Durch ein höchstes Rescript vom 26. September 1854 wurde die unterfertigte kgl. Commission beauftragt, nach Beendigung der Cholera-Epidemie vom Jahre 1854 einen Hauptbericht hierüber aus den ihr zu liefernden Physikats-Berichten und sonstigen amtlichen Mittheilungen zu erstatten, damit derselbe seiner Zeit durch den Druck der Oeffentlichkeit übergeben ein treues Bild von dem Geiste liefere, mit welchem sowohl die Behörden als auch die Aerzte in Bayern dieser bösartigen Krankheit entgegengetreten sind'.

Gleichzeitig mit diesem höchsten Auftrage erhielt die Commisssion in Anlage auch den unter dem 26. September 1854 an sämmtliche kgl. Regierungen K. d. I. ergangenen Ministerial-Erlass, den Haupt-Bericht über die epidemische Brechruhr betreffend, worin – zufolge einer Reihe von Fragepuncten, welche die Commission bereits unter dem 6. September 1854 darauf bezüglich dem hohen Staatsministerium des Innern unterbreitet hatte – nachfolgende Momente den einzelnen Gerichts- und praktischen Aerzten zur möglichst – ausführlichen Beantwortung waren vorgelegt worden.

I. Entstehung und weitere Entwicklung der Krankheit.
   1) in welchen Quartieren, Häusern und Stockwerken die Krankheit begonnen hat;
   2) mit welchen Personen oder Orten die zuerst Erkrankten vor der

Erkrankung im Verkehre standen, durch welchen sie die Krankheit überkommen haben könnten;
3) in welchen Richtungen und Zeiträumen die Krankheit sich weiter verbreitete;
4) in welchen Strassen, Häusern und Stockwerken die Erkrankungen besonders häufig und heftig waren;
5) die Verhältnisse der am Meisten ergriffenen Gegenden mit Rücksicht auf Boden-Beschaffenheit, Flüsse, Sümpfe, vorausgegangene Ueberschwemmungen, Lebensweise, sonstige Gesundheits-Verhältnisse, Nahrungsstand und Beschäftigung der Bevölkerung;
6) die Beschaffenheit der am Meisten befallenen Häuser; hiebei ist zu berücksichtigen die Lage eines Hauses an einem Abhange, in einer muldenförmigen Vertiefung, die relative Höhe gegenüber den Nachbarhäusern, die Beschaffenheit und Lage der Abzugs-Kanäle, Abtritte und Schwindgruben, besonders ob Letztere höher liegen und der Zug der Jauche gegen das Haus gerichtet ist, ob die Dünste des Abtrittes gegen die Küche ziehen u. A. m;
7) die Beschaffenheit des Trinkwassers; mögliche Verunreinigung desselben durch nahe gelegene Schwind-Gruben;
8) die örtlichen Verhältnisse solcher Ortschaften, Häuser und Gewerbe, welche von der Brechruhr wenig oder nicht gelitten;
9) tabellarische Zusammenstellungen aller Erkrankungen und Todes-Fälle Tag für Tag:
   a) nach Geschlechtern
   b) nach Alter und zwar in Rubriken von der Geburt bis zum Ende des ersten Lebensjahres, von 1–5, von 5–10, von 10–20 Jahren und so fort;
   c) nach Ständen und Beschäftigung;
   d) die Anzahl der gleichzeitig an anderen Krankheiten gestorbenen Individuen.
10) Vorausgegangene oder gleichzeitige Krankheiten an Menschen, Thieren und Pflanzen;
11) Einfluss der Witterung auf Zu- und Abnahme der Krankheit;

12) Ansicht des Arztes über die Entstehung und Weiterverbreitung der Cholera.

II. Massregeln zur Verhütung oder Beschränkung und zur rechtzeitigen zweckmässigen Behandlung der Epidemie.

1) Aerztliche Besuchsanstalten, Zeit ihrer Einführung, Angabe über die Zahl der behandelten Diarrhöen und Cholerinen in soferne diese möglich ist, oder in approximativer Schätzung; ob dieselben während der Behandlung häufig oder selten in die Cholera übergingen, ob die vorhandenen ärztlichen Kräfte dem Bedürfnisse entsprachen und ob sie rechtzeitig in Anspruch genommen wurden;
2) Suppen-Anstalten, ihre Benützung von Seite der ärmeren Bevölkerung;
3) Unterstützung an Geld, Kleidung und Bettstücken;
4) Handhabung der Victualien-Polizei;
5) etwaige Versuche, besonders ungesund befundene Localitäten zu räumen, schädliche Exhalationen von Abzugs-Kanälen, Dunggruben und Abtritten zu beseitigen;
6) Einrichtung neuer und Benützung schon vorhandener Kranken-Anstalten;
7) Freimüthige Kritik der Wirksamkeit der Massregeln und etwaige Vorschläge zu einer Ergänzung und Verbesserung derselben.

III. Charakter der Krankheit und der einwirkenden Ursachen.

1) Symptome, Verlauf; ob für die rascher tödtlichen Fälle in den einwirkenden Schädlichkeiten oder den Individualitäten eine Ursache aufzufinden war; welche Symptome in der Mehrzahl der Fälle und welche nur ausnahmsweise beobachtet wurden;
2) Häufigkeit des Cholera-Typhoides;
3) Pathologisch-anatomische, chemische, mikroskopische Untersuchungen;
4) Zeitdauer bis zur wieder-eintretenden Arbeitsfähigkeit;

5) Recidiven und zweimaligen Befallenwerdens eines Individuums durch die Krankheit;
6) Nachkrankheiten;
7) Schädlichkeiten, durch welche die Cholera in einzelnen Individuen entstand;
8) Etwaige Disposition oder Immunität einzelner Individuen mit Rücksicht auf körperliche oder geistige Beschäftigung, vorausgegangene oder noch bestehende Krankheiten.

IV. Behandlung.
1) Mit welchem Erfolge die verschiedene Behandlung den Uebergang der Diarrhöe in die Cholera verhütete;
2) welchen Erfolg die verschiedene Behandlung auf den Uebergang des Kälte- in das Reactions-Stadium,
3) den Eintritt des Cholera-Typhoides und
4) den Uebergang des Reactions-Stadiums in völlige Genesung hatte.

Die Beantwortung vorstehender Frage-Punkte durch die betreffenden Gerichts- und praktischen Aerzte benütze nun die unterzeichnete kgl. Commission zur Anfertigung des nachfolgenden Haupt-Berichtes, es für zweckmässig erachtend, bei seiner Eintheilung und Ausarbeitung an ebenerwähnter Reihenfolge der fraglichen Momente festzuhalten. Einzelne Mitglieder der Commission (die DDr. Lamont, Seitz, Pettenkofer, Harless, Buhl und Aloys Martin, welchem Letzterem auch zugleich die Redaction des Berichtes war übertragen worden) theilten sich in die verschiedenen Referate und trugen dieselben der Reihe nach in den Commissions-Sitzungen vor, während die Commission in ihrer Gesammtheit es als ihre Aufgabe erachtete, aus dem Inhalte dieser Referate nach collegialer Beratung Folgerungen zu ziehen und dieselben am Schlusse des Berichts auszusprechen.

Um nun mehrfachen Wünschen möglichst nachzukommen, veröffentlicht die unterzeichnete kgl. Commission im Nachfolgenden einstweilen einen Theil ihres also entstandenen Haupt-Berichtes über die Cholera-Epidemie in Bayern während des Jahres 1854, das Referat des kgl. Professors Dr. M. Pettenkofer enthaltend, welchem die übrigen Referate nebst den Commissions-Schlussfolgerungen in einer Frist von höchstens drei Monaten folgen werden.

München, 31. December 1856.

## Die kgl. Commission für naturwissenschaftliche Untersuchungen über die indische Cholera.

v. Ringseis, *Vorstand*

Dr. Aloys Martin,
*Schriftführer*

In der Abteilung „I. Entstehung und weitere Entwicklung der Krankheit" wurden Berichte aus verschiedenen Orten Oberbayerns vorgetragen, in die auch Professor Forster einbezogen wurde, die Pettenkofer in seinem Vortrag darlegt und kommentiert.

„Ueber den Verlauf der Epidemie in Freising und Neustift hat Bataillonsarzt Dr. Promps eine genaue Karte angefertigt, wodurch die einzelnen Fälle örtlich leicht ersichtlich werden. Der Raum gestattet leider nicht den Abdruck jener Karte, welche bei den Acten liegt. Im Uebrigen habe ich Freising bereits in meinen ‚Untersuchungen' behandelt.

Ueber das Pfarrdorf Marzling berichtet Professor Dr. Forster auf Seite 168:

‚Die verhältnissmässig meisten tödtlichen Erkrankungen lieferte das Dorf Marzling. Dasselbe liegt an der Moosach und noch zum Theile im Stromgebiet der Isar, doch aus dem Niveau derselben durch eine sanfte Anhöhe emporgehoben. Die Lage des ganzen Dorfes ist anscheinend gesund, die Einwohner im Durchschnitte wohlhabend führen die gewöhnliche Lebensweise der Landbewohner, der Boden ist gewöhnlicher Lehmboden, im Ganzen sehr fruchtbar. Die Cholera brach zuerst im Hause des Gemeindevorstehers aus, welches fast das Stattlichste im Dorfe ist, gegen Mittag schaut und geräumige Wohnzimmer zeigt. Zwei Stunden weiter abwärts liegt das Pfarrdorf Oberhummel, welches ungefähr die nämlichen Lageverhältnisse darbietet wie Marzling; allein in dem über das Isar-Niveau elevierten Theile des Dorfes kamen wohl einige Cholerinen vor, aber keine wirklichen Cholerafälle, auch keine Sterbefälle, welche sämmtlich nur in jenem Theile des Dorfes beobachtet wurden, welcher in der Niederung, also auf sumpfigem den Ueberschwemmungen ausgesetztem Boden liegt und aus ärmlichen schmutzigen Häuschen besteht.'"

Der Forster betreffende Teil des Pettenkoferschen Berichts zur Choleraepidemie geht weiter auf den Seiten 184 bis 186:

„Ebenso negativ lauten die Aussprüche, welche in dem Berichte des Professors Dr. Forster zu Freising niedergelegt sind. Bemerkenswerth ist indess, was Derselbe namentlich über die Epidemie auf dem Domberge dortselbst äußert:

‚Damals bestand die ganze Einwohnerschaft des Domberges aus 110–112 Personen, von denen 12 der Cholera erlagen. Die tödtliche Ausbeute überstieg somit eine Decimation. Die meisten Bewohner sind wohlhabend, die Wohnungen nicht überfüllt sondern geräumig, die Meisten sonnig. Was aber die bisher bekannten Salubritäts-Verhältnisse betrifft, so waren diese nicht besonders lobenswerth, denn alle Krankheiten welche in der Stadt herrschten zeigten sich auch auf dem Domberg gewiss in verhältnismäßiger Anzahl, ja im Schullehrerseminare herrschte schon zwei Mal das sogenannte Schleimfieder epidemisch, während die Erkrankungsfälle in der Stadt nur vereinzelt blieben. Auch sind dort die meisten Wohnungen feucht. Diese auffallende Feuchtigkeit war schon oft der Gegenstand physikalischer Unterredungen und Referent stimmt der Ansicht bei, dass dieselbe als Niederschlag der von der tiefer liegenden Stadt und den umgebenden Moorgründen aufsteigenden Dünste zu betrachten sei. Ist die Ansicht objectiv gerechtfertigt, so dürfte auch des Referenten Ansicht, welche er über die Heftigkeit und Verderblichkeit der Cholerafälle auf dem Domberge anknüpft, nicht ganz der physikalischen Begründung entbehren. Sowie sich die aufsteigenden Dünste an den Gebäuden des Domberges niederschlagen und die Feuchtigkeit der Wohnungen als Product setzen, so ist wohl natürlich, dass mit diesen Dünsten auch die Miasmen emporgerissen in die Wohnungen eindringen, was um so ungehinderter geschehen kann, da der Berg gerade gegen Westen mit Gebäuden ziemlich dicht umstellt ist, also von den Westwinden eine Reinigung nicht bewirkt werden kann. Alle heftig befallenen Häuser waren mehr oder minder durch folgende Eigenschaften und Verhältnisse ausgezeichnet, als Lage an einem Abhange, in einer muldenförmigen Vertiefung, die in den Hauptkanal ausmündenden Nebenkanäle verstopft oder der Abzugskanäle gänzlich entbehrend, wie der grössere Teil des sogenannten Grabens, dessen Kanal nur dann ausgeleert und gereiniget wird, wenn Regengüsse dieses Geschäft übernehmen; ausserdem liegt er offen da, zur Hälfte mit stinkender Brühe angefüllt. Auf diesen Uebelstand hat Referent die Polizeibehörde aufmerksam gemacht und die Abhilfe wurde auch bereits eingeleitet. In dem Häuschen am unteren Graben gewahrte Referent hinter einem großen Thore einen fast bis zum ersten Stockwerke emporreichenden Düngerhaufen, der noch dazu höher lag als die Hausthüre. Zu ebener Erde blieben in diesem Häuschen alle Inwohner verschont. Vor dem Tagelöhnerhäuschen zu Neustift prangte ein mächtiger Düngerhaufen, gehalten in digestione fervida continua durch einen kleinen See von Odel. Dieser agronomische Schatz lag einige Schuhe höher als das Häuschen, gegen welches sofort die Brühe sickern musste. Alle Häuser waren klein, die bewohnten Localitäten eng, unrein gehalten, mit armen Bewohnern überfüllt. Aber all diese aufgezählten prädisponirenden Verhältnisse fehlen in dem Gebäude des Klerikal-Seminares auf der obersten Höhe des Domberges.'

Die Commission kennt die Verhältnisse von Freising und seinem Domberge theilweise aus dem Berichte in meinen ‚Untersuchungen' und müssen ihr deshalb die abweichenden Erklärungen über die Ursache der grossen Feuchtigkeit der Gebäude auf dem Gipfel des Domberges auffallend sein, welche Prof. Dr. Forster und ich gegeben haben. Mir scheint die Ansicht des Prof. Forster nicht auf Beobachtungen zu beruhen. Wenn man die durchschnittliche Geschwindigkeit der Luftbewegungen (bei uns nach Dr. Lamont in der Secunde 10 Fuss) kennt, ferner den Feuchtigkeitsgehalt und die Temperatur der Luft in Höhen-Differenzen von 100–200 Fuss beachtet und den Thaupunkt der Luft bei verschiedener Temperatur und Feuchtigkeit berechnet, so kann man unmöglich einer solchen Ansicht zustimmen, welche übrigens wie ich höre die Ansicht vieler Laien in Freising ist. Wenn die Ansicht begründet wäre, so würde es unmöglich sein auf dem Domberge zu Freising Wäsche zu trocknen und die Thurmspitzen des Domes müssten noch feuchter sein als die Grundmauern, an welchen Letzteren sich doch lediglich die Feuchtigkeit zeigt. Ebenso müssten in der Höhe mehr Nebel sich zeigen als im Thale.

Zu Frage 7.) Beschaffenheit des Trinkwassers, mögliche Verunreinigung desselben durch nahe gelegene Schwindgruben berichtet Professor Forster über Freising auf Seite 223: ‚Das Trinkwasser ist im Allgemeinen zu Freising nicht gut, oft unrein, matt. Leider sieht man in der Nähe der Brunnen nicht selten Schwindgruben und Abtritte. An der zeitweise nothwendigen und selbst verordneten Reinigung derselben, Aushebung des schlammigen Bodensatzes und Auffüllung mit Kies- und Kohlepulver soll es auch bis jetzt gefehlt haben'."

Wolfgang Grammel[675] bietet in einem Artikel in der heimatkundlichen Vierteljahresschrift Amperland „Hygiene im alten Freising" einen Überblick über die Maßnahmen der Stadtverwaltung Freisings, um die Bevölkerung von schweren Infektionskrankheiten wie Blattern, Cholera, Scharlach, Diphterie, Masern und Typhus zu befreien (II. S. 59), die bis Mitte des 19. Jahrhunderts in Freising so häufig auftraten, dass die Stadt noch bis ca. 1900 in ihren Mortalitätsziffern immer noch über dem bayerischen Landesdurchschnitt lag (II, S. 61). Die hier besprochene Choleraepidemie des Jahres 1854, die auch in München heftig wütete, erwähnt er nicht. „Die Wasserqualität der Moosach, Verunreinigungen durch die Handwerker, mangelhafte Wohnverhältnisse, Probleme bei der Unratsentsorgung, Hochwasser und Epidemien machten es lange Zeit schwer, gesund zu leben. Die Wasserversorgung der Stadt Freising nutzte das fließende Wasser der Moosach. Es gab öffentliche und private Brunnen, die jedoch selten tief genug waren, um sauberes Grundwasser zu fördern. Die Trinkwassergewinnung in dieser Zeit war eine häufige Ursache für Infektionskrankheiten". (II, S. 63)[676] Die gleichgelagerten Probleme der Münchner Stadthygiene löste der Stadtbaumeister Arnold Zenetti in einem Jahrzehnte dauernden Bauprogramm. Er stammte aus einer Familie, die den Knorrs wie Forster ebenfalls verschwägert war[677]. Selbst im Jahr 1879 wurde die Forster'sche Untersuchung über Freising nochmals als Diskussionsgrundlage herangezogen.

Selbst der medizinische Laie erkennt heute, dass die ansteckenden Massenkontakte in den Schulen auf dem Domberg, nämlich im Klerikalseminar und in der Lehrerbildungsanstalt niemand aus dem Kreis der damaligen Mediziner aufgefallen sind. Es ist aber heute müßig und es wäre auch ungerecht, sich über die damaligen Interpretationen der hygienischen Verhältnisse und die gesundheitlichen Folgen aus heutiger medizinischer Sicht auszulassen. Der Zusammenhang zwischen Hygiene und Gesundheit war immer schon intuitiv bekannt, wenn auch die wissenschaftlichen Grundlagen der Bakteriologie erst nachzuliefern waren. Die Beschreibung der unhygienischen Zustände in Stadt und Land wird damals als Ursache der Infektionen richtig gesehen und ausführlich beschrieben, aber die dahinter stehende eigentliche Krankheitsursache blieb unerkannt. Man glaubte an Miasmen, einfach und kurz als schlechte Gerüche beschrieben. Ein großer Einfluss auf die Entwicklung der Cholera wurde auch der Bodenbeschaffenheit und der Wassergehalt des Bodens, sowie Fäkalien zugemessen. In dieser Jahrzehnte andauernden wissenschaftlichen Diskussion kam Virchow 1869 in seiner Schrift „Canalisation oder Abfuhr?" der Lösung des Problems schon sehr nahe: „Eine endgültige Lösung dieser Schwierigkeiten wird schwerlich eher gelingen, als bis der Cholerastoff selbst nachgewiesen ist. Die neueren Arbeiten drängen alle auf einen wirklichen selbständigen Organismus, namentlich auf einen Pilz hin[678]". Im jahrzehntelangen Kampf gegen die Bakteriologen, insbesondere Robert Koch, entwickelte sich der für die ganze Weltbevölkerung verdienstvolle Hygieniker Pettenkofer zur tragischen Figur. Aber bereits 1854 hatte Pacini[679] das Cholera-Bakterium als Verursacher der Krankheit entdeckt, was aber erst 30 Jahre später anerkannt wurde. 1965 benannte man es zu seinen Ehren „Vibrio cholerae Pacini 1854".

Der ärztliche Jahresbericht Oberbayerns für 1855/56 zeigte für die Witterung „nichts Ungewöhnliches". „Morbilität und Mortalität waren im Durchschnitte und mit wenigen Ausnahmen günstig, ja in einigen Districten wie in den Landgerichten Aibling, Bruck, Burghausen, Erding, Freising, Moosburg, Neumarkt, Tittmoning, Weilheim sogar sehr günstig[680]". Es herrschten die üblichen Infektionskrankheiten Scharlach, Masern, insbesondere aber Typhus war weiter verbreitet. „Der kgl. Gerichtsarzt Dr. Forster erwähnt die vortheilhafte Einwirkung der Baumwolle bei Zoster (Herpes) – schon eine Stunde nach Auflegung derselben liess das Brennen allmälig nach und war bis zum kommenden Tage stets ganz verschwunden – ebenso wie bei Anthrax (Karbunkel, Eiterbeule). Auch im letzteren Falle, einem Anthrax in der Lenden-Gegend von 5" Länge und 3½" Breite, hatte die Auflegung einer dicken Lage gewärmter Baumwolle schon nach Umlauf einer Stunde die wüthendsten brennenden Schmerzen verschwinden gemacht und der ganze Verlauf der Heilung, welche auch nicht länger dauerte als in den akiurgisch-behandelten Fällen, ging schmerzlos und ungestört von Statten[681]".

# 4.5 Der Ausklang 1855–1858

## 4.5.1 Pensionierung und Tod

Ein schweres Unterleibsleiden machte 1857 Forsters vorzeitige Pensionierung notwendig. Er siedelte im Frühjahr 1858 nach München über in die Knorrhäuser, den Wohnsitz der Familie seiner Frau Auguste[682]. An dieser Stelle in der Brienner Straße entstand später das bekante Cafe Luitpold[683].

Die Knorrhäuser beherbergten „die Familien Julius Knorr, Promolis, die ihren Nymphenburgersitz verkauft hatten, die nach Übertritt in den

Ruhestand von Freising nach München verzogenen Forster, Tante Constantia Boblinger, sowie die mittlerweile Frau Hauptmännin gewordene liebe gute Hiemer und endlich den Vetter Dibell. Vetter Dibell[684], Schwager Angelinens und Stiftskanonikus, bildete als Verkörperung eines der feinen Abbés der Rokokozeit, in Wesen und äußerer Erscheinung bis in sein hohes Alter – er erreichte die Mitte der Neunziger – wohl den elegantesten Vertreter der Münchner Geistlichkeit. Mit Vorliebe vereinigte er seine hübschen Nichten aus Stadt am Hof und deren Bäschen Forster und Promoli um sich, jeden Schabernack, den ihm die jungen Dinger antaten, und sie waren unerschöpflich im Erfinden solcher, mit dem ihm eignen heiteren Lachen hinnehmend[685]".

Der berufliche Ehrgeiz ergriff Dr. Forster nochmals, wie das Ärztliche Intelligenzblatt 1858 berichtet. „Ernennung: Der quiesc. kgl. Gerichtsarzt Dr. J. Forster von Freising hat unter dem 23. März d. Js. die nachgesuchte Erlaubnis zur Ausübung der ärztlichen Praxis in der kgl. Haupt- und Residenzstadt München erhalten[686]".

Nach dem Ärztlichen Intelligenzblatt 1858 starb er an Typhilitis[687]. Nach anderer Quelle starb er am 1. November 1858 am Typhus. Das Abendblatt zur Neuen Münchener Zeitung nannte als Todesursache Enteritis secundaria und als Todestag den 5. November 1858[688]. Im Rechenschaftsbericht über die Verwaltung des Pensionsvereins für Witwen und Waisen bayerischer Aerzte 1858, herausgegeben 1859, wurde als gestorben ganz kurz gemeldet: Forster Johann Bapt., k. g. Ger.-A. in München, ord. Mitglied.[689] Sein Nachfolger im Amt Freising wurde Dr. Aurel Hug, der Gerichtsarzt aus Burghausen[690].

## 4.5.2 Die Familie

„Nachdem am 1. November 1858 Schwiegersohn Forster an Typhus gestorben war, segnete auch Rosa Zenetti[691] nach langen Leiden das Zeitliche und am 3. Juli 1862 musste die Mutter auch der Tochter Auguste

ins Grab sehen. Noch Tags vorher hatte Auguste ihrer am Krankenlager sitzenden Schwester Louise mit ihrer bis zu Ende schönen Stimme ein ergreifendes Lied vorgesungen. Mit dem Ausrufe: Das war mein Schwanengesang, sank sie erschöpft in die Kissen zurück[692]".
Johann Forsters Witwe Auguste starb am 3. Juli 1862 in München. In der Bayerischen Zeitung erschien am 5. September 1862 ein Inserat[693]:

Bekanntmachung

Die Verlassenschaft der Professors- und
Gerichtsarztswittwe Auguste Forster
betreffend.
In der bezeichneten Verlassenschaft wird auf Antrag der Erben die guterhaltene Mobiliarschaft am

Mittwoch, den 17. ds. Mts.
von 9–12 Uhr Vormittags und von
3–6 Uhr Nachmittags

im Hause Nr. 8 an der Briennerstrasse über eine Stiege öffentlich gegen sofortige Bezahlung versteigert und mit der Versteigerung, wenn nöthig, am darauffolgenden Tage fortgefahren. Die ersteigerten Gegenstände müssen unverzüglich weggeschafft werden. Am Dienstag, den 16. ds. Mts. von 3–6 Uhr Nachmittags kann die ganze fragliche Mobiliarschaft in Augenschein genommen werden.

München den 5. September 1862
Der königliche Notar:
v. Vincenti

Der kgl. Professor Johann Forster wurde am 3. November 1858 auf dem alten Südlichen Friedhof in München beerdigt: Section 13 Reihe 12 No. 6. Seine Witwe Auguste, geb. Knorr, folgte am 5. Juli 1862. Der Sohn Ludwig Forster, Hofapotheker, kaufte das Grab am 6. Januar 1883 für 50 Jahre um 90 Mark. Am 26. Juli 1918 folgte er ins Grab der Eltern und am 23. Januar 1923 begrub man als letzte Person Magdalena Forster, Privatiersgattin, im Alter von 61. Der Grabstein der Familie Forster von 1883 hat die Zerstörungen durch die Bombardierungen des Zweiten Weltkriegs überdauert und steht immer noch aufrecht[694]. Der alte südliche Friedhof dient heute als Erholungspark und Museum[695].

### 4.5.3 Nachhall

Wissenschaftlichen Nachhall hat Professor Forster wenig finden können. An der Chirurgen- und Baderschule war wissenschaftliches Arbeiten nicht angesagt, nur Heilen und Lehren; an der Universität war er nur kurzfristig tätig. Sein Lebensarbeitsgebiet waren die praktischen Einsätze gegen Pocken, Typhus und Cholera, sowie sonstige Infektionskrankheiten für die ihm anvertrauten Menschen. Forster hatte in seinem internistischen Lehrbuch für Bader durchaus hilfreiche und realistische Heilmaßnahmen gegen die immer wieder auftretende Cholera empfohlen: Flüssigkeits- und Elektrolytgaben[696]. Diese heute überwundenen Infektions-krankheiten waren damals die Geiseln der Menschheit in Bayern, Europa und der restlichen Welt. Selbst im Jahr 1879 wurde die Forster'sche Untersuchung nochmals als Diskussionsgrundlage herangezogen. Ein abschießendes Zitat hierzu: „Die Erkenntnis einer örtlichen und zeitlichen Disposition für Cholera und Typhus stellte der Hygiene die Aufgabe, das Verhalten des Bodens in den Kreis der Untersuchung zu ziehen und nach Merkmalen zu suchen, welche den immunen Boden vor dem nicht immunen immer auszeichnen. Uebrigens hat Forster in seiner Arbeit über den Zusammenhang der Luft in Boden und Wohnung den Nachweis geliefert, dass dieser

Verkehr zwischen Grundluft und der Luft in Wohngebäuden auch statthaben kann, wenn keine auffallende Temperaturdifferenz als Motor mitwirkt und wenn nicht stetig Gase nachdringen, wie bei einer undichten Gasleitung, so dass das Verhalten des Bodens in den Kreis der Untersuchung zu ziehen und nach Merkmalen zu suchen, welche den immunen Boden vor den nicht immunen auszeichnet[697]". Trotz seiner Kontroverse mit dem weltbekannten Hygieniker Pettenkofer konnte Forster keine weitere wissenschaftliche Bedeutung gewinnen. Als Chirurg mag er wegen seiner langjährigen Erfahrungen hervorragend gewesen sein, neue Wege hat er anscheinend nicht beschritten. Dazu hat er wegen seines ungewöhnlichen Lebenslaufs keine Chance gehabt.

Eine kleine Nachricht aus dem Jahr 1868 erreicht uns. Im Archiv für Klinische Chirurgie[698] wurde im Vergleich zu zahlreichen anderen Operationen von einem Eingriff Forsters berichtet:

## Zur Ligatur der Arteria Carotis communis

| No. | Operateur u. Datum | Literatur | Alter Geschlecht | Körperseite | Ursache | Bestehende Verletzung Tage | Abfall d. Ligatur | Ausgang |
|---|---|---|---|---|---|---|---|---|
| 75 | | | | | | | | |
| 76 | Forster Freising 852 | Briefl. Mitth. an Prof Gurlit durch Prof. Textor[699] | M. | links | Stichwunde | Krz. Zeit | – | Heilg. |

Der Münchner Bürgermeister Dr. Jakob von Bauer[700] weiß 1849 noch ein spätes Wort des Dankes für die Arbeit von Professor Forster: „In unserem früheren Berichte haben wir die Titel Herren Professoren namentlich aufgeführt und des verehrten Herrn Dr. Forster, als Oberarzt der chirurgischen Abtheilung nicht erwähnt, was wir hiemit entschuldigend nachtragen und bemerken, daß derselbe die Zwischenzeit nach dem Austritte des Herrn Dr. Strohmaier bis zum Eintritt des Herrn Dr. Rottmund (richtig:

Rothmund) ausfüllte, und seiner Sparte mit dankeswerthem Fleiße oblag[701]". Bauer muss Joseph Forster am Gymnasium in Amberg und Johann Forster in Mindelheim kennengelernt haben. Daher kommt vielleicht sein Mut, das obige Lob auszusprechen. Auch war König Ludwig im Jahr 1849 schon abgetreten.

Aus einer Münchner Familientradition kommt noch ein Hauch von Erinnerung an Professor Forster herüber in unsere Zeit. Der Historiker Hermann Heimpel – er galt mehrfach als Kandidat für das Bundespräsidentenamt – berichtet in seinem Buch „Die halbe Violine, Eine Jugend in der Haupt- und Residenzstadt München" über seinen Großvater aus dem Munde seines Onkels Ernst: „Besser konnte sich dein Großvater nicht ausbilden, in den Jahren zweiundvierzig bis vierundvierzig war er Assistent am Münchener Allgemeinen Krankenhaus. Der Chirurg Stromayr (richtig: Stromeyer, auch als Stromayer, Strohmaier genannt) hatte ihn aus Erlangen mitgebracht, da siehst du Zeugnisse von Stromayr, Forster und Gietl, lauter große Namen[702]".

In Bosls bayerischer Biographie von 1983 wurde Johann Friedrich Forster noch erwähnt, ebenso in der älteren Ausgabe der Großen Bayerischen Biographischen Enzyklopädie. 1990 wurde er nochmals im Zusammenhang mit seiner Lebensleistung an der Baderschule erwähnt[703].

– Ja, und dann komme schon ich, sein Ur-ur-Großneffe.

# 5. Die Heiler in ihrer Zeit: Kirche, Medizin, Kultur, Staat, Hochschule

Fürst Hohenlohe, die Brüder Joseph und Johann Forster lebten in der ersten Hälfte des 19. Jahrhunderts. Sie wurden in eine Zeit der großen Umbrüche geboren, die nach der französischen Revolution und nach den Napoleonischen Kriegen in die politische Restitutionsperiode nach dem Wiener Kongress mündete. Nach den revolutionären Ereignissen und Umwälzungen, die das Zeitalter der Aufklärung abschloss, aber auch zu einem praktischen Höhepunkt wie der Säkularisation führte, folgte das Zeitalter der Restauration. Das Papsttum hatte im 18. Jahrhundert in großen Ländern, wie z. B. Frankreich und Österreich, unter dem Einfluss des Staatskirchentums an Macht und Einfluss verloren. Die katholische Kirche wandelte sich unter dem Druck der Säkularisation von der aristokratischen Reichskirche mit staatlichen Hoheitsrechten und gewaltigem Reichtum vor allem an Grundeigentum[704] zur bürgerlichen Volkskirche[705], die über den seelsorgerischen „Liberalismus" eines Bischof Sailer in den ultramontanen Machtanspruch und in der zweiten Hälfte des 19. Jahrhunderts in den organisierten Verbandskatholizismus mündete. Von Johann Michael Sailer, dem Universitätslehrer, Seelenführer, geistlichen Schriftsteller von großer Sprachgewalt, zuletzt Bischof von Regensburg, zehren Bayern und seine Kirche noch heute[706]. In der bayerischen Verfassung von 1808/18 war erstmals die Glaubensfreiheit für alle Staatsbürger festgeschrieben. Die Kirche war sich in Abwehr gegen das staatskirchliche System König Ludwigs I. einig, dankte ihm aber auch nicht besonders für seinen Einsatz für ihre religiösen Interessen, wie z. B. die Neueröffnung vieler in der Säkularisation geschlossener Klöster. Der bayerische Staat des Vormärz stabilisierte sich, aber er erstarrte auch. Das System Abel förderte die Kirche, insbesondere die katholische, wo sie konnte. König Ludwig hatte sich ab 1830 angesichts revolutionärer Unruhen in Frankreich zu einem reaktionären Kurs entschlossen und förderte in Staat, Kirche und Gesellschaft katholische und konservative Männer, die Staats- und

Königstreue zeigten. Die bayerische Gesellschaft war in der ersten Hälfte des 19. Jahrhunderts königstreu, aristokratisch und klerikal geprägt, das Bürgertum war schon im Aufbruch, die Bauern sollten erst später politisch erwachen. Die hohe Bürokratie sollte zunehmend an Macht und Einfluss gewinnen, die Industrialisierung stand noch in den Kinderschuhen. Die Verbindung von politischer Restauration und Staatskirchentum wurden im Verlauf des 19. Jahrhunderts vom wieder wachsenden bürgerlichen Liberalismus und vom erwachenden Ultramontanismus bedrängt. Das Papsttum profitierte von der katholischen Romantik und zentrierte die kirchliche Macht zunehmend auf die römische Kurie[707].

Die bayerische Kirche, lange Zeit ohne Bischöfe, schloss 1817 das Konkordat mit dem Königreich Bayern und gewährte dem König großen Einfluss auf die Besetzung hoher kirchlicher Stellen, wie Bischöfe, Äbte und Domkapitulare. Vor allem der fränkische Adel, dem auch Alexander von Hohenlohe entstammte, verlor seine Reichsunmittelbarkeit und zunehmend seine herausragende politische, wirtschaftliche und gesellschaftliche Stellung[708]. Doch noch war Bayerns Ökonomie von der Landwirtschaft dominiert. Die Masse der bäuerlichen Bevölkerung war ungebildet und in einer schlichten Frömmigkeit waren die Landbewohner treue Anhänger ihrer Kirchen. Vorurteile, Aberglauben, vorchristliche Gebräuche und Unwissenheit herrschten. Kirchliche Segensmittel mussten oftmals medizinische Hilfe ersetzen.

Die Kultur, insbesondere die Literatur, war beherrscht von der Romantik, die ein mittelalterlich geprägtes Menschen- und Gesellschaftsbild entwickelte. Sie schuf eine Gegenwelt in Malerei, Poesie und Musik, eine Idealisierung von Volkstum, Volkskultur und Natur. Die Stellung der Kirchen wurde empor gehoben nach vermutetem mittelalterlichem Vorbild. Der Antirationalismus begünstigte die Geistheiler; Heinrich Heine, mit seiner Ironisierung der Romantik, spottete über sie. Der irrlichternde Clemens Brentano stützte sie. Die bayerische Staatsführung, insbesondere die hohe Bürokratie, hing, vom System Abel unterbrochen, aufklärerischen Gedankenwelten an, die nach dem Abgang König Ludwigs wieder durchbrachen. Aber da war die Hohe Zeit der drei Heiler Hohenlohe und zweimal Forster auch schon beendet. Der exilierte Fürst Hohenlohe war tot, die internationale Wirkung Pfarrer Forsters starb allmählich ab, der katholische Professor Forster wurde in die Provinzstadt Freising entsorgt.

Die Wissenschaft, insbesondere die medizinische, musste sich neu organisieren und sich aus dem mittelalterlichen Denken des unkritischen Nachlernens klassischer und antiker Autoren befreien. Naturphilosophische Ansätze Schellings, der Brownianismus, die romantische Medizinschule eines Ringseis, der z. B. die Krankheit aus der Sünde herleitete, herrschten über Jahrzehnte vor. Die Romantische Schule der Medizin beinhaltet die Einstellung von Philosophen und Ärzten, das menschliche Leben und alle Krankheiten in kosmischen, philosophischen, seelisch-geistigen, d. h. psychosomatischen Zusammenhängen zu erkennen, die in der physikalischen Welt Einfluss ausüben. Die gesundheitliche Versorgung der breiten Bevölkerung aber hing zu ihrer Zeit ab von ländlichen Autoritäten: Badern, Zahnreißern, Wundärzten, Feldscherern, Quacksalbern, Wunderheilern und Gebetsheilern[709], Handauflegern, Pfuschern, „Afterärzten", Kräuterweibern, weisen Frauen, Schäfern, Dorfheilern und Gesundbetern. Insbesondere den sozial verachteten Abdeckern, in Bayern Wasenmeister genannt, kamen Kenntnis und Funktion von Volksmedizinern zu[710]. Sie heilten mit Gebeten, Segenssprüchen und Zauberformeln, aber auch mit Kräutern, Salben, Ölen und Tinkturen, Tier und Mensch. Der Weg zu kirchlichen Sakramentalien ist nicht weit. Die Errichtung der Landarzt-, Chirurgen- und Baderschulen in Bayern brachte endlich eine gewisse Ordnung und fachliche Anhebung in das Gesundheitswesen. Nun muss man erkennen, dass die offizielle medizinische Wissenschaft der unterärztlichen Heilerschaft damals nur wenig überlegen war. Der Kampf der akademischen Ärzte für ihre medizinische Monopolstellung wurde zu Lebzeiten der beiden Heiler Forster ausgetragen und entschieden. Die Landärzte u. ä. Berufe spielten in Deutschland bis in die Mitte des 19. Jahrhunderts für die ärztliche Versorgung der Landbevölkerung noch eine wichtige Rolle[711]. Die Bader mussten zurücktreten. Letzter Erfolg dieser Akademisierungspolitik war 1952 die Abschaffung der Dentisten zugunsten der Zahnärzte, die ein Universitätsstudium für die Approbation absolvieren mussten. Nur die Heilpraktiker haben sich als gesetzmäßiger Berufsstand bis heute erhalten.

Dazu wirken immer noch und weiterhin die Geist- und Gebetsheiler, organisiert im „Dachverband Geistiges Heilen e. V." Ein moderner medizinischer Ansatz zum Thema Geistheilung sind Psychotraumatologie und katathym-imaginative Psychotherapie, insbesondere die imaginative Körperpsychotherapie. Die Gegenposition entwickelt die Schulmedizin. „Dass manche Menschen aufgrund ihrer Persönlichkeit Krebs bekommen, ist widerlegt. Dennoch behaupten alternative Heiler, die Krankheit lasse sich mit Psychotechniken behandeln. Doch die oft teuren Praktiken sind wirkungslos und gefährlich[712]". Hierher gehören letztlich auch alle Suggestionswirkungen in der Heilkunde. „Aber auch die Behandler, die die Hypnosetherapie nicht anwenden …, benutzen über die Persuasion (Überredung, Überzeugung), Affirmation (Versicherung) und nahezu allem, was sie tun und sagen, mehr oder weniger bewusst die Elemente der Suggestion. Diese Suggestionen werden vom Patienten meist schon deshalb angenommen, weil er sich durch die vorhandene Angst während der Konsultation in einem Ausnahmezustand befindet, der durch erhöhte Suggestibilität gekennzeichnet ist. Das zumeist bestehende Autoritätsgefälle zwischen Therapeut und Patient tut sein übriges.[713]" Hypnose ist nur eine graduelle Steigerung der Methoden der Suggestion. Der Streit hält an.

Die hohe Akzeptanz des Fürsten Alexander von Hohenlohe als Heiler beruhte auf seiner herausragenden gesellschaftlichen Stellung als hoher Aristokrat und der untertänigen, gutgläubigen Haltung der großen unwissenden Masse der bayerisch-fränkischen Bevölkerung. Die bürgerliche Oberschicht, Wissenschaftler, Akademiker, Verwaltungsbeamte usw. waren seinem Tun und Wirken gegenüber überwiegend ablehnend. Die katholische Geistlichkeit in ihren Spitzen wie der Papst und die deutschen Bischöfe hielten sich weitgehend zurück; einfache Geistliche waren durchaus für die Gebetsheilungen zu gewinnen. Der administrative Widerstand des aufgeklärten Staats in Bayern und Österreich verdrängte Hohenlohe und Forster ins provinzielle Exil. Der Vorstoß Forsters, die Gebetsheilungen durch Massenbriefverkehr in alle zivilisierten Länder zu tragen, verhinderte das Vergessen Hohenlohes wie Forsters, wie es manchen vor allem regionalen Geistheilern vor ihnen zustieß[714]. Die Presse als neues Medium verstärkte ihre Wirkung. So erwuchs die jahrzehntelange internationale Wirkung der Heilungsprozesse durch Messe und Gebete, die sich durch die Berichterstattung in der einschlägigen Literatur bis heute fortsetzt. Die Publikationen berichteten aber immer weniger von aktuellen Heilungen, sondern sie wiederholten zunehmend nur vergangene Erfolge. Das Interesse daran und an den Personen Alexander Hohenlohe und Joseph Forster ist bis heute nicht erloschen. Die Popularität der beiden Gebetsheiler verband sich im 19. Jahrhundert mit der politischen Emanzipation der katholischen Kirche und ihrer Mitglieder in den protestantisch geprägten Ländern Großbritannien und Irland. Den Katholiken wurden die politischen und bürgerlichen Rechte im Vereinigten Königreich zurückgegeben. Das wertete vor allem das katholische Irland auf. Die gesellschaftliche und politische Anerkennung und die Konsolidierung zogen sich hin ins 20. Jahrhundert, genau genommen bis in unsere Zeit.

In den Vereinigten Staaten war die Wirkung der Hohenloheschen Heilungen eher gegenteilig. Die Protestanten aller Konfessionen lehnten wie in allen Ländern die „Wunder" ab. Auch in der katholischen Kirche der USA gab es Widersprüche und Zurückhaltung. Während der Katholizismus als eine der bedrängten Minderheiten in den frühen Staaten, wie z. B. Maryland, eher integriert war, wuchs aus diesen Heilungsvorkommnissen in der Presse, in Politik und Bevölkerung die Abneigung gegen die Papisten, denen die minder geschätzten Einwanderer aus romanischen Ländern und Latinos zugerechnet wurden. Diese ablehnende Haltung setzte sich bis in die Mitte des 20. Jahrhunderts fort. Allerdings ist gegen diese These von Professorin Schultz einzuwenden, dass gerade evangelikale Gruppen in den USA bis heute Gebetsheilungen als Massenphänomen praktizieren.

In den katholisch geprägten romanischen Ländern Europas des 19. Jahrhunderts gab es Heilerfolge, aber vergleichsweise wenig Aufsehen auf Dauer für Fürst Hohenlohe und Pfarrer Forster; sie wurden eher vergessen. Die bayerische Staatsverwaltung war unter König Max I., Joseph und Minister Graf Montgelas aufklärerisch gesinnt, unterbrochen von

Ludwigs I. katholischer Periode im System Abel 1830 bis 1842 bzw. 1847, und sie neigte nach der Lebenszeit der beiden Brüder Forster wieder zu Kulturkampf und Aufklärung. Die berichtete heftige Distanzierung des alten Pfarrers Forster von Döllingers Antihaltung zur Unfehlbarkeitserklärung des 1. Vatikanums betraf in der Praxis den todkranken Greis Pfarrer Forster in der fränkischen Provinz wenig, es war mehr ein zeitbedingtes Kirchenpolitikum.

Auch die Medizin, insbesondere die Hochschulmedizin, wandte sich im 19. Jahrhundert zunehmend naturwissenschaftlichen Erkenntnissen zu und verbesserte grundlegend ihre Wirksamkeit am Patienten. Die Chirurgie und die Bakteriologie schafften große Fortschritte. Die Wohndichte nahm ab; die Bauhygiene sanierte die großen Städte und schützte die Bevölkerung vor den großen Infektionskrankheiten Pocken, Cholera und Typhus. Die königliche Regierung Bayerns kümmerte sich um das gesundheitliche Wohlergehen der einfachen Bevölkerung. Dieses Motiv zog sich durch alle Aktionen der Behörden: Besserbildung des ärztlichen Personals, medizinische Maßnahmen gegen die verderblichen Infektionskrankheiten, öffentliche Hygiene und Aufklärung des Volkes. Die hohe Geburtenrate sank langsamer als die Sterblichkeit; die Bevölkerung Europas stieg rasch. Die romantische, religiös geprägte Natur- und Medizinphilosophie prägte das Geschehen in der medizinischen Praxis und Lehre nicht mehr. Professor Johann Forster, der ortsnahe Praktiker, ist in Freising heute nahezu unbekannt. In der Lokal- und Medizingeschichte Landshuts wurde er für interessierte Historiker dem Vergessen entrissen. In der Geschichtsschreibung der Ludwig-Maximilians-Universität München ist er der frühe Vorreiter einiger geschasster Professoren katholischer Provenienz, dokumentiert für unsere Zeit. Die öffentliche Wirkung beschränkte sich auf Fachkreise der Historiker.

Die staatlichen Einwirkungen auf die zwei Geistheiler waren im Zeitablauf sehr unterschiedlich. Die Regierungsstellen unter König Max I. Joseph behandelten sie kritisch distanziert bis ablehnend. Die Folge war die Abwanderung in die Provinz, um nicht zu sagen ins Exil. Die Behandlung unter dem Nachfolger König Ludwig I. war wohlwollend, wie die

Beförderungsversuche Hohenlohes zum Bischof und Pfarrer Forsters zum Domkapitular zeigten. Auch Professor Forster war sich der Förderung des Königs sicher, wie die Abwehr des ersten Absetzungsversuchs zeigte. Dass er 1843 doch seine Professur an der Universität München verlor, war der unglückliche Umstand, dass der König ein Exempel an den Ultramontanen statuieren wollte, die ihn öffentlich blamiert hatten und die auch den bislang herrschenden Religionsfrieden störten. Unter der Herrschaft von König Max II. spielten die drei Heiler keine öffentliche Rolle mehr. Fürst Hohenlohe war tot; die Brüder Forster gingen in der Provinz ihrer Pflicht nach. Die öffentliche Aufmerksamkeit war geschwunden. Neue Themen in Staat und Kirche, Hochschule und Medizin standen an und waren aktuell.

Pfarrer Joseph Forster wanderte zusammen mit Fürst Hohenlohe durch die Zeiten und Schriften bis heute. Alexander Hohenlohe ist der im Schrifttum am meisten erwähnte und kommentierte. Er hatte zu Beginn seiner Heilertätigkeit glühende Anhänger und heftige Gegner, aber mit Fortgang der Zeit erstarkten die Kritiker, um heute nahezu die Alleinstellung einzunehmen. Die Rolle Pfarrer Forsters wurde in diesem Zusammenhang bisher unterbewertet. Er wuchs zunehmend in die Rolle des Organisators und des eigentlichen Trägers der internationalen Heilerwirkung.

Die flächendeckende Versorgung mit medizinischen Leistungen der Bevölkerung verdrängte zunehmend heilungsorientiertes kirchliches Brauchtum aus der Nachfrage der Gläubigen, wie Wallfahrten, Andachten, Prozessionen, Amulette, Bittgänge, „Gweichterl", Sakramentalien, Novenen, Segnungen, geweihte Kerzen, Weihrauch, Medaillen, Rosenkränze, eingesegnete Palmbüschel, Heiligenbildchen, Skapuliere, geweihte Kräuter, usw. Ein weithin bekanntes Beispiel ist das sogenannte Scheyerer-Kreuz[715]. Jedes Heimatmuseum bewahrt solche Devotionalien für alle Heilzwecke. Jeder Wallfahrtsort stellt Votivbilder und -gaben aus. Der noch kranke oder bereits geheilte Wallfahrer ist hier der aktive Teil, ein spezieller Heiler als Vermittler oder Verursacher göttlicher Heilungsgnade ist nicht erforderlich. Alte Gebräuche wie z. B. der in Bayern

„Einblaseln" genannte Blasiussegen oder das Ausräuchern von Ställen, das Anzünden von Wetterkerzen gegen Gewitterschäden usw. verschwinden zusehends. Die „Letzte Ölung" wurde in „Krankensalbung" umbenannt, um die Akzeptanz zu fördern. Gegen die Anerkennung neuer Wunder und Wunderorte hat sich die Kirche zunehmend gesträubt; zur Verifizierung hat sie sich daher der Unterstützung der Medizin und Naturwissenschaft bedient. Aber der Wunder- und der Heilungsglaube als solche sind wahrscheinlich ein menschliches Grundbedürfnis auch in unserer Zeit[716]. Das Internet ist voll davon, Literatur gibt es auch heute genug dazu. Hier konnten nur Beispiele angerissen werden. Die Auseinandersetzung zwischen der wissenschaftlichen Schulmedizin, der Alternativmedizin und den Wunder- und Gebetsheilern läuft in unserer Zeit auf allen Ebenen weiter. Echte Hilfe und Scharlatanerie sind nicht weit voneinander entfernt. „Ob und inwiefern Religion und Spiritualität ein Platz innerhalb der Gesundheitsfürsorge zukommt, ist die vermutlich am heftigsten umstrittene Frage überhaupt. Wie sich der eigene Glaube mit der Inanspruchnahme medizinischer Leistungen in Einklang bringen lässt, muss jeder für sich entscheiden. Sich für Neues zu öffnen und dem Unbekannten gegenüber aufgeschlossen zu sein, eröffnet jedoch auch eine Vielzahl neuer Optionen[717]". Außergewöhnlichen Heilungen sind auch biblisch tradiert und fundiert: „Die einen in der Kirche bestimmte Gott fürs erste zu Aposteln, und andere zu Propheten, zu Lehrern dritte und weitere zu Wundertaten und andere zu Heilungsgaben, zu Hilfeleistungen, Verwaltungen und für verschiedene Spracharten" (1. Kor. 12, 28).

# Literaturliste

## nur Bücher

### A

> Agatz G. J., Schematismus der promovierten, zur Praxis berechtigten Arzte Bayern, Ende October 1852, Zusammengestellt von Dr. G. J. Agatz, Würzburg 1852
> Almanach der Koeniglich Bayerischen Akademie der Wissenschaften, 1849
> An Authentic Account of what God hath given to the Prayers of Prince Alexander Hohenlohe, And those who united him in the Celebration of the Eucharistic Sacrifice of the Catholic Church, in the cure of Miss Mary Lalor in the Parish Chapel of Maryborough, Ireland, on the 10th of June 1823; and that young Lady, Residing in Bouverie Street, Fleet Street, London, on the 13th of same Month., London, 1823
> Annales Alma Literatum Universitatis Ingolstadtiensis, Monachia, 1859
> Ammerich Hans, Das bayerische Konkordat 1817, Weißenhorn 2000
> Amtlicher Bericht über die achtzehnte Versammlung der Gesellschaft deutscher Naturforscher und Aerzte zu Erlangen im September 1840 erstattet von den Geschäftsführern Dr. J. M. Leupoldt und Dr. L. Stromeyer, Mit den Facsimiles der Theilnehmer, Erlangen 1841, Gedruckt in der Jungeschen Universitätsdruckerei

### B

> Bastgen Beda, Der Heilige Stuhl und Alexander v. Hohenlohe-Schillingsfürst, Nach den Akten des Vatikanischen Geheimarchivs, Paderborn 1938
> Bastgen Beda, Bayern und der Heilige Stuhl in der ersten Hälfte des 19. Jahrhunderts, München 1940, 2. Bände
> Bauer Jakob, Verwaltungs=Bericht über das Gemeinde- und Stiftungsvermögen des Magistrates der K. Haupt= und Residenzstadt München von den Jahren 1843/44 bis 1847/48 incl., München 1849
> Baumann Hans, Geschichte der Heilkunde, Medizin vom Mittelalter bis zum 1. Weltkrieg und ihr Zusammenhang mit der wissenschaftlichen, technischen und sozialen Entwicklung, Norderstedt 2004

- Baumgärtel-Fleischmann Renate, Renczes Stephan, (Hrsg.), 300 Jesuitenkirche St. Martin Bamberg, 1693-1992, Bamberg 1993
- Beckenbauer Alfons, Die Ludwig-Maximilians-Universität in ihrer Landshuter Epoche 1800-1826, München 1992
- Behschel S. A., Der Werth der Chirurgischen Schulen im Königreiche Bayern geprüft auf dem Probiersteine der Erfahrung, Bamberg 1835
- Beiträge zur Isarwinkler Heimatkunde, Typisch Sepp, Begleitband zur Sonderausstellung im Stadtmuseum Bad Tölz, Bad Tölz 2009
- Beraz Joseph, Lehrbuch der Anatomie des Menschen mit physiologischen Zusätzen zum Gebrauche der Schulen für Bader im Königreiche Bayern nach höchstem Auftrage verfasst, J. Palm'sche Verlagsbuchhandlung, Landshut 1839
- Bergdolt Klaus, Das Gewissen der Medizin, Ärztliche Moral von der Antike bis heute, München 2004
- Berger Gerhart, Aurand Detlev, Hrsg., … Weiland Bursch zu Heidelberg …, Eine Festschrift der Heidelberger Korporationen zur 600-Jahr-Feier der Ruperto Carola, Heidelberg 1986
- Binder Wilhelm Hrsg., Ergänzungsbände zum Conversationslexicon für das katholische Deutschland, Regensburg 1849
- Blath Peter, Bad Tölz, Alltagsimpressionen, Die Reihe Archivbilder, Erfurt 2009
- Blößner Georg, Geschichte des Hum. Gymnasiums Amberg, Beitrag zur Geschichte der Stadt Amberg, Amberg 1929
- Boehm Laetitia und Tausche Gerhard Hrsg., Vorlesungen zur Geschichte der Ludwig-Maximilians-Universität 1800-1826 in Landshut, Berlin 2003
- Boehm Laetitia und Spörl Johannes Hrsg., Die Ludwig-Maximilians-Universität in ihren Fakultäten, Berlin 1980
- Brandl Manfred, Die deutschen katholischen Theologen der Neuzeit: ein Repertorium, Salzburg 2006, Bd. 2-3
- Bremer Andreas Frederik, Haandbog i Laegevidenskabens Historie, Kjobenhavn 1844
- Brentano Clemens, die Barmherzigen Schwestern in Bezug auf Armen= und Krankenpflege, Nebst einem Bericht über das Bürgerhospital in Coblenz und erläuternden Beilagen, Coblenz 1831

> Bruch, Rüdiger vom, Müller, Rainer A., Hrsg., Erlebte und gelebte Universität, Die Universität München im 19. und 20. Jahrhundert, Pfaffenhofen 1986
> Brunner S., Aus dem Nachlaße des Fürsten Alexander Hohenlohe, weil. Bischof von Sardika, Großprobst von Großwardein, etc., Regensburg 1851
> Buchner L. A. jun., Hrsg., Neues Repertorium für Pharmacie, hrsg. Dr. L. A. Buchner jun., Bd. 1, München 1852
> Buckingham Jamie, Kathryn Kuhlmann, Ihr Leben und Wirken, Schorndorf 1979
> Burgmaier Andreas, Häuserbuch der Stadt München, Band 3, München 1962

# C

> Casdorph Richard H., Diagnose: Göttliche Heilung, Schorndorf 1977
> Chroust Anton, Gesandtschaftsberichte aus München, 1814–1848, 3. Abt: Die Berichte der preussischen Gesandten, Band 42, München 1951

# D

> Daumer Georg Friedrich, Das Wunder: Seine Bedeutung, Wahrheit und Nothwendigkeit, den Herren Strauss. Frohschammer, Lang, Renan, Reinkens &c. gegenüber ins Licht gesetzt: Nebst thatsächlichen Belegen aus Geschichte und Ueberlieferung, Regensburg 1874
> Demel Walter, Kramer Ferdinand, Hrsg., Adel und Adelskultur in Bayern, München 2008
> Die Heilige Schrift des Alten und des Neuen Bundes, übersetzt von Paul Riessler und Rupert Storr, Mainz 1958
> Döllinger G., Sammlung der im Gebiet der inneren Staats=Verwaltung des Königreichs Bayern bestehenden Verordnungen aus amtlichen Quellen geschöpft und systematisch geordnet, 15. Band, Abth. XVI, Medicinalwesen enthaltend, München 1838
> Doering Heinrich, Die gelehrten Theologen Deutschlands im achtzehnten und neunzehnten Jahrhundert, Neustadt a. d. Orla 1831

# E

> Ecker von Eckhoffen, Julius Freiherr, Huldigungen des Ober=Donau=Kreises, II. Theil, Enthaltend die Reise Ihrer königl. Majestäten vom August bis 4. September 1829, verfaßt von Julius Freiherrn v. Ecker v. Eckhoffen, Augsburg 1830

> Einhäupl Karl M., Ganten Detlev, Hein Jakob (Hrsg.), 3000 Jahre Charité – im Spiegel ihrer Institute, Berlin New York 2010

> Eisenmann Joseph Anton, Topo-geographisch-statistisches Lexicon vom Königreiche Bayern oder alphabetische Beschreibung aller im Königreich Bayern enthaltenen Kreise, Städte, Märkte, Dörfer, Weiler, Höhe, Schlösser, Einöden, Gebirge, vorzüglichen Berge und Waldungen, Gewässer u. s. w., verfasst von Dr. Joseph Anton Eisenmann, Domkapitulare, geistlichem und Consistorial=Rathe und Dr. Carl Friedrich Hohn, Professor zu Bamberg, Zweiter Band M- J, Erlangen 1832

> Eisenmann Joseph Anton, Geographische Beschreibung des Erzbisthums Bamberg, nebst kurzer Übersicht der Suffragan=Diöcesen: Würzburg, Eichstätt und Speyer, Bamberg 1833

> Engelmann Wilhelm Hrsg., Bibliotheca medico-chirurgica et anatomico-physiologica, Bd. 1., Leipzig 1848

> England John, Reynolds Ignatius Aloysius, The works of the right Rev. John England, Nachdruck 1978

> Englisch Andreas, Gottes Spuren, Die Wunder der katholischen Kirche, München 2008

# F

> Fahrbacher Hans, Chronik der Familie Sabbadini-Knorr, Der Chronik I. Teil. Die Stammfamilien Sabbadini und Knorr im Sabbdinihaus an der Kaufinger-Gasse in München, 1918, Unveröffentlichtes Schreibmaschinen-Manuskript aus dem Besitz von Alexander Knorr

> Fels Heinrich, Johann Nep. von Ringseis, Katholische Männergestalten, Laien die zu Christus führen, Dülmen 1936. – Finlayson Joseph, Rev., (Irish Miracles or) The voice of Facts from the convent of St. Joseph, Ranelagh, Dublin, MDCCCXXIV

> Forster, Edgar, Der Kochwirt, Geschichte(n) eines bayerischen Wirtshauses, München 1999

> Forster Edgar, Kathole oder Sozi? Ortsanschauungen des Edgar Forster, München 2000
> Forster Edgar, Sprache und Schule, Lingua et schola, München 2010
> Forster Joannes, Quid est morbus?, Dissertatio inauguralis quam annuente sectione medica, Landishuti, MDCCCIV (1824)
> Forster Johann Friedrich, Lehrbuch der inneren Heilkunde, Zum Gebrauche der neu errichteten Schulen für Bader im Königreich Bayern nach Höchstem Auftrage verfaßt von Professor Dr. Forster, Landshut 1839
> Forster T. (Hrsg.), THE PERENNIAL CALENDAR; AND Companion to the Almanac; illustrated the Events of every Day in the Year as connected with History, Chronology, Botany, Natural History, Astronomy, Popular Customs & Antiquities, with usefull Rules of health, Observations on the Weather; Explanations of the Facts and Festivals of the Church, another miscellaneous usefull Informations, London 1824, hrsg. T. Forster, of Corpus Christi College, Cambridge, 1824
> Freninger Franz Xaver, General-Repetitorium über sämtliche an der Ludwig-Maximilians-Universität zu Landshut von 1800 bis 1826 immatrikulierte Studirende, Friedberg 1861
> Freninger Franz Xaver, Das Matrikelbuch der Universität Ingolstadt-Landshut-München, 1872
> Friedrich J., Ignaz von Döllinger, Sein Leben auf Grund seines schriftlichen Nachlasses, 2. Bände. München 1899
> Führer der Obmänner Hrsg., Die Hauseigenthümer und Herbergsbesitzer der k. b. Haupt= und Residenzstadt München am 1. Mai 1861 in zwei Alphabeten nach Straßen und Besitzern nebst den hauptsächlichen Bezirks- und Distrikts-Eintheilungen bearbeitet und mit hoher magistratischer Bewilligung herausgegeben vom Führer der Obmänner der Distrikts=Vorsteher, München 1861

# G

> Genealogisches Handbuch bürgerlicher Familien, 1897, 5. Bd
> Geyer Erdmann Anton, Die medizinischen Lehranstalten der Ludwig-Maximilians-Universität in Landshut (1800–1826), Diss. München 1966

> Glaser Hubert, Hrsg., Krone und Verfassung, König Max I. Joseph und der neue Staat, Katalog der Ausstellung im Völkerkundemuseum in München 11. Juni– 5. Oktober 1980, München Zürich
> Göschen Alexander Hrsg., Deutsche Klinik, Bd. 4, 26. Juli 1852
> Goscher Constantin (Hrsg.), Wissenschaft und Öffentlichkeit in Berlin 1870–1930, Stuttgart 2000
> Göttler Norbert, Die Pfuschereien, Amalie Hohenester, Wunderheilerin und Doktorbäuerin, Dachau 2000
> Gollwitzer Heinz, Ludwig I. von Bayern, Eine politische Biographie, München 1997
> Gosse Philip, The squire of Walton Hall: the life of Charles Waterton, Cassell 1940
> Grauvogl von Eduard, Die Zukunft der ärztlichen Arbeit, Erlangen 1848
> Grunwald Erhard, Das niedere Medizinalpersonal im Bayern des 19. Jahrhunderts, Gräfelfing 1990
> Günther Johannes, Lebensskizzen der Professoren der Universität Jena seit 1558 bis 1858, Jena 1858

# H

> Haus der Bayerischen Geschichte Hrsg., König Maximlian II. von Bayern 1848–1864, Rosenheim 1988
> Haus der Bayerischen Geschichte, Hrsg., Adel in Bayern, Ritter, Grafen und Industriebarone, Augsburg 2008
> Hayes Richard, SERMON XVII. of THE REV: RICHARD HAYES: CORPUS CHRISTI, DUBLIN 1822
> Hanauer Josef, Der Teufelsbanner und Wunderheiler Johann Josef Gaßner (1727–1779), Regensburg 1985
> Heimpel Hermann, Die halbe Violine, Eine Jugend in der Haupt- und Residenzstadt München, München und Hamburg 1965, 1. Auflage 1949
> Helfferich Adolf Johann, Johann Karl Passavant: ein christliches Charakterbild, Frankfurt a. M. 1867
> Herbermann Charles George, The Catholic encyclopaedia: an international work of reference on the constitution, doctrine, discipline, and history of the Catholic Church, Appleton 1910

- Herre Franz, Ludwig I., Ein Romantiker auf Bayerns Thron, Stuttgart Leipzig, 2005
- Herzog Theo, Krankenhäuser und medizinische Unterrichtsanstalten in Landshut, Verhandlungen des Historischen Vereins für Niederbayern, 91. Band, Landshut 1965
- Herzog Theo, Landshut im XIX. Jahrhundert, Landshut 1969
- Heyfelder Johann Ferdinand, Die Versuche mit dem Schwefeläther und die daraus gewonnenen Resultate in der chirurgischen Klinik zu Erlangen, Erlangen 1848
- Hirth-Knorr, Siegfried Julius, Stammbaum der Familie Knorr=Sabbadini, München 1896
- Hobson Richard, Charles Waterton, his Home, Habits, and Handiwork: Reminiscens of an intimate and most confiding personal Association for nearly thirty years, London 1867
- Hof= und Staats=Handbuch des Königreichs Bayern, München 1833
- Hof= und Staats=Handbuch des Königreichs Bayern, München 1840
- Hof= und Staats=Handbuch des Königreichs Bayern, München 1841
- Hof= und Staats=Handbuch des Königreichs Bayern, München 1843
- Hoffmann Dr. Carl Richard, Das Civil=Medizinal=Wesen im Königreiche Bayern mit den dermalen in Wirksamkeit bestehenden Medizinal-Verordnungen, 1. Band, Die private Medizin, Landshut 1858
- Hohenlohe-Waldenburg-Schillingsfürst, Fürst von Alexander, Biographie und christliche Züge aus dem Leben und Character der Fürstin Judith von Hohenlohe=Waldenburg=Schillingsfürst, geborene Baronesse von Reviczky, eine Blume auf der Mutter Grab gelegt, Regensburg 1838
- Hohenlohe-Waldenburg-Schillingsfürst, Fürst von Alexander, Lichtblicke und Erlebnisse aus der Welt und dem Priesterleben; gesammelt in der Jahren 1815–1833, Regensburg und Landshut 1836
- Hohenlohe-Waldenburg-Schillingsfürst, Fürst von Alexander, Erklärung des Fürsten Alexander von Hohenlohe erlassen aus Bad=Brückenau am 28. Juni 1821, Würzburg 1821
- Hubensteiner Benno, Bayerische Geschichte, Staat und Volk, Kunst und Kultur, München 1997

> Huber Ursula, Universität und Ministerialverwaltung, Die hochschulpolitische Situation der Ludwig-Maximilians-Universität München während der Ministerien Oettingen-Wallerstein und Abel (1832–1847), Berlin 1987
> Hufnagel Max Joseph, Berühmte Tote im Südlichen Friedhof zu München, Würzburg 1983, 1. Aufl. 1969

## I

> Isensee Emil, Die Geschichte der Medicin, Chirurgie, Geburtshülfe, Staatsarzneikunde, Pharmacie u. a. Naturwissenschaften und ihrer Litteratur, 2. Band, Teil 2, 5. Buch, Berlin 1844

## J

> Jäck Heinrich Joachim, Denkschrift für das Jubelfest der Buchdruckerkunst zu Bamberg am 24. Juni 1840 als Spiegel der allseitigen Bildungs=Verhältnisse seit unserer geschichtlichen Periode, Erlangen 1840
> Jäck Heinrich Joachim, Bamberg'sche Jahrbücher von 741 bis 1833, verfaßt von Joachim Heinrich Jäck, königl. Bibliothekar zu Bamberg, 5. Jg., 1833
> Jahresbericht über die Königliche Studienanstalt zu Eichstätt in Mittelfranken für das Schuljahr 1853/54, Eichstätt 1854

## K

> Karmeliterinnen von Marienthal im Elsass, Leben des Prinzen Alexander von Hohenlohe, Großpropst von Großwardein, Titularbischof von Sardika, Infulierter Abt von Gaborjan, etc. etc., Marienthal 1893
> Karmeliterinnen von Marienthal im Elsass, Zum Besten eines guten Werkes. Briefe und Schriften des im Rufe der Heiligkeit verstorbenen Bischofs Prinz Alexander von Hohenlohe nebst den Berichterstattungen über die auf sein Gebet erfolgten wunderbaren Krankenheilungen. Mit einem Bildnis und einer kurzen Lebensbeschreibungen. Herausgegeben und zu beziehen durch das Karmelkloster in Marienthal im Elsaß, Zweite Auflage, Roma 1907

- Kapfinger Hans, Der Eoskreis 1828 bis 1832, Ein Beitrag zur Vorgeschichte des politischen Katholizismus in Deutschland, München 1928
- Karl Ulrich, Die katholischen Gemeinden von Nürnberg und Fürth im 19. und 20. Jahrhundert, Bamberg 1989
- Kerner Justinus, Die Seherin von Prevorst, Eröffnungen über das innere Leben des Menschen und über das Hereinragen einer Geisterwelt in die unsere, 1829 Erstveröffentlichung, Leipzig o. J.
- Kilian Benedikt, Chronik der Kgl. Studienanstalt in Bamberg, Bamberg 1879
- Klencke Prof Dr., Bericht über die Anwendung der Narkose durch Aether und Chloroform in der Medicin. Bis Ende 1847, Hrsg. Von Dr. Canstatt und Dr. Eisenmann, 4. Band, Specielle Pathologie, Erlangen 1848
- Kluge, Etymologisches Wörterbuch der deutschen Sprache, 23. Auflage, Berlin, New York 1999
- Kneschke, Neues allgemeines Deutsches Adelslexikon im Vereine mit mehreren Historikern, hrsg. v. Prof. Dr. Ernst Heinrich Kneschke, 6. Bd., Leipzig 1865
- Knorr, Joseph von, Die Familie Knorr von Dachau bei München und alle ihre Nachkommen vom Jahre 1783 bis 1883, München 1883
- Köbler Gerhard, Historisches Lexikon der deutschen Länder, Die deutschen Territorien vom Mittelalter bis zur Gegenwart, München 1986
- Kommission für Bayerische Landesgeschichte, Signate König Ludwigs I., 6 Bände, München 1997
- Koskull Baron Stephan von, Wunderglaube und Medizin am Beispiel der religiösen Heilungsversuche des Fürsten Alexander Hohenlohe in Franken 1821–1822, Diss. med. München 1988
- Kritzer Peter Hrsg., Unbekanntes Bayern, Politik, Staat und Kirche Bd. I., München 1980
- Kübler August, Dachau in verflossenen Jahrhunderten, Dachau 1928
- Kübler August, Straßen, Bürger und Häuser in Alt-Dachau, Münnerstadt 1934, 2. Aufl. Dachau 1996
- Kugler Hans-Jürgen, Auerbach in der Oberpfalz, Die Geschichte seiner Häuser und Familien, Band I., Hausnummern 1–149, Auerbach 2008, Band II. Hausnummern 150–301, Auerbach 2010
- Kuhlmann Kathryn, Ich glaube an Wunder, Schorndorf 1978

# L

- Lacordaire Heinrich Dominicus, Die Kanzelvorträge in der Notre-Dame-Kirche zu Paris, Übersetzung Lutz Josef, Tübingen 1846
- Lammert G., Volksmedizin und medizinischer Aberglaube in Bayern und den angrenzenden Bezirken begründet auf die Geschichte der Medizin und Cultur, Würzburg 1869
- Langenbeck B. von Hrsg., Archiv für Klinische Chirurgie, Berlin 1868
- Landersdorfer Anton, Gregor von Scherr (1804–1872), Erzbischof von München und Freising in der Zeit des Ersten Vatikanums und des Kulturkampfes, München 1995
- Langheiter Alexander, Lauter Wolfgang, Der alte südliche Friedhof in München, München 2008
- Lawton Frederick, Balzac, Teddington Middlesex 2007
- Leiß Rupert, Die wunderbare Erscheinung eines Kreuzes zu Migné im Jahre 1826, Beschrieben von P. Rupert Leiß, dermaligem Propste des Benediktinerstiftes Scheyern, und Mitglied des histor. Vereins von Oberbayern, Augsburg 1842
- Leiß Rupert, Das Scheyerer=Kreuz oder gründliche Belehrung über den seit beiläufig 700 Jahren zu Kloster Scheyern in Oberbayern aufbewahrten Theil des wahren Kreuzes Christi. Nebst einem Anhange von Tagzeiten, Messen, Litanei, Lobgesängen, Kreuzweg=Andachten und anderen Gebeten. Für die Freunde des Kreuzes Christi neu bearbeitet, Augsburg 1843,
- Leyh Robert, Die Frauenkirche zu Nürnberg, Kath. Pfarrkirche Unserer Lieben Frau, München Zürich 1992
- Liebhart Wilhelm, Bayerns Könige, Königtum und Politik in Bayern, 2. verbesserte, erweiterte Auflage, Frankfurt a. Main, Berlin, Bern, New York, Paris, Wien 1997
- LMU Hrsg., Ludwig-Maximilians-Universität München, München 1995
- Locher Wolfgang, Die Medizinische Fakultät der Universität München im 19. Jahrhundert, Gräfelfing 1985
- Locher Wolfgang, Institut für Geschichte der Medizin, 175 Jahre Medizinische Klinik Innenstadt der Universität München, Vom allgemeinen Krankenhaus zur Universitätsklinik, München 1988
- Locher Wolfgang, 100 Jahre Chirurgische Universitätsklinik München an der Nußbaumstraße, München 1991

> Loschert Oswald, Der allzeit siegende Christ in dem unvermeidlichen Kampfe mit dem unsichtbaren Frieden seines zeitlichen und ewigen Wohlstandes von Christo und seiner Kirche mit unüberwindlichen Waffen versehen, und zum wirksamen Gebrauche derselben unterrichtet, Augsburg 1887
> Lübbeke Wolfram, Das Rathaus in Freising, Freising 1987
> Lutze Artur, Die Schutzpockenimpfung völlig unnütz und Verderben bringend, Aus statistischen Tabellen und durch die berühmtesten Autoritäten nachgewiesen, Ein Mahnruf allen Staatsgewalten ans Herz gelegt, von Arthur Lutze, Dessau 1854

# M

> Mader Franz, Tausend Passauer, Biographisches Lexikon zu Passaus Stadtgeschichte, Passau 1995
> Martin Aloys, Philipp Franz von Walther's Leben und Wirken, Leipzig 1850
> Martin Aloys Hrsg., Hauptbericht über die Cholera-Epidemie des Jahres 1854 im Königreiche Bayern. Erstattet von der kgl. Commission für naturwissenschaftliche Untersuchungen über die indische Cholera und redigiert von Dr. Aloys Martin, Privatdocenten und praktischen Arzte zu München. Erste Abtheilung, Bogen 1-24, mit einem Atlas, München 1856
> Meinel, Aug., Das Chloroform und seine schmerzstillende Kraft, Nach eigenen Erfahrungen, Hamburg 1849
> Meinhold Werner J., Spektrum der Hypnose, Das große Handbuch für Theorie und Praxis, Genf 1980
> Michael Roever Stiftung, Die Villa Knorr am Starnberger See 1855-2005, 150 Jahre Geschichte zu Architektur und Nutzung, Feldafing 2005
> Mielach J.C., Kurze Erzählung von dem Leben, Sterben und Begräbnisse Ihrer Majestät der verwittweten Frau Königin Caroline von Bayern, Mit drei beigefügten Trauergedichten, Ein Stammblatt zur Erinnerung für Ihre Verehrer, München 1841
> Mittermüller Rupert, Leben und Wirken des frommen Bischofs Michael Wittmann von Regensburg, Aus Aktenstücken und den hinterlassenen Papieren des Dahingeschiedenen zusammengetragen und zum Besten des bischöflichen Knabenseminars der Diözese Regensburg herausgegeben, Landshut 1859

> Moisy Sigrid von, Von der Aufklärung zur Romantik, Geistige Strömungen in München, Regensburg 1984
> Morell Gall, Spruchverse ernsten und heitern Inhalts zur Erbauung und Unterhaltung, Einsiedeln und New=York, 1859
> Mößmer Anton, Vom Selhause zum Kloster und von der Baderschule zum Gymnasium, in: Hans Carossa-Gymnasium, Was bleibt? Ein Lesebuch zum 375-jährigen Schuljubiläum, München 2004
> Mößmer Anton, Ärzte, Bürger, Herzöge, Eine Dokumentation zur Medizingeschichte der Stadt Landshut, Landshut 2004
> Müller Michael, Priester aus der Versammlung des Allerheiligsten Erlösers, Das Allerheiligste Sakrament des Altars, unser größter Schatz, New=York und Cincinati, 1870

## N

> Nachricht von einem Wunder welches der Fürst von Hohenlohe, Priester der katholischen Kirche, den 10. Juni 1823 an der Miß Maria Lalor von Roßkilten welche durch sechs Jahre und fünf Monate stumm gewesen ist, gewirkt hat. – Mitgetheilt durch einen Hirtenbrief der Geistlichkeit und dem Volke der vereinigten Diöcesen von Kildare und Leighlin von dem Hochwürdigsten Bischofe Jakob Doyle. Übersetzt aus dem Englischen von F. L. W. M., 1823
> Neubig Johannes, Auerbach, die ehemalige Kreis- und Landgerichtsstadt in der Oberpfalz, Auerbach 1839

## O

> Obermeier Christine, Abdeckersleut als Volksmediziner, 2012, Eigenverlag
> o. V., Neunte Nachricht von der königl. Unterrichts= und Erziehungs=Anstalt für die weibliche Jugend in Nymphenburg, Als Einladung zu der öffentlichen Prüfung und Preisevertheilung am 30ten und 31ten August 1824, München
> o. V., Jahrs-Bericht der königlich-baierischen Central-Veterinär-Schule über das Schul-Jahr 1824/25, München 1825

- o. V., Die Religion mit Hilfe der neueren Gelehrsamkeit und Wissenschaft in ihrer Allgemeinheit nachgewiesen, Nach dem Französischen bearbeitet und herausgegeben von einem katholischen Priester, Zweiter Band, Würzburg 1837
- o. V., Der heiligste Name Jesus, das sicherste Hilfsmittel in Krankheiten, wo kein Arzt helfen kann. Oder: Beispiele von Krankenheilungen durch gläubiges Gebet. Aus den darüber geführten Protokollen und mehreren Schriften zusammengetragen vom Verfasser der Gebetbücher: Schritte zur vollkommenen Liebe Gottes; Jesus Christus, der wahre Gott und Mensch, Herr erhöre mein Gebet etc. etc., Erstes Bändchen, Regensburg 1837; Zweites Bändchen, Regensburg 1838; Drittes Bändchen, Regensburg 1839; Viertes Bändchen, Regensburg 1840; Fünftes Bändchen, Regensburg 1841
- o. V., Die Baderschulen in Bayern nach ihrer gegenwärtigen Einrichtung nicht blos der praktischen Medizin überhaupt, sondern auch der Arzneikunde als wissenschaftlicher Kunst ganz widersprechend, beurtheilt nach der Erfahrung und den Instruktionen der neuen Bader, Für Regierungs- und Medizinal-Beamte, Aerzte und Laien, Verfaßt von einem Arzte, Augsburg 1840
- o. V. Schematismus der Geistlichkeit des Erzbisthums Bamberg für das Jahr 1844, Bamberg 1844, S. 31
- o. V., Ein belgischer Wunderheiler des XIX Jahrhundert., Charakterzüge und wunderbare Begebenheiten aus dem Leben des Benediktinermönches Pater Paul von Moll, 1824–1996, Durach 1995
- o. V., Erster Rechenschaftsbericht über die Verwaltung des Pensionsvereins für Wittwen und Waisen bayerischer Aerzte für das Jahr 1853, München 1854
- o. V. Die Bayer. Hypotheken- und Wechsel-Bank zur Feier ihres fünfzigjährigen Bestehens, München Okt. 1885
- o. V., Festschrift 675 Jahre Stadt Auerbach, Auerbach 1989
- o. V., Gehirn & Geist Dossier, Glaube und Aberglaube, Forscher ergründen unseren Sinn fürs Übersinnliche, Heidelberg 2012
- o. V, Leben ausgezeichneter Katholiken der drei letzten Jahrhunderte, Herausgegeben unter Mitwirkung Anderer von Albert Werfer, 13. Bändchen: Leben des Georg Michael Wittman, Bischofs von Regensburg, und des Alexander von Hohenlohe, Bischofs von Sardika, Schaffhausen 1856

> o. V., Narrative of two wonderful cures: wrought in the Monastery of the Visitation at Georgetown, in the Districts of Columbia, in the month of January 1831, Baltimore 1831
> o. V., A Collection of Affidavits and Certificates relative to the Wonderful Cure of Mrs. Ann Mattingly, which took Place in the City of Washington, D. C., on the tenth of march 1824, City of Washington 1824,
> o. V., Vertrautes Gespräch über die von Seiner Durchlaucht dem Herrn Fürsten Alexander von Hohenlohe, geistlichem Rathe und Domkapitulare des Erzbistums Bamberg, gewirkten Heilungen der Kranken, Sulzbach 1823
> o. V., Zum Gedächtnis an Dr. August Max Einsele, k. Gerichtsarzt und Professor, seinen Freunden aus Dankbarkeit und Verehrung gewidmet von dem Botanischen Vereine in Landshut, Landshut 1871
> o. V., Glanz und Gloria, Leben auf oberbayerischen Adelssitzen, München 2008

## P

> Pagel Julius Leopold, Geschichte der Medicin, Berlin 1898
> Paulus, Heinrich Eberhard Gottlob, Quintessenz aus Anfang, Mitte und Ende der Wundercur=Versuche, welche zu Würzburg und Bamberg durch Martin Michel, Bauer von Wittighausen und durch Sr. Hochwürden und durchlaucht den Herrn Domherrn, Vicariathsrath und Prinzen Alexander von Hohenlohe Schillingsfürst unternommen werden sind. Mit Beleuchtungen des Wunderbaren und des Wunderbeweises überhaupt. Leipzig, Brockhaus 1822. Mit dem Bildnis des Wunderthäters.
> Pezzl Johann, Reise durch den Baierischen Kreis, Faksimileausgabe der 2. erweiterten Auflage von 1784, München 1973
> Pfeufer Christian, Geschichte des allgemeinen Krankenhauses zu Bamberg von seiner Entstehung bis auf die gegenwärtige Zeit, Bamberg 1825
> Prantl, Karl von, Geschichte der Ludwig-Maximilians-Universität in Ingolstadt, Landshut, München, Nachdruck Aalen 1968
> Preißler Peter Reinhold, Wirtschaft und Gesellschaft Landshuts in der Zeit von 1834–1914, Diss. Erlangen-Nürnberg 1973
> Prinz Friedrich, Die Geschichte Bayerns, München 2003, 4. Auflage

# R

- Rall Hans, Wittelsbacher Lebensbilder von Kaiser Ludwig bis zur Gegenwart, Führer durch die Münchner Fürstengrüfte, München o. J.,
- Reichert Karl, Prinz Alexander von Hohenlohe, ein „Wunderdoktor" zu Beginn des 19. Jahrhundert: Ein Beitrag zur Medizingeschichte Frankens, Universitäts-Nervenklinik Würzburg Diss. 1955, 87. Seiten
- Reiser Rudolf, König und Dame, Ludwig I. und seine 30 Mätressen, München 1999
- Reiter Michael, Die Impfung ein Mißbrauch: ein Spiegel für die Schrift: Würdigung der großen Vortheile der Kuhpocken=Impfung für das Menschengeschlecht, von Dr. Michael Reiter, königl. Baier. Central-Impfarzte in München, München 1852, von C. G. G. Rittinger, Stuttgart 1853
- Reithofer Franz Dionys, Chronologische Geschichte von Dachau in Baiern, Zum ersten Male in allem Ernst bearbeitet und herausgegeben, München 1816
- Reynolds Aloysius, The Works of the Right Rev. John England, First Bishop of Charleston, collected and arranged under the Advice and Direction of his immediate Successor, The Right Rev. Ignatius Aloysius Reynolds, and printed for him, in five volumes. Vol. III. Baltimore 1849
- Ringseis Emilie, Erinnerungen des Dr. Johann Nepomuk von Ringseis, Regensburg, Amberg 1886, Band 1–4
- Ritz Emil, La Salette, Die Botschaft einer Marienerscheinung, Kisslegg 2001
- Rixner Thaddäus Anselm, Geschichte der Studien=Anstalt zu Amberg, ein Beitrag zur Geschichte der bayerischen gelehrten Schulen, Sulzbach 1832
- Röggerath Jacob, Ausflug nach Böhmen und die Versammlung der deutschen Naturforscher und Aerzte in Prag im Jahr 1837, Bonn 1838
- Ronan Myles Vincent, An Apostle of Catholic Dublin: Father Henry Young, Dublin 1944
- Rosenthal David August, Convertitenbilder aus dem neunzehnten Jahrhundert, Erster Band, Schaffhausen 1866
- Rousseau Ludwig, Chemisch=Mineralogische Abhandlung welche in die Naturlehre, Arzney=Cameral= und Polizeywissenschaften einschlagen, und den Vorurtheilen und dem Aberglauben entgegenstehen, Nürnberg 1790

# S

- Sachs Johann Jacob, Repertorisches Jahrbuch für die Leistungen der gesammten Heilkunde im Jahre 1839, Achter Jahrgang, Band I., Die Heilkunde Deutschlands, Leipzig 1840
- Sailer Johann Michael, Der Priester ohne Tadel, eine Rede bey der Primizfeier des durchlauchtigsten Prinzen Alexander Leopold Hohenlohe-Waldenburg-Schillingsfürst, gehalten am 17. Sept. 1815 in der Stiftskirche zu Ellwangen, München 1816
- Sartorius Franz, Wolf Karl, Geschäfts= und Addreß=Handbuch für den Regierungsbezirk Niederbayern, Bearbeitet von Franz Sartorius und Karl Wolf, Kgl. Regierungssekretäre, Landshut 1841
- Sauer Thomas, Anton Ruland (1809–1874), Ein Beitrag zur Geschichte der katholischen Restauration in Bayern, München 1995
- Schad Martha, Bayerns Königinnen, Regensburg, 3. Aufl. 1995
- Schärli Jolanda Cécile, Auffällige Religiosität: Gebetsheilungen, Besessenheitsfälle und schwärmerische Sekten in katholischen und reformierten Gegenden der Schweiz, Diss. Luzern 2012
- Scharold Carl Gottfried, Alexander von Hohenlohe und Waldenburg-Schillingsfürst nach den Verhältnissen seiner Geburt, Erziehung, geistlichen Berufes, seiner Reise nach Rom, seines längeren Aufenthalts daselbst und überhaupt nach seinem ganzen Leben und Wirken bis ins Jahr 1822, Würzburg 1822
- Scheidgen Hermann-Josef, Der deutsche Katholizismus in der Revolution 1848/49, Episkopat, Klerus, Laien, Vereine, Köln 2008
- Schenkl Johann Baptist, Neue Chronik der Stadt Amberg, Zum Beßten der k. b. blessierten Krieger, Amberg 1817
- Scherer, E. Cl., Schwester Ignatia Jorth und die Einführung der Barmherzigen Schwestern in Bayern, Köln 1932
- Schermann Karl, Starnberger Merkur, (Hrsg.), Starnberger See G'schichten, Percha 1986
- Schittenheim A., Weichardt W., Der endemische Kropf mit besonderer Berücksichtigung des Vorkommens im Königreich Bayern, Berlin 1912
- Schmid Alois, Weigand, Hrsg., Bayern mitten in Europa, Vom Frühmittelalter bis ins 20. Jahrhundert, München 2005

> Schmid Aloys, Einige Worte zum Andenken an den Hochwürdigen, Hochwohlgeborenen Herrn Dr. Michael Hauber, Propst des k. Kollegiatstifts zu St. Kajetan, Direktor der k. Hofkapelle, erzbischöfl. Geistl. Rath, Superior des Mutterinstituts der barmherzigen Schwestern und Ritter des k. Verdienst=Ordens vom heil Michael., München 1843
> Schneider Joseph, Das Wissenswürdigste über den Abdominaltyphus, Monographie, 1844
> Schnelbögl Fritz, Auerbach in der Oberpfalz, Aus der Geschichte der Stadt und ihres Umlandes, Auerbach 1976
> Schreiber Hans, Monumenta Harbni, Frankfurt 1922
> Schönwerth, von Ministeralrath, Einunddreißigster Jahres-Bericht des historischen Vereines von und für Oberbayern, für das Jahr 1868, München 1869
> Schott Heinz, u. a., Die Chronik der Medizin, Dortmund 1993
> Schrott Ludwig, Biedermeier in München, Dokumente einer schöpferischen Zeit, München 1963
> Schultz Nancy Lusignan, Mrs. Mattingly's Miracle, the Prince, the Widow, and the Cure that shocked Washington, Washington 2011
> Schuppmann Crescend, Triumph der christlichen Religion, Von der Geburt unsers göttlichen Herrn und Heilandes Jesu Christi, bis zum Jahre 1823. Verfaßt und mit Approbation des hochw. Erzbischöflichen Generalvikariats zu München=Freising herausgeg. von einem kath. Geistlichen. Erster Band München 1824
> Sebastian Ludwig, Fürst Alexander von Hohenlohe=Schillingsfürst 1794 bis 1849 und seine Gebetsheilungen, Diss. Würzburg 1916, München u. Kempten 1918
> Sengelmann H., Dr. phil., Prediger zu Michaelis in Hamburg, Dr. Joseph Wolff, Ein Wanderleben, Hamburg 1863
> Sepp Johann Nepomuk, Ludwig Augustus, König von Bayern und das Zeitalter der Wiedergeburt der Künste, Schaffhausen 1869
> Sieghart August, Nürnberg, Wesen und Schicksal einer Stadt, Nürnberg 1950
> Speeth J., Briefe aus Würzburg über die dortigen wichtigen Ereignisse im Monat Junius 1821, 1. und 2. Lieferung, Würzburg 1821
> Stapf Franz, Vollständiger Pastoralunterricht über die Ehe oder über das gesetz- und pflichtmäßige Verhalten des Pfarrers vor, bei und nach der ehelichen Trauung,

nach den Grundsätzen des Kirchenrechts und unter Berücksichtigung auf die Civilgesetze, Bamberg 1820, 7. Aufl. 1847
> Staudenraus Alois, Chronik der Stadt Landshut in Bayern, Dritter Theil, Landshut 1832
> Steger Fr. Hrsg., Ergänzungs Conversationslexikon der neuesten Zeit auf das Jahr 1857/58, Leipzig Meißen
> Stone Gene, Warum manche Menschen nie krank werden … und wie auch Sie in Zukunft gesund bleiben, München 2012, The secrets of people who never get sick, New York 2010
> Stuart James, Three Years in North America, by James Stuart, Esq. Third Edition, Revised in two Volumes Vol. II, Edinburgh, London, 1833

## T

> Thiersch Friedrich Wilhelm, Über den Begriff und die Stellung des Gelehrten: Rede in der öffentlichen Sitzung der königl. Akademie der Wissenschaften am 28. März 1856 zu ihrer Stiftungsfeier, München 1856

## U

> Ulrich Karl, Die katholischen Gemeinden von Nürnberg und Fürth im 19. und 20. Jahrhundert, Bamberg 1989

## V

> Verzeichniß aller Studierenden, welche in dem königl. Pfalzbaierischen Schul= Hause zu Amberg aus den LehrGegenständen des vaterländischen StudienPlanes was immer für einen Fortgang gemacht oder öffentliche Preise erhalten haben, Sulzbach, 31ten August, 1806
> Verzeichniß des Lehrer=Personals und der sämmtlichen Studirenden an der königl. Ludwig-Maximilians-Universität München in den beiden Semestern des Studienjahres 1842/43, München 1843

> Vetter Eduard Hrsg., Statistisches Hand- und Adressbuch von Mittelfranken im Königreich Bayern, Ansbach 1856 und 1864
> Virchow Rudolf, Gesammelte Abhandlungen zur Wissenschaftlichen Medizin, Frankfurt 1856, Kapitel: Ueber die Verbreitung des Cretinismus in Unterfranken, Vorgetragen in den Sitzungen der Phys. med. Ges. vom 9. Mai und 13. November 1852
> Virchow Rudolf, Gesammelte Abhandlungen zur Wissenschaftlichen Medizin, Frankfurt 1856
> W
> Wallenreiter Clara, Die Vermögensverwaltung der Universität Landshut-München, Ein Beitrag zur Geschichte des bayerischen Hochschultypus vom 18. zum 20. Jahrhundert, Berlin 1971
> Weber Heinrich, Die St. Martinskirche in Bamberg, Eine Festschrift zur Feier ihres zweihundertjährigen Bestandes, Bamberg 1891
> Wibmer Carl, Medizinische Topographie und Ethnographie der k. Haupt- u. Residenzstadt München, hrsg. von einer Commission des ärztlichen Vereins München, Erstes Heft, bearb. v. Dr. Carl Wibmer, München 1862
> Wiesend Anton, Topographische Geschichte der Kreishauptstadt Landshut in Niederbayern, Landshut 1858
> Wolf, Jos. Heinr., Hrsg., Allgemeine Bayerische Landes- und Volkschronik oder Geschichtsjahrbücher des neunzehnten Jahrhunderts mit Miszellen allgemeiner Länder= und Völker=, Erd= und Himmelskunde, II. Jahrbuch, 2. Band, München 1842

## Z

> Zeiss J. G., Zum Gedächtnis an Dr. August Max Einsele: k. Gerichtsarzt und Professor: seinen Freunden aus Dankbarkeit und Verehrung gewidmet von dem Botanischen Vereine in Landshut, Landshut 1871
> Zellinger-Kratzl Hildegard, 175 Jahre Barmherzige Schwestern in Bayern 1832 bis 2007, München 2007, Eigenverlag
> Zerback Ralf, München und sein Stadtbürgertum: eine Residenzstadt als Bürgergemeinde 1770–1870, München 1997, Diss

Die Kurzbiografien sind entnommen aus Wikipedia und/oder Hans Michael Körner, Bruno Jahn, Hrsg., Große Bayerische Biographische Enzyklopädie, München 2005, 4 Bände. Andere Quellen sind genannt.

# Anmerkungen

1 Vgl. Schnelbögl Fritz, Auerbach in der Oberpfalz, Aus der Geschichte der Stadt und ihres Umlandes, Auerbach 1976, S. 228 f. Mein Ur-Ur-Großvater Ignatz Forster erhielt 720 fl. und 400 fl. von der Feuerversicherungsanstalt. Vgl. Regierungsblatt für das Königreich Bayern, München 1869, Nr. 51, München Donnerstag den 29. Juli 1869, Haupt=Rechnung über den Stand der Feuerversicherungsanstalt für Gebäude in den Gebietstheilen diesseits des Rheins für das Versicherungsjahr 1867/68, S. 88 u. S. 96

2 Ich selbst habe das Haus noch gekannt. Obige Informationen stammen aus einem Zeitungsartikel, den mein Großvater hinterließ und der anlässlich des Abbruchs erschien: Volkswacht Nr. 35, vom 3. 9. 1953, Regensburg. Nach amtlichen Urkunden erschließt sich noch folgendes: Die Tochter, Anna Maria Magdalena Wunderlich, geb. 4. 2. 1844, gest. 18. 10. 1875, des Webermeisters Josef Wunderlich, geb. 25. 1. 1806 in Auerbach, gest. 23. 8. 1855 in Auerbach, war die erste Ehefrau meines Urgroßvaters Johann Georg Forster, geb. 20. 8. 1838, gest. 10. 2. 1919. Sie war die Mutter der beiden überlebenden Halbgeschwister meines Großvaters Josef Forster. Vgl. Vgl. Kugler Hans-Jürgen, Auerbach in der Oberpfalz, die Geschichte seiner Häuser, Auerbach 2008, S. 152 ff. und S. 158 ff.

3 Vgl. Forster Edgar, Professor Dr. Johann Friedrich Forster, Ein Lebenslauf, in: Die Oberpfalz, 2007, Nr. 5, 294–299; Erste Fassung: Edgar Forster, Kathole oder Sozi, Ortsanschauungen des Edgar Forster, München 2000, Anhang S. 172 ff.

4 Fritz Burger, geb. 1. 6. 1873 gest. 1953, Textilkaufmann, 1916 Bürgermeister; Kugler Hans-Jürgen, Auerbach in der Oberpfalz, die Geschichte seiner Häuser und Familien, Bd. II, Hausnummer 150–301, Auerbach 2010, S. 246 f. Burger war ein weitschichtiger Verwandter der Familie Forster. Ich habe ihn durch meinen Opa noch gekannt.

5 Forster Edgar, Pfarrer Joseph Forster – ein Gebetsheiler, in: Oberpfälzer Heimat, Beiträge zur Heimatkunde der Oberpfalz, 54. Bd., 2010, S. 91–102

6 Geistlicher Rat Franz Conrad war von 1877 bis 1915 Pfarrer in Hüttenheim. Er erbaute 1896 bis 1897 die neugotische Pfarrkirche. Vgl. Bauer Hans, Geheimnisvolles Franken, 3. Teil, Dettelbach 2006, Verkannte Kunst, Auf den Spuren neugotischer Denkmäler, S. 85–92, S. 88

7 G. J. B. (Georg Joseph Barthelme), Joseph Forster, katholischer Pfarrer zu Hüttenheim, Ein Lebensbild, Regensburg 1886, S. 38 f.

8 Das 19. Jahrhundert war in Auerbach das Zeitalter der großen Stadtbrände. Am 26. 6. 1838 brannten 18 Wohnhäuser und 10 Stadel nieder, 1842 und 1847 je 6 Häuser, und am 27. 6. 1868 sogar 107 Häuser und 146 Nebengebäude. Auch die

|   | Forsterhäuser waren davon betroffen. Vgl. 675 Jahre Stadt Auerbach, Festschrift, Auerbach 1964, S. 56 |
|---|---|
| 9 | Der Lehrer Josef Köstler (1849–1925) schrieb ab 1894 an dieser Chronik der Stadt Auerbach. Vgl. Schnelbögl Fritz, Auerbach in der Oberpfalz, Auerbach 1976, S. 245 ff. |
| 10 | An die fabrikmäßige Herstellung von Teppichen wagte sich der Webermeister Michel Forster um 1800. Vgl. Schnelbögl Fritz, Auerbach in der Oberpfalz, Auerbach 1976, S. 215 |
| 11 | Kugler Hans-Jürgen, Auerbach in der Oberpfalz, die Geschichte seiner Häuser und Familien, Band 1. S. 120–123, Forster Edgar, Familienchronik der Familie Forster in Auerbach / Oberpfalz, in: Die Oberpfalz, 99. Jahrgang, 2011, Nr. 5, S. 294–303 |
| 12 | In seinem Heurathscontract (Ehevertrag) von 1828, der in meinem Besitz ist, nannte er sich Joseph Ignatz Forster. |
| 13 | Vgl. Seine Biografie: Forster Edgar, Sprache und Schule, Lingua et Schola, Ein Lebensbild von Alexander Forster, München 2010 |
| 14 | Kugler Hans-Jürgen, Auerbach in der Oberpfalz, Die Geschichte seiner Häuser und Familien, Band I, Hausnummern 1-149, Auerbach 2008, Band II., Hausnummern 150-301, Auerbach 2010. Die Familie Forster ist in 40 Häusern genannt. Dazu kommen weitere Verwandte aus der weiblichen Abstammungslinie. |
| 15 | Vgl. Forster Edgar Alexander, Familienchronik der Familie Forster in Auerbach / Oberpfalz, in: Die Oberpfalz, Heft 5, September Oktober 2011, 99. Jahrgang, S. 294–303 |
| 16 | Vgl. Kugler Hans-Jürgen, Auerbach in der Oberpfalz, Die Geschichte seiner Häuser und Familien, Auerbach, 2008, S. 153-161 |
| 17 | Vgl. G. J. B. (Barthelme Georg Joseph), Joseph Forster, katholischer Pfarrer zu Hüttenheim, Ein Lebensbild, Regensburg 1886, S. 166 In der Familie Forster war es immer üblich, Vornamen wiederholt zu vergeben. Daher Joseph Friedrich und Johann Friedrich. So hatte mein Großvater Josef Forster drei Schwestern mit Namen Margarete, Gretel, Rettl, Margret genannt. Vermutlich ist die Sitte in der früher sehr hohen Kindersterblichkeit begründet. |
| 18 | Ein Überblicksartikel Forster Edgar, Professor Dr. Johann Friedrich Forster, Ein Lebenslauf, in: Die Oberpfalz, 95. Jahrgang, 2007 Nr. 5, S. 294–299 |
| 19 | Vgl. Schnelbögl, Fritz, Auerbach in der Oberpfalz, Aus der Geschichte der Stadt und ihres Umlandes, Auerbach 1976, S. 239 „… der Schullehrer an der Mädchenschule, Michael Forster, fungiert daneben als Mesner. Diese drei Lehrer wurden von der Regierung ernannt auf Vorschlag ( Präsentation ) des Magistrats und des Pfarramts". |

20  Kugler Hans-Jürgen, Auerbach in der Oberpfalz, Die Geschichte seiner Häuser und Familien, Band 1, Auerbach 2008, S. 272
21  Vgl. Köbler Gerhard, Historisches Lexikon der deutschen Länder, Die deutschen Territorien vom Mittelalter bis zur Gegenwart, München 1988, S. 148 „Forster (Reichsritter) Im 18. Jahrhundert zählten die von F. mit der Herrschaft Burghausen (Hausen) zum Kanton Altmühl des Ritterkreises Franken".
22  Vgl. England John, Reynolds Ignatius Aloysius, The works of the Right Rev. John England, Baltimore, 1978, S. 488. Das Buch ist ein Nachdruck von 1849.
23  Joseph und Johann Forsters Mutter war eine geborene Margarete Götz, Müllerstochter von Steinamwasser bei Auerbach. Die Familie Götz lebt heute noch in mehreren Zweigen in diesem Ort, der heute zur Stadt Auerbach eingemeindet ist. Vgl. Karl Ulrich, Die katholischen Gemeinden von Nürnberg und Fürth im 19. und 20. Jahrhundert, Bamberg 1989, S. 24; Kugler Hans-Jürgen, Auerbach in der Oberpfalz, die Geschichte seiner Häuser, Auerbach 2008, S. 158
24  Vgl. Kugler Hans-Jürgen, Auerbach in der Oberpfalz, die Geschichte seiner Häuser, Auerbach 2008, S. 152 ff. und S. 158 ff.
25  Vgl. Kugler Hans-Jürgen, Auerbach in der Oberpfalz, die Geschichte seiner Häuser, Auerbach 2008, S. 122 ff.
26  Die Informationen stammt aus einem Zeitungsartikel, der anlässlich des Abbruchs erschien: Volkswacht Nr. 35, vom 3. 9. 1953, Regensburg. Nach amtlichen Urkunden erschließt sich noch folgendes: Die Tochter, Anna Maria Magdalena Wunderlich, geb. 4. 2. 1844, gest. 18. 10. 1875, des Webermeisters Josef Wunderlich, geb. 25. 1. 1806 in Auerbach, gest. 23. 8. 1855 in Auerbach, war die erste Ehefrau meines Urgroßvaters Johann Georg Forster, geb. 20. 8. 1838, gest. 10. 2. 1919. Sie war die Mutter der beiden überlebenden Halbgeschwister meines Großvaters Josef Forster nämlich Andreas und Margarete Forster.
27  Vgl. Schnelbögl Fritz, Auerbach in der Oberpfalz, Aus der Geschichte der Stadt und ihres Umlandes, Auerbach 1976, S. 253
28  Die Rekatholisierung zog sich einige Jahre hin von 1620 (Schlacht am Weißen Berg) und 1628 (Oberpfalz wird bayerisch) Vgl. Schnelbögl Fritz, Auerbach in der Oberpfalz, Aus der Geschichte der Stadt und ihres Umlandes, Auerbach 1976, S. 165–181, Kapitel „Kirchenwesen im 17. und 18. Jahrhundert – Rekatholisierung"
29  Vgl. Schnelbögl Fritz, Auerbach in der Oberpfalz, Aus der Geschichte der Stadt und ihres Umlandes, Auerbach 1976, S. 237
30  Vgl. Moisy, Sigrid von, Hrsg., Von der Aufklärung zur Romantik, Geistige Strömungen in München, Regensburg 1984, S. 104

31 Neubig, Johannes, Auerbach, die ehemalige Kreis- und Landgerichtsstadt in der Oberpfalz, Auerbach 1839, S. 73 Neubig war Studienkollege von Abt Prechtl und Bischof Wittmann von Regensburg
32 Neubig Johannes, Auerbach, die ehemalige Kreis- und Landgerichtsstadt in der Oberpfalz, Auerbach 1839
33 Vgl. Schnelbögl, Fritz, Auerbach in der Oberpfalz, Aus der Geschichte der Stadt und ihres Umlandes, Auerbach 1976, S. 245 ff.
34 Kugler Hans-Jürgen, Auerbach in der Oberpfalz, Die Geschichte seiner Häuser und Familien, Bd. 1, Auerbach 2008, S. 270 ff.
35 G. J. B. (Georg Joseph Barthelme ), Joseph Forster, katholischer Pfarrer von Hüttenheim, Ein Lebensbild, Regensburg 1886, S. 9. Der Autor war Pfarrer in Marktbreit. – Der Erzbischof war Christoph Franz von Buseck, der letzte Fürstbischof, gest. 1808.
36 Erasmus-Gymnasium Amberg, in: wikipedia
37 G. J. B., (Barthelme, Georg Joseph), Joseph Forster, katholischer Pfarrer von Hüttenheim, Ein Lebensbild, Regensburg 1886, S. 9
38 Ringseis Emilie, Erinnerungen des Dr. Johann Nepomuk Ringseis, Erster Band, Regensburg & Amberg 1886, S. 7, S. 9, S. 30 ff. Sebastian Ringseis (1787–1814) wurde ebenfalls Arzt und verstarb früh.
39 Verzeichniß aller Studierenden, welche in dem königl. Pfalzbaierischen Schul=Hause zu Amberg aus den LehrGegenständen des vaterländischen StudienPlanes was immer für einen Fortgang gemacht oder öffentliche Preise erhalten haben, Sulzbach, 31ten August, 1806
40 Verzeichnis aller Studirenden, welche in der königl. Baierischen StudienAnstalt zu Amberg aus den LehrGegenständen des allgemeinen Normativs was immer für einen Fortgang gemacht, oder öffentliche Preise erhalten haben. Amberg den 4ten September, 1809, Mit Genehmigung der königlichen OberSchulBehörde des NaabKreises, Sulzbach, gedruckt mit Kommerzienrath Seidelschen Schriften.
41 Johann Nepomuk Ringseis, geb. 16. 5. 1785 in Schwarzhofen (Oberpfalz), Gymnasium in Amberg, 1805 Medizinstudium in Landshut, 1812 Promotion, Primararzt und Professor in München, Leibarzt des Kronprinzen Ludwig auf seinen Italienreisen, 1817/18, 1820, 1823/24,1825, 1818 Medizinalrath, 1825 Ministerialreferent im Bayerischen Innerministerium, 1826 o. Professor in München, 1834 geadelt, unter König Ludwig I. hatte er großen Einfluss auf die Gesundheits- und Kulturpolitik, 1852 entlassen, gest. 22. 5. 1880 in München. Quelle: Große Bayerische Biographische Enzyklopädie, München 2005
42 Ringseis Emilie, Erinnerungen des Dr. Johann Nepomuk v. Ringseis, gesammelt, ergänzt und herausgegeben, Erster Band, Regensburg und Amberg 1886, S. 214; Vgl. Jugenderinnerungen des K. bayr. Geheimraths Dr. Joh. Nep. von Ringseis,

in: Historisch-Politische Blätter, 1874, S. 601 Ringseis hatte den Kaplan Joseph Forster in Nürnberg ca.1816 besucht

43  Schenkl, Johann Baptist, Neue Chronik der Stadt Amberg, Zum Beßten der k.b. blessierten Krieger, Bd. 1, Amberg 1817, S. 278 f. „Maurus von Schenkl, k.b. geistlicher Rath, Professor des Kirchenrechts und der Pastoral=Theologie, und Bibliothekarius, wurde den 4. Jäener 1749 zu Auerbach geboren, den 2. Oktober 1768 legte er als Benediktiner in dem Kloster Prüfening die Ordensgelübde ab, und wurde den 27. September 1772 zum Priester geweiht. Im Jahr 1790 wurde er als Professor des Kirchenrechts nach Amberg berufen. Er lehrte daselbst bis zu seinem Tode, der den 14. Juni 1816 im 68sten Jahre seines thaetigen Lebens erfolgte. – Er schrieb im theologischen Fache". Er war einer der geachtesten Kirchenrechtler und Kirchenhistoriker seiner Zeit. Auerbach verdankt ihm die noch heute wirksame „Maurus von Schenkl'sche Schulstiftung". Vgl. Schnelbögl Fritz, Auerbach in der Oberpfalz, Aus der Geschichte der Stadt und des Umlandes, Auerbach 1976, S. 184

44  Lyzeum (Hochschule) Quelle: Wikipedia

45  G.J.B., (Barthelme, Georg Joseph), Joseph Forster, katholischer Pfarrer zu Hüttenheim, Ein Lebensbild, Regensburg 1886, S. 9 f.

46  Vgl. Bamberger Diözesan-Blatt, Nr. 25, Mittwoch, den 11. September 1844, S. 195–196, 203–205

47  Es handelt sich um Weihbischof Felix Graf von Stubenberg-Stubegg-Gattenberg, Tituarbischof von Tanagra (Griechenland) * 13.10.1748, † 1828. Sein Vater Leopold Graf von Stubenberg hatte in zwei Ehen dreizehn Kinder. Sein Bruder Joseph Graf von Stubenberg, * 8.11.1740 Graz, † 29.1.1824 Eichstätt, war letzter Fürstbischof von Eichstätt und ab 1818 Erzbischof von Bamberg. Kommentar Riccabona 1819: „Wir haben jetzt in ganz Bayern einen einzigen Bischof, der noch imstande ist, altershalber zu funktionieren, und dieser ist der Weihbischof von Stubenberg". Bis zum Konkordat vom 24. Oktober 1817 waren die meisten Bischofsstühle unbesetzt. Vgl. Bastgen Beda, Bayern und der Heilige Stuhl in der ersten Hälfte des 19. Jahrhundert, 1. Teil, München 1940. S. 220. Riccabona von Reichenfels, Karl Josef von, * 28.7.1761 Cavalese, Südtirol, † 25.5.1839 Passau, 1783 Priesterweihe in Rom, Pfarrer in Regensburg, 1821 Domkapitular in München, 74. Bischof von Passau 1826–1839. Er baute das Bistum Passau nach 23 Jahren Vakanz neu auf.

48  Vgl. o.V. Schematismus der Geistlichkeit des Erzbisthums Bamberg für das Jahr 1844, Bamberg 1844, S. 31

49  G.J.B., (Barthelme, Georg Joseph), Joseph Forster, katholischer Pfarrer von Hüttenheim, Ein Lebensbild, S. 10

50 Schematismus der Geistlichkeit des Erzbisthums Bamberg für das Jahr 1848, Nebst einer kleinen Chronik des Erzbisthums für die Jahre 1846 und 1847, Bamberg 1848, S. 31

51 Ulrich Karl, Die katholischen Gemeinden von Nürnberg und Fürth im 19. und 20. Jahrhundert, Bamberg 1989, S. 24

52 Vgl. Ulrich Karl, Die katholischen Gemeinden von Nürnberg und Fürth im 19. und 20. Jahrhundert, Bamberg 1989, S. 14 ff. Das folgende Kapitel verarbeitet, korrigiert und ergänzt diese Quelle.

53 Vgl. Sieghart August, Nürnberg, Wesen und Schicksal einer Stadt, Nürnberg 1950, S. 306. Die ehemalige Kirche des Kartäuserklosters wurde 1381 erbaut und am 10. / 11. August 1943 durch Bomben schwer beschädigt.

54 Vgl. Ulrich Karl, Die katholischen Gemeinden von Nürnberg und Fürth im 19. und 20. Jahrhundert, Bamberg 1989, S. 16 f.

55 Vgl. Leyh Robert, Die Frauenkirche zu Nürnberg, Kath. Pfarrkirche Unserer Lieben Frau, München, Zürich 1992, S. 10

56 Das Wort „Rhapsodie" bedeutete im 19. Jahrhundert eine Zusammenstellung von Texten. Vgl. Kluge, Etymologisches Wörterbuch der deutschen Sprache, 23. Auflage, Berlin, New York 1999, S. 685

57 Vgl. Rosenthal David August, Convertitenbilder aus dem neunzehnten Jahrhundert, Erster Band, Schaffhausen 1866, S. 40–43 Dr. Nikolaus Möller. *1777 Porsgrund Norwegen, † 30. 11. 1862 Löwen, studierte in Freiberg Bergwerkskunde, konvertierte in Hamburg, nach vielen beruflichen Tätigkeiten Gymnasiallehrer in Nürnberg, wo Hegel Schulleiter war. 1834 erhielt sein Sohn Johannes, 1835 er selbst eine Professur an der katholischen Universität Löwen.

58 G. J. B., (Barthelme, Georg Joseph), Joseph Forster, katholischen Pfarrer zu Hüttenheim, Regensburg 1886, S. 12

59 Möller Johannes *1.8. 1806 Münster in Westphalen + Löwen in Belgien, am 11. Dezember 1862; 1830 Dr. phil in Berlin; Vgl. Der Katholik, Zeitschrift für katholische Wissenschaft und kirchliches Leben, Redigiert von Dr. J. B. Heinrich und Ch. Moufang, 43. Jahrgang, 1863, Erste Hälfte, Neue Folge, Neunter Band, Mainz 1863

60 Michael von Deinlein, * 26. 10. 1800 in Hetzles, † 4. 1. 1875 in Bamberg, 1853 Weihbischof von Bamberg, 1856 Bischof von Augsburg, 1858 Erzbischof von Bamberg,

61 G. J. B., (Barthelme, Georg Joseph), Joseph Forster, katholischer Pfarrer zu Hüttenheim, Regensburg 1886, S. 13

62 „Von außerbayerischen Blättern sind als Gegner des Eoskreises, oder wie er von ihnen genannt wurde, der ‚Kongregation' noch anzuführen, der Stuttgarter ‚Hesperus' und die Leipziger Bl. f. l. U.". Kapfinger Hans, Der Eoskreis 1828 bis 1832,

Ein Beitrag zur Vorgeschichte des politischen Katholizismus in Deutschland, München 1928, S. 63; Diese kirchenkritische Haltung hatte der Hesperus auch schon früher.

63  Hesperus, Nr. 195, Donnerstag, 15. August 1822, S. 778
64  Christian Xeller, * 18. 8. 1784 in Biberach, † 23. Juni 1882 in Berlin, Maler und Restaurator, Freund von Peter Cornelius, konvertierte in Rom zur katholischen Kirche,
65  Peter von Cornelius, *23. 9. 1783 Düsseldorf, † 6. 3. 1867 Berlin, Maler des Nazarenerstils, 1825–1841 Leiter der Münchner Kunstakademie, Xeller und Cornelius kannten sich von der Düsseldorfer Kunstakademie und zogen beide nach Rom und wurden in den Lukasbund aufgenommen. Sie waren zeitlebens befreundet.
66  Erinnerungen des Dr. Johann Nepomuk v. Ringseis, gesammelt, ergänzt und herausgegeben von Emilie Ringseis, Erster Band, Regensburg & Amberg, 1886, S. 216
67  St. Martin Bamberg, Regensburg 2003, S. 3 ff.
68  Weber Heinrich, Die Sct. Martinspfarrkirche in Bamberg, Eine Festschrift zur Feier ihres zweihundertjährigen Bestandes, Bamberg 1891, 58 f. Als Hilfspriester ist auf S. 55 auch Joseph Forster erwähnt.
69  Hübner Hans, Die Pfarrer von St. Martin, in: 300 Jahre Jesuitenkirche / St. Martin Bamberg, 1693–1993, hrsg. von Renate Baumgärtel-Fleischmann und Stephan Renczes, Bamberg 1993, S. 169–173, S. 169
70  O. V., Johann Forster. (Nekrolog), in: Abendblatt zur Neuen Münchener Zeitung, Nr. 8, Montag den 10. Januar 1859; Der unbekannte Verfasser war ein Geistlicher und Studienkollege am Lyzeum in Bamberg. Der Vater Johann Forsters war 1810 allerdings bereits tot; diese Entscheidung hat er also nicht beeinflusst.
71  Vgl. Kilian Bened., Chronik der Kgl. Studien=Anstalt Bamberg, Bamberg 1879, S. 25 ff.; Johann Baptist Kronbaur, * 15. Dez. 1763 zu Michelfeld, † 3. Jan. 1819 Bamberg, Benediktiner, nach Säkul. Gymn. Prof. in Bamberg, 1816 quiesciert; Gottfried Gengler, * 1. Dez.1776 zu Oberscheinfeld, † 28. April 1836 Bamberg 1800 Gymn. Prof., 1816 Rektor, 24. Sept. 1821 Domkapitular, S. 88
72  Vgl. Geschichte der Studien=Anstalt zu Amberg; ein Beitrag zur Geschichte der bayerischen gelehrten Schulen, von Thaddäus Anselm Rixner, Doctor und Professor am königlichen Lyceum zu Amberg, Sulzbach 1832, S. 231 und S. 240
73  Kilian Bened., Chronik der Kgl. Studienanstalt Bamberg, Bamberg 1879, S. 41
74  G. J. B., (Barthelme, Georg Joseph), Joseph Forster, katholischer Pfarrer zu Hüttenheim, Regensburg 1886, S. 18
75  G. J. B., (Barthelme, Georg Joseph), Joseph Forster, katholischer Pfarrer zu Hüttenheim, Regensburg 1886, S. 18
76  Kaiser-Heinrich-Gymnasium Bamberg – Wikipedia

77 Döllinger Johann Joseph Ignaz von Döllinger, * 28. 2. 1799 Bamberg, † 10. 1. 1890 München, Sohn des gleichnamigen Mediziners, einer der geistigen Väter der altkatholischen Kirche durch die Ablehnung der Unfehlbarkeit des Papsttums, die im I. Vatikanum beschlossen wurde. 1868 geadelt, Rektor der LMU 1872, 1873 Präsidium der Bayerischen Akademie der Wisssenschaften.

78 Vgl. G. J. B. (Barthelme, Georg Joseph), Joseph Forster, katholischen Pfarrer zu Hüttenheim, ein Lebensbild, Regensburg 1886, S. 28 Ignaz Ritter von Döllinger, *28. 2. 1799 in Bamberg, † 10. 1. 1890 in München war ein Jahr jünger als Johann Forster. Sein Vater Ignaz Döllinger 24. 5. 1770 in Bamberg, † 14. 1. 1841 in München war Medizinprofessor in Bamberg, Würzburg und in München seit 1823. Johann Forster und Döllinger sen. müssen in Bamberg und München miteinander bekannt gewesen sein. Die Fürsten Schwarzenberg wurden 1806 mediatisiert. Sie hatten große Ländereien in Franken, Schwaben und Böhmen. Vgl. Köbler Gerhard, Historisches Lexikon der deutschen Länder, Die deutschen Territorien vom Mittelalter bis zur Gegenwart, München 1988, S. 510

79 Döllinger Ignaz sen., * 24. 5. 1770 Bamberg, † 14. 1. 1841 München, 1794 Armenarzt in Bamberg, Professor Universität Bamberg, 1803 Uni Würzburg, 1823 Chirurgenschule München, 1826 LMU München.

80 Allgemeines Intelligenz=Blatt für das Königreich Baiern, 1818, München, S. 14

81 Gollwitzer Heinz, Ein Staatsmann des Vormärz: Karl von Abel 1788–1859, München 1993, S. 95

82 G. J. B. (Barthelme, Georg Josef), Joseph Forster, katholischer Pfarrer zu Hüttenheim, Regensburg 1886, S. 17 f.

83 Vgl. Köbler Gerhard, Historisches Lexikon der deutschen Länder, Die deutschen Territorien vom Mittelalter bis zur Gegenwart, München 1988, S. 231 ff.

84 Vgl. Koskull Baron Stephan von, Wunderglaube und Medizin am Beispiel der religiösen Heilungsversuche des Fürsten Alexander von Hohenlohe in Franken 1821–1822, Diss. med. München 1988; Sebastian Ludwig, Fürst Alexander von Hohenlohe-Schillingsfürst 1794 bis 1849 und seine Gebets-Heilungen, Diss. Theol. Würzburg 1916, Kempten und München 1918; Scharold Carl Gottfried, Alexander von Hohenlohe und Waldenburg-Schillingsfürst nach den Verhältnissen seiner Geburt, Erziehung, geistlichen Berufes, seiner Reise nach Rom, seines längern Aufenthalts daselbst und überhaupt nach seinem ganzen Leben und Wirken bis in das Jahr 1822, Würzburg 1822

85 Ein früher radikaler Kritiker Gaßners ist Johann Pezzl, Reise durch den Baierischen Kreis, Faksimileausgabe der 2. erweiterten Auflage von 1784, München 1973, S. 35 f.

86 Hanauer Josef, Der Teufelsbanner und Wunderheiler Johann Joseph Gaßner (1727–1779), in: Schwaiger Georg, Mai Paul, Hrsg., Beiträge zur Geschichte des Bistums Regensburg, Regensburg 1985, S. 303–545, S. 512

87　Vgl. Schultz Nancy Lusignan, Mrs. Mattingsly's Miracle, The Prince, the Widow, and the Cure that shocked Washington City, Washington 2011, S. 83 f.; Gaßner Johann Joseph, * 22. 8. 1727 Braz bei Bludenz in Voralberg *4. 4. 1779 Pondorf/Ndb., Priester, heilte Krankheiten durch Teufelsbeschwörungen und Segenssprechungen, 1774 in Fürstpropstei Ellwangen, Regensburg, 1777 auf Befehl Kaiser Josef II. nach Pondorf verbannt.

88　Vgl. Hanauer Josef, Der Teufelsbanner und Wunderheiler Johann Josef Gaßner (1727–1779), Regensburg 1985, S. 305–545, S. 440 ff.

89　Sigismund Anton Graf Hohenwart, * 2. 5. 1730 Gerlachstein, † 30. 6. 1820 Wien, 1791 Bischof Triest, 1794 Bischof St. Pölten, 1803 Erzbischof von Wien

90　Franz Karl Joseph Fürst zu Hohenlohe-Waldenburg-Schillingsfürst, * 27. 11. 1745 in Waldenburg, † 9. 10. 1819 in Augsburg, 1802 Weihbischof und 1818 Bischof von Augsburg.

91　Vgl. Glaser Hubert, Hrsg., Krone und Verfassung, König Max I. Joseph und der neue Staat, Katalog der Ausstellung im Völkerkundemuseum in München 11. Juni – 5. Oktober 1980, München Zürich, S. 487

92　Vgl. Sailer Johann Michael, Der Priester ohne Tadel, eine Rede bey der Primizfeyer des durchlauchtigsten Prinzen Alexander Leopold Hohenlohe-Waldenburg-Schillingsfürst, gehalten am 17. Sept. 1815 in der Stiftskirche zu Ellwangen, München 1816

93　Augustin Andreas Schellenberger, * 1746, 1771 Priesterweihe, 1782 Pfarrer, Mitglied der Leitungscommission des Krankenhauses vgl. Pfeufer Christian, der Philosophie und Medizin Doktor, Professor, Geschichte des allgemeinen Krankenhauses zu Bamberg von seiner Entstehung bis auf die gegenwärtige Zeit, Bamberg 1825, S. 53 ff.

94　Vgl. Stapf Franz, * 2. 5. 1766 Bamberg, † 8. 8. 1820 Bamberg, 1783 Dr. phil., 1790 Priesterweihe, Geistlicher Rat, Professor der Theologie am königl. Lyceum für Moral und Dogmatik, Regens des Klerikalseminars in Bamberg, Wichtigstes Werk: Vollständiger Pastoralunterricht über die Ehe oder über das gesetz- und pflichtmäßige Verhalten des Pfarrers vor, bei und nach der ehelichen Trauung, nach den Grundsätzen des Kirchenrechts und unter Berücksichtigung auf die Civilgesetze, Bamberg 1820, 7. Aufl. 1847

95　Fürst von Hohenlohe -Waldenburg-Schilligsfürst, Lichtblicke und Erlebnisse aus der Welt und dem Priesterleben; gesammelt in den Jahren 1815–1833. Regensburg und Landshut 1836, S. S. XXXII; Vgl. Kalender und Schematismus der Diözesan= Geistlichkeit des Bisthums Bamberg, Bamberg 1811, S. 2

96　Friedrich Johann, Ignaz von Döllinger, Band I., München 1899, S. 122 f.

97　Oppositionsblatt, Weimarische Zeitung, Mittwoch 25. Februar 1820, Nr. 46, S. 363; Widerspruch S. 535 Augsburg, Das Oppositonsblatt wurde bereits 1820 von der Zensur verboten.

98 Vgl. Bastgen Beda, Der Heilige Stuhl und Alexander v. Hohenlohe-Schillingsfürst, Nach den Akten des Vatikanischen Geheimarchivs, Paderborn 1938, S. 75 ff.; Minister Abel interveniert mit aller Kraft bei König Ludwig gegen Hohenlohe, da er ihn von Bamberg her kannte. Vgl. Gollwitzer Heinz, Ludwig I. von Bayern, Eine politische Biographie, München 1997, S. 251

99 Vgl. Mittermüller, Rupert, Leben und Wirken des frommen Bischofes Michael Wittmann von Regensburg, Aus Aktenstücken und den hinterlassenen Papieren des Dahingeschiedenen zusammengetragen und zum Besten des bischöflichen Knabenseminars der Diözese Regensburg herausgegeben, Landshut 1859, S. 318

100 G. J. B., Joseph Forster, (Barthelme, Georg Joseph), katholischer Pfarrer zu Hüttenheim, Regensburg 1886, S. 20

101 Chronik von Hüttenheim: Forster Edgar, Pfarrer Joseph Forster, ein Gebetsheiler, in: Oberpfälzer Heimat, Beiträge zur Heimatkunde der Oberpfalz, 54, Bad, 2010, S. 91–102, S. 94 f. Vgl. Paulus, Heinrich Eberhard Gottlob, Quintessenz aus Anfang, Mitte und Ende der Wundercurversuche, welche zu Würzburg und Bamberg durch Martin Michel, Bauer von Wittighausen und durch Se. Hochwürden und Durchlaucht den Herrn Domherrn, Vicariathsrats und Prinzen Alexander v. Hohenlohe-Schillingsfürst unternommen worden sind. Mit Beleuchtungen des Wunderbaren und des Wunderbeweises überhaupt, Leipzig 1822.

102 Oswald Loschert war von 1747 bis 1785 Abt der Prämonstratenser Chorherren in Oberzell bei Würzburg. Er war ein Anhänger und Verteidiger des Wunderheilers Johann Josef Gaßner. Vgl. Hanauer Josef, Der Teufelsbanner und Wunderheiler Johann Joseph Gaßner (1727–1779), in: Schwaiger Georg, Mai Paul, Beiträge zur Geschichte des Bistums Regensburg, Regensburg 1985, S. 303–545, S. 512

103 Loschert Oswald, Der allzeit siegende Christ in dem unvermeidlichen Kampfe mit dem unsichtbaren Frieden seines zeitlich und ewigen Wohlstandes von Christo und seiner Kirche mit unüberwindlichen Waffen versehen, und zum wirksamen Gebrauche derselben unterichtet, Augsburg 1887, 2. Aufl.

104 Zur Krankengeschichte vgl. Koskull, Baron Stephan von, Wunderglaube und Medizin am Beispiel der religiösen Heilungsversuche des Fürsten Alexander von Hohenlohe in Franken 1821–1822, Diss. München 1988, S. 18 ff.

105 Vgl. Speeth, J., Briefe aus Würzburg über die dortigen wichtigen Ereignisse im Monate Junius 1821, 1. und 2. Lieferung, 2. verbesserte Auflage, Würzburg 1821

106 Vgl. Gollwitzer Heinz, Ludwig von Bayern, Eine politische Biographie, München 1997, S. 242; Vgl. Herre Franz, Ludwig I., Ein Romantiker auf Bayerns Thron, Stuttgart Leipzig, 2005, S. 161 f.; Ein Jubel- und Dankesbrief an Hohenlohe wurde veröffentlicht: Ludwig Kronpriz, Abschrift eines Schreibens Sr. Königlichen Hoheit des Kronprinzen von Bayern, in: Der Katholik; eine Zeitschrift zur Belehrung und Warnung, hrsg. Andreas Räß und Nikolaus Weiß, Mainz 1821, 2. Bd., S. 111 f.

107 Schuster Josef, Die Heilversuche des Geistl. Rates Fürsten Alexander von Hohenlohe 1821 und 1822 zu Würzburg und Bamberg, Ein Beitrag zur Kultur- und Medizingeschichte Bayerns, in: Oberbayerisches Archiv für vaterländische Geschichte. Zugleich Forschungen zur Geschichte Bayerns, München 1915, 60. Band, 1. Heft, S. 296–313, S. 300

108 Schuster Josef, Die Heilversuche des Geistl. Rates Fürsten Alexander von Hohenlohe 1821 und 1822 zu Würzburg und Bamberg, Ein Beitrag zur Kultur- und Medizingeschichte Bayerns, in: Oberbayerisches Archiv für vaterländische Geschichte. Zugleich Forschungen zur Geschichte Bayerns, München 1915, 60. Band, 1. Heft, S. 296–313, S. 304 f.

109 Erklärung des Fürsten Alexander von Hohenlohe erlassen aus Bad=Brückenau am 28. Juni 1821, Würzburg 1821. Das Exemplar der Bayerischen Staatsbibliothek trägt den Stempel: „Geschenk Seiner Majestät des Königs Ludwig I. aus Höchst- dessen Privatbibliothek", ein Zeichen wie privat sein Umgang mit Fürst Hohenlo- he war.

110 Koskull, Baron Stephan von, Wunderglaube und Medizin am Beispiel der religiösen Heilungsversuche des Fürsten Alexander von Hohenlohe in Franken 1821–1882, Diss. München 1988, S. 90 ff.

111 Koskull, Baron Stephan von, Wunderglaube und Medizin am Beispiel der religiösen Heilungsversuche des Fürsten Alexander von Hohenlohe in Franken 1821–1882, Diss. München 1988

112 The Catholic Spectator and Selector; or Catholicon, Third Series, Vol. II, London 1824, S. 12

113 Oesterreicher Johann Friedrich, * 19. 10. 1771 Bamberg, † 31. 1. 1835 Eichstätt, 1793 Benefiziat St. Martin Bamberg, Vikariatsrat, 1821 Domkapitular, 1823 Weih- bischof, 1825 Bischof von Eichstätt. Er müsste die Brüder Forster in Bamberg gekannt haben.

114 Sebastian Ludwig, Fürst Alexander von Hohenlohe-Schillingsfürst 1794 bis 1849 und seine Gebets-Heilungen, Diss. Würzburg 1916, Kempten und München, 1918, S. 71 f.

115 Franz Ludwig von Hornthal, * 5. 3. 1765 Hamburg, † 27. 6. 1833 Bamberg, Sohn eines Rabbiners, 1815 Adel, Anwalt, 1818–1822 Bürgermeister in Bamberg, 1819–1822 Landtag, 1829–1832 Präsident des Landratsamts des Obermainkreises

116 Vgl. Sebastian Ludwig, Fürst Alexander von Hohenlohe-Schillingsfürst 1794 bis 1849 und seine Gebets-Heilungen, Diss. Würzburg 1916, Kempten und München 1918, S. 51 ff.

117 Sebastian Ludwig, Fürst Alexander von Hohenlohe-Schillingsfürst 1794 bis 1849 und seine Gebets-Heilungen, Diss. Würzburg 1916, Kempten und München 1918, S. 77 f.

118  Sebastian Ludwig, Fürst Alexander von Hohenlohe-Schillingsfürst 1794 bis 1849 und seine Gebets-Heilungen, Diss. Kempten und München, 1918, S. 154
119  Johann Forster ist Sohn von Melchior Forster aus der Linie von Wolf Forster, alle Webermeister. Vgl. Kugler Hans Jürgen, Auerbach in der Oberpfalz, die Geschichte seiner Häuser und Familien, Band 2, Auerbach, 2010, S. 144 ff., 289 f. Haus Nr. 188 ist heute wieder in der Hand meines Vetters 2. Grades
120  Vgl. Chronik: Forster Edgar, Pfarrer Joseph Forster – Ein Gebetsheiler, in: Oberpfälzer Heimat, Beiträge zur Heimatkunde der Oberpfalz, 54. Bad, 2010, S. 91–102, S. 95
121  Vertrautes Gespräch über die von Seiner Durchlaucht dem Herrn Fürsten Alexander von Hohenlohe, geistlichem Rathe und Domkapitulare des Erzbistums Bamberg, gewirkten Heilungen der Kranken, Sulzbach 1823, S. 87 f.
122  wurden die Niller erstmals in Auerbach erwähnt, letztmals 1841. Vgl. Schnelbögl Fritz, Auerbach in der Oberpfalz, Aus der Geschichte der Stadt und ihres Umlandes, Auerbach 1976, S. 164; Martin Johann Niller, Ober-Ungelter, Ober-Aufschläger und Gerichtsschreiber zu Auerbach, wurde am 23. 3.1766 in der Kurbayerischen Adelsstand erhoben. Sein Sohn Johann Friedrich von Niller, * 1. 8. 1757, † 1831, studierte in Ingolstadt, war Finanzrat in Amberg, Jugendfreund des Bischofs Johann Michael von Sailer. Er war Gerichts- und Kastenschreiber in Auerbach, Vgl. Rousseau Ludwig, Chemisch=Mineralogische Abhandlungen welche in die Naturlehre, Arzney=Cameral= und Polizeywissenschaften einschlagen, und den Vorurtheilen und dem Aberglauben entgegenstehen, Nürnberg 1790, S. 316; Vgl. Neubig Johannes, Auerbach, die ehemalige Kreis- und Landgerichts=Stadt in der Oberpfalz, Auerbach 1839, S. 84; Vgl. Kneschke, Neues allgemeines Deutsches Adels-Lexikon im Vereine mit mehreren Historikern hrsg. v. Prof. Dr. Ernst Heinrich Kneschke, 6. Bd. Leipzig 1865, S. 514; Nillers Erben verkauften Wohnhäuser in Amberg und in Auerbach gegenüber dem Rathaus. Vgl. Die Bayerische Landbötin, Selbst gemacht, verlegt und expediert von Dr. Karl Friedrich August Müller, 1. Jh., 1831 München, Nr. 75, Donnerstag, 23. Juny, S. 564
123  Vgl. Bastgen Beda (Hubert), Der Heilige Stuhl und Alexander von Hohenlohe-Schillingsfürst, Nach Akten des Vatikanischen Gemeinarchivs, Paderborn 1838
124  Schuster Josef, Die Heilversuche des Geistl. Rates Fürsten Alexander von Hohenlohe 1821 und 1822 zu Würzburg und Bamberg, Ein Beitrag zur Kultur- und Medizingeschichte Bayerns, in: Oberbayerisches Archiv für vaterländische Geschichte. Zugleich Forschungen zur Geschichte Bayerns, hrsg. Von dem Historischen Vereine von Oberbayern, 60. Band, München 1915, S. 296–313, S. 310
125  Die bis heute geltenden Kriterien für die Anerkennung einer Heilung als Wunder wurden von Kardinal Prospero Lambertini (1675–1758), dem späteren Papst Benedikt XIV. aufgestellt. Ihr wesentlicher Punkt: „Zum Zeitpunkt der Heilung

muss die Krankheit noch anhalten, und es dürfen keine ärztlichen Behandlungen angewandt worden sein. Die Heilung muss augenblicklich und ohne Rückfall erfolgen." www.Profil.at/articles/0812/560/200816 mirakel-makel-lourdes-co-die-fakten-wundern

126 Bastgen Beda, Der Heilige Stuhl und Alexander v. Hohenlohe-Schillingsfürst, Nach den Akten des Vatikanischen Geheimarchivs, Paderborn 1938, S. 6
127 https://de.wikipedia.org/wiki/Heinrich_Heine
128 Die Buchhandlung Göbhardt in Bamberg und Würzburg existierte ungefähr von 1740–1840. Sie war bekannt für ihre illegalen Nachdrucke. Vgl. Jäck Heinrich Joachim, Denkschrift für das Jubelfest der Buchdruckerkunst zu Bamberg am 24. Juni 1840 als Spiegel der allseitigen Bildungs=Verhältnisse seit unserer geschichtlichen Periode, Erlangen 1840, S. 34 ff.
129 Vgl. Biographie und christliche Züge aus dem Leben und Character der Fürstin Judith von Hohenlohe=Waldenburg=Schillingsfürst geborene Baronesse von Reviczky. Eine Blume auf der Mutter Grab gelegt von Alexander Fürst von Hohenlohe-Waldenburg-Schillingsfürst, Regensburg 1838
130 Hohenlohe-Waldenburg-Schillingsfürst, Alexander, Fürst von, Lichtblicke und Erlebnisse aus der Welt und dem Priesterleben; gesammelt in den Jahren 1815–1833, Regensburg und Landshut 1836, S. LIII; Georg Michael Wittmann, * 22. 1. 1760 Pleystein, † 8. 3. 1833 Regensburg, Gymnasium Amberg, 1782 Priesterweihe, 1804 Dompfarrer, 1821 Domkapitular, 1829 Weihbischof; Johann Michael Sailer, * 17. 11. 1751 Aresing, † 20. 5. 1832 Regensburg, 1775 Priesterweihe, 1784 Theologieprofessor in Dillingen, später Landshut 1822 Generalvikar, Weihbischof in Regensburg, 1829 Bischof von Regensburg, Sein Schüler und Freund waren König Ludwig I und Minister Johann Baptist von Zenetti.
131 Vgl. Neue Nationalchronik der Teutschen, 14. Sept. 1822, S. 590 f. Der Domcapitular Freyherr von Lilgenau und Generalvicar Freyherr von Pechmann „becomplimentierten" Hohenlohe, der im Gasthaus Wilder Mann neben dem Rathaus abstieg. Das Gasthaus-Hotel besteht noch heute. Adalbert, Freiherr von Pechmann, * 20. 10. 1777 Regen, † 9. 3. 1860, 1822 Generalvikar in Passau, 1824 Weihbischof, 1831 Domdekan, Vgl. Mader Franz, Tausend Passauer, Biographisches Lexikon zu Passaus Stadtgeschichte, Passau 1995, S. 173, Andreas Freyherr von Lilgenau, Domkapitular 1821–1830, ebenda, S. 281
132 Vgl. Leben ausgezeichneter Katholiken der drei letzten Jahrhunderte. Herausgegeben unter Mitwirkung Anderer von Albert Werfer, Dreizehntes Bändchen: Leben des Georg Michael Wittmann, Bischofs von Regensburg, und des Alexander von Hohenlohe, Bischofs von Sardika, Schaffhausen, 1856, S. 144
133 Vgl. Sebastian Ludwig, Fürst Alexander von Hohenlohe-Schillingsfürst 1794 bis 1849 und seine Gebets-Heilungen, Diss. Würzburg 1916, Kempten und München 1918, S. 83 ff.

134 Sebastian Ludwig, Fürst Alexander von Hohenlohe-Schillingsfürst 1794 bis 1849 und seine Gebets-Heilungen, Diss. Würzburg 1916, Kempten und München 1918, S. 87 ff.

135 Allgemeine Kirchen=Zeitung. Ein Archiv für die neueste Geschichte und Statistik der christlichen Kirche, nebst einer kirchenhistorischen und kirchenrechtlichen Urkundensammlung, herausgegeben von Ernst Zimmermann, Doctor der Theologie, Großherzoglich Hessischem Hofprediger, vierter Jahrgang 1825, Darmstadt, S. 176.

136 Gollwitzer Heinz, Ludwig I. von Bayern, Eine politische Biographie, München 1997, S. 250 f.

137 Vgl. The Catholic Spectator and Selector; or Catholicon. Third Series, Vol. II, London 1824, X. 99 ff., S. 136 ff., S. 169 ff., S. 232 ff., S. 310 ff.

138 Dieser Priester könnte Pfarrer Forster gewesen sein oder „Herr Dubuisson, ein französischer Priester und Missionär in den Vereinigten Staaten". Vgl. Die Religion mit Hilfe der neuern Gelehrsamkeit und Wissenschaft in ihrer Allgemeinheit nachgewiesen, Nach dem Französischen bearbeitet und herausgegeben von einem katholischen Priester, Zweiter Band, Würzburg 1837, Dritter Abschnitt. Himmlischer Ursprung des Wunders zu, S. 409, Fußnote 1

139 Nach anderen Quellen handelt es sich um den 10. März 1824. Vgl. z. B. Schultz Nancy Lusignan, Mrs. Mattingsly's Miracle, the Prince, the Widow, and the Cure that shocked Washington City, New Haven & London 2011, S. 111 f.

140 Allgemeine Kirchen=Zeitung. Ein Archiv für die neueste Geschichte und Statistik der christlichen Kirche, nebst einer kirchenhistorischen und kirchenrechtlichen Urkundensammlung, herausgegeben von Ernst Zimmermann, Doctor der Theologie, Großherzoglich Hessischem Hofprediger, vierter Jahrgang 1825, Darmstadt, S. 775 f.; Der Katholik; eine religiöse Zeitschrift zur Belehrung und Warnung. Herausgegeben von Dr. Fr. Leop. Br. Liebermann, Generalvikar des Bisthums Straßburg. Siebenzehnter Band, Fünfter Jahrgang. – VII–IX Heft., Straßburg, 1825, Beilage zum Katholiken. Jahrgang 1825, Nro. VII., S. XXIX–XXX

141 Monatsschrift für Bibelverbreitung und Missionen von Heinr.(ich) Vietheer, Archidiakonus in Itzehoe, Fünfter Jahrgang – 1826, Schleswig 1826, S. 113 Fußnote

142 Vgl. Narrative of two wonderful cures: wrought in the Monastery of the Visitation at Georgetown, in the Districts of Columbia, in the month of January 1831, Baltimore 1831, Mrs. Ann Mattingsly's foot, Whilst she was on a Visit at the Monastery of the Visitation, S. 7–12,

143 Gaceta de Madrid, Jueves 19 de agosto de 1824, S. 418 Meldung aus „Francia Paris 8 de Agosto". Auf die weitere Beschreibung der Heilung, die Nennung der Zeugen, z. B. Mr. Dubuisson, usw. wird hier verzichtet.

144 Die Religion mit Hilfe der neueren Gelehrsamkeit und Wissenschaft in ihrer Allgemeinheit nachgewiesen. Nach dem Französischen bearbeitet und heraus-

gegeben von einem katholischen Priester. Zweiter Band, Würzburg 1837, Dritter Abschnitt, Himmlischer Ursprung des Wunders zu Migné, Fußnote 1, S. 413

145 Neue Speyerer Zeitung, Dienstag 1. Februar 1831 Nr. 14; Allgemeine Zeitung München, Donnerstag, 27. Januar 1831, S. 113; Allgemeine politische Annalen, Band 5, München, Stuttgart, u. Tübingen 1831, S. 155; Der aufrichtig und wohlerfahrene Schweizer Bote, 28. Januar 1831; Kritische Kommentare waren inbegriffen.

146 Diese Ghostwriter-Arbeit des Dichters und Arztes Justinus Kerners findet sich sogar in der englischen Literatur. vgl. The Spiritual Magazine, Vol. II, New Series, London 1867, S. 185

147 Am 29. Dezember 1844 beschwerte er sich beim Staatskanzler Metternich, dass das kaiserliche Kabinett seine Ernennung zum Suffraganbischof verhindert habe. Vgl. Brunner S., Aus dem Nachlaße des Fürsten Alexander Hohenlohe, weil. Bischof von Sardika, Großprobst von Großwardein, etc., Regensburg 1851, S. 102 f.

148 Vgl. Sebastian Ludwig, Fürst Alexander von Hohenlohe=Schillingsfürst 1794 bis 1849 und seine Gebetsheilungen, Diss. Würzburg, Kempten und München 1918, S. 86 und die dort genannten Quellen.

149 Franz Joseph Karl, *12. 2. 1768 Florenz, † 2. 3. 1835 Wien, römisch- deutscher Kaiser, ab 1806 erblicher Kaiser von Österreich

150 Sebastian Ludwig, Fürst Alexander von Hohenlohe-Schillingsfürst 1794 bis 1849 und seine Gebets-Heilungen, Diss. Würzburg 1916, Kempten und München 1918, S. 94 f.

151 Vgl. Sebastian Ludwig, Fürst Alexander von Hohenlohe=Schillingsfürst 1794 bis 1849 und seine Gebetsheilungen, Diss. Würzburg, Kempten und München 1918, S. 97

152 Honoré de Balzac, *20. 5. 1799 Tours, † 18. 8. 1850 Paris, prominenter französischer Schriftsteller. Zu seiner Mutter hatte er ein sehr kritisches Verhältnis: Anne-Charlotte-Laure Sallambier 1779–1854.

153 Vgl. Lawton Frederick, Balzac, Teddington 2007, S. 67 Es gibt auch frühere Ausgaben des Buches.

154 Vgl. Catholic Encyclopedia, http://www.newadvent.org/cathen/07384c.htm, Artikel: Alexander Leopold Hohenlohe-Waldenburg-Schillingsfürst (2008)

155 Hier muss ich mich selbst korrgieren. Vgl. Forster Edgar, Pfarrer Joseph Forster – ein Gebetsheiler, in:. Oberpfälzer Heimat, Band 54, 2010, S. 91–102, S. 100; Rom sprach nicht mehr. Die letzte von Rom angeregte Untersuchung unterblieb, weil sich die leidige Angelegenheit mit der Abreise von Forster und Hohenlohe sich von selbst erledigte.

156 G. J. B., (Barthelme, Georg Josef) Joseph Forster, Katholischer Pfarrer zu Hüttenheim, Regensburg 1886, S. 35. Demnach hatte Hüttenheim 525 protestantische, 167 katholische und 108 jüdische Einwohner.

157 Vgl. Köbler Gerhard, Historisches Lexikon der deutschen Länder, Die deutschen Territorien vom Mittelalter bis zu Gegenwart, München1988, S. 510 f. Fränkisches reichsfreies Hochadelsgeschlecht mit großen Gütern in Böhmen, 1806 mediatisiert durch Baden und Bayern.
158 Moritz Graf von Fries II., *2.3.1804 Paris, †20.11.1887 Meran; sein Vater Moritz I., (*1777 Wien, †1826 Paris) Bankier, war der reichste Mann Österreichs, 1826 Insolvenz.
159 G.J.B., (Barthelme, Georg Joseph) Joseph Forster, Katholischer Pfarrer zu Hüttenheim, Regensburg 1886, S. 24
160 Vgl. Sengelmann H., Dr. phil. Prediger zu St. Michaelis in Hamburg, Dr. Joseph Wolff. Ein Wanderleben, Hamburg 1863, S. 13 f.; englische Originalausgabe: Travels and Adventures of the Rev. Joseph Wolff, D.D., LL.D., Vicar of ile Brewers, Near Taunton; an Later Missionary to the Jews and Muhammedans in Persia, Bokhara, Cashmeer, etc. London 1861, S. S. 33 f. Die deutsche Fassung ist gekürzt. Wolff soll demnach verhindert haben, dass Hohenlohe bei seinem Rombesuch zum Bischof konsekriert worden sei.
Joseph Wolff, *1795 Weilersbach bei Bamberg, †2.5.1862 Isle Brewers, Somerset, Sohn eines Rabbiners 1812 katholisch getauft, 1818 Anglikaner, 1838 Priester, Missionar im Orient: Türkei, Turkestan, Afghanistan, Indien, Arabien, Äthiopien
161 Vgl. Sebastian Ludwig, Fürst Alexander von Hohenlohe=Schillingsfürst 1794 bis 1849 und seine Gebetsheilungen, Diss. Würzburg, Kempten und München 1918, S. 138 ff., vgl. Bastgen Beda, Der Heilige Stuhl und Alexander v. Hohenlohe-Schillingsfürst, Nach Akten des Vatikanischen Geheimarchis, Paderborn 1938, S. 46 ff.
162 Brunner S., Aus dem Nachlaße des Fürsten Alexander Hohenlohe, weil. Bischof von Sardika, Großprobst von Großwardein, etc., Regensburg 1851, S. 25
163 Vgl. The Gentleman's Magazine, and Historical Chronicle. From January to June 1829, Vol. XCIX, Part the first, London 1829, S. 344
164 Hesperus, Nr. 33, Sonnabend, 7. Februar 1824, S. 132
165 Blume Michael, Homo religiosus, in: Gehirn & Geist Dossier, Glaube und Aberglaube, Forscher ergründen unseren Sinn fürs Übersinnliche, Heidelberg 2012, S. 26–35, S. 35
166 Hanauer Josef, Der Teufelsbanner und Wunderheiler Johann Joseph Gaßner (1727–1779), in: Schwaiger Georg, Mai Paul, Hrsg., Beiträge zur Geschichte des Bistums Regensburg, Regensburg 1985, S. 303–545, S. 513 f.
167 Scharold Carl Gottfried, Alexander Fürst von Hohenlohe und Waldenburg=Schillingsfürst etc. nach den Verhältnissen seiner Geburt und Erziehung, seines geistlichen Berufes, der Reise nach Rom, seines längern Aufenthaltes daselbst, und überhaupt nach seinem ganzen Leben und Wirken bis in's Jahr 1822, Würzburg 1822, S. 193 f.

168 Vgl. Kapitel IV. Forsters Liebe und Treue gegen die katholische Kirche in: G. J. B. (Barthelme Georg Joseph), Joseph Forster, katholischer Pfarrer zu Hüttenheim, Ein Lebensbild, Regensburg 1886, S. 135 ff.
169 Vgl. G. J. B. (Barthelme Georg Joseph), Joseph Forster, katholischer Pfarrer zu Hüttenheim, Ein Lebensbild, Regensburg 1886, S. 153 f.
170 Vgl. Münchener Politische Zeitung, Nr. 195, Mittwoch 19. August 1835, S. 1296, Rubrik=Fremdenanzeige
171 Nürnberger Zeitung, Eilfter Jahrgang, Mittwoch, 14. August 1844, Nr. 227
172 G. J. B. (Barthelme Georg Joseph), Joseph Forster, katholischer Pfarrer zu Hüttenheim, Ein Lebensbild, Regensburg 1886, S. 126 ff.
173 Bamberger Pastoralblatt, X. Jahrgang, Nr. 1, Samstag, 5. Januar 1867,
174 Kladderdatsch, 14. Jg., 1861, S. 122 im Feuilleton
175 Spruchverse ernsten und heitern Inhalts zur Erbauung und Unterhaltung, von P. Gall Morel, Rektor, Benediktiner des Stifts Einsiedeln, Einsiedeln und New=York, 1859, S. 89
176 Bamberger Pastoralblatt, Nr. 4, 10. Jg., Samstag, 26. Januar 1867
177 Bamberger Pastoralblatt, Nr. 5, 10. Jg., Samstag, 2. Februar 1867
178 Bamberger Pastoralblatt, Nr. 6, 10. Jg., Samstag, den 9. Februar 1867
179 Bamberger Pastoralblatt, Nr. 7, 10. Jg., Samstag, den 16. Februar 1867. Der lateinische Anfangssatz ist nur im Pastoralblatt enthalten.
180 Bamberger Pastoralblatt, Nr. 7, 10. Jg., Samstag, den 16. Februar 1867
181 Bamberger Pastoralblatt, Nr. 8, 10. Jg., Samstag, den 23. Februar 1867
182 Bamberger Pastoralblatt, Nr. 9, 10. Jg., Samstag 2. März 1867
183 Die Kanzelvorträge in der Notre-Dame-Kirche zu Paris von P. Heinrich Dominicus Lacordaire aus dem Predigerorden. Aus dem Französischen übersetzt von Josef Lutz, Priester. Nebst einer Abhandlung: Lacordaire und seine Stellung zu Staat und Kirche in Frankreich, Tübingen 1846, S. 25
184 Den Fürsten Schwarzenberg standen die Patronatsrecht für fünf Pfarreien zu: Dornheim, Geiselwind, Hüttenheim, Scheinfeld und Seinsheim. Vgl. Ammerich Hans, Das bayerische Konkordat 1817, Weißenhorn 2000, S. 74; Im Jahr 1856 (S. 395) und 1864 bestand für die Pfarrei Hüttenheim im Dekanat Iphofen aber bereits ein Erzbischöfliches Patronat, Statistisches Hand- und Adreßbuch von Mittelfranken im Königreich Bayern, 1864, S. 315
185 Vgl. Sebastian Ludwig, Fürst Alexander von Hohenlohe=Schillingsfürst 1794 bis 1849 und seine Gebetsheilungen, Diss. Würzburg, Kempten und München 1918, S. 154
186 Hesperus, Enyclopaedische Zeitschrift für gebildete Leser, herausgegeben von Christian Karl André, Nr. 195, Donnerstag, 15. August 1822, S. 778
187 Franz Andreas Frey, * 20. Juli 1763 in Bamberg, † 24. Juni 1820; 1887 Priesterweihe, Baccalaureus und Licentiat der Theologie, Licentiat beider Rechte, 1895 Geist-

licher Rat, Professor des Kirchenrechts an der Universität Bamberg, dann am Lyceum, Syndicus beim fürstbischöflichen Vicariat, Vgl. Doering, Heinrich, Die gelehrten Theologen Deutschlands im achtzehnten und neuzehnten Jahrhundert, Neustadt a. d. Orla, 1831, S. 435 f.

188 Hohenlohe-Waldenburg-Schillingsfürst, Fürst von, Alexander, Lichtblicke und Erlebnisse aus der Welt und dem Priesterleben; gesammelt in den Jahren 1815–1833, Regensburg und Landshut 1836, S. XXXI, S. XXXIII

189 Vgl. Hof= und Staats=Handbuch des Königreichs Bayern, 1841 München, S. 450; Vgl. Königlich Bayerisches Intelligenz=Blatt für Mittelfranken, Nr. 9, Ansbach, Samstag, den 1. Februar 1840, S. 74. Nachfolger wurde der Pfarrer und Lokalschulinspektor Urban aus Iphofen.

190 Ortschronik von Hüttenheim in: Forster Edgar, Pfarrer Joseph Forster – Ein Gebetsheiler, in: Oberpfälzer Heimat, Beiträge zur Heimatkunde der Oberpfalz, 54. Band, 2010, S. 91–102, S. 93

191 Vgl. http://www-alemannia-judaica.de/huettenheim_synagoge.htm

192 Eisenmann Joseph Anton, Geographische Beschreibung des Erzbisthums Bamberg, nebst kurzer Übersicht der Suffragan=Diöcesen: Würzburg, Eichstätt und Speyer, Bamberg 1833, S. 260–262

193 Vgl. Vetter Eduard Hrsg., Statistisches Hand- und Jahrbuch von Mittelfranken im Königreich Bayern, Ansbach 1856, S. 125–133

194 Strigl Richard Anton, Kongrua, in: Lexikon für Theologie und Kirche, Band 6, Freiburg i. Br., 1961, S. 442

195 Vgl. Sauer Thomas, Anton Ruland (1809–1874), Ein Beitrag zur Geschichte der katholischen Restauration in Bayern, Schriftenreihe zur bayerischen Landesgeschichte, hrsg. von der Kommission für bayerische Landesgeschichte bei der Bayerischen Akademie der Wissenschaften, Bd. 103, München 1995, S. 165 ff.

196 Charles Waterton, *1782, †26. 5. 1865, Weltreisender, Schriftsteller, Abkömmling von Thomas More, vgl. Littel's Living Age, Third Series, Vol. XXX, Boston 1865, S. 121

197 Waterton Charles, On Missions, in: The Bengal Catholic Expositor, Nr. XVII. October 24, 1840, Vol III, Calcutta 1840, S. 230–234, S. 233

198 Vgl. Hobson Richard, Charles Waterton. His Home, Habits, and Handiwork. Reminscence of an intimate and most confiding personal association for nearly thirty Years, London 1867, S. 307

199 Hof= und Staats=Handbuch des Königreichs Bayern, München 1833, S. 326

200 Königlich Bayerisches Intelligenz=Blatt für Mittelfranken, Nr. 9, Ansbach, Samstag, den 1. Februar 1840, S. 74

201 Königlich Bayerisches Intelligenzblatt für den Rezatkreis, Nr. 57 Ansbach, Samstag, den 16. Juli 1836, S. 1549 u. S. 1551 f.

202 Vgl. Gollwitzer Heinz, Ludwig I. von Bayern, Ein politische Biographie, München 1997, S. 539 ff.
203 BayHStA MInn 45916 Nr. 420 in: Kommission für Bayerische Landesgeschichte, Signate König Ludwigs I., München 1997, Bd. 2, S. 216
204 Hof= und Staats=Handbuch des Königreiches Bayern, München 1833, S. 327
205 Vgl. Verzeichnis der Mitglieder des historischen Vereins für Mittelfranken 1841, S. 83; Auch für 1837 und 1838 wird Forster genannt.
206 Statistisches Hand- und Adreßbuch von Mittelfranken im Königreich Bayern, hrsg. Eduard Vetter, Ansbach 1856, S. 395; Statistisches Hand-und Adreßbuch von Mittelfranken im Königreich Bayern, hrsg. Vetter Eduard, Ansbach 1864, S. 315
207 G. J. B. (Barthelme Georg Josef), Joseph Forster, katholischer Pfarrer zu Hüttenheim, Regensburg 1886, S. 126
208 Chronik von Hüttenheim in: Forster Edgar, Pfarrer Joseph Forster – Ein Gebetsheiler, in: Oberpfälzer Heimat, Beiträge zur Heimatkunde der Oberpfalz, 54. Band, 2010, S. 91–102, S. 94
209 Haas Nikolaus, *16. 7. 1779 Höchstadt an der Aisch, † 1. 8. 1855 Bamberg, Priesterweihe 4. 6. 1803 in Würzburg, Kaplan in Burgebrach, 1812 Lehrer am Lehrerseminar in Bamberg, 1823 bis 1833 Pfarrer in Scheßlitz, 1833 Pfarrer in St. Martin in Bamberg, publizierte als Historker, 1836 Deputierter der katholischen Geistlichkeit des Obermain- und Rezatskreises in der bayerischen Ständeversammlung
210 Bayreuther Zeitung, Mittwoch, 28. December 1836, Nr. 309, S. 1233
211 Fränkischer Merkur, Mit allerhöchsten Privilegien, Bamberg, Samstag, den 9. November 1839
212 Münchener Politische Zeitung, Mit Seiner Königlichen Majestät Allergnädigstem Privilegium, Nr. 274, Dienstag, 19. November 1839; Vgl. Münchener Tagespost, Nr. 321, Mittwoch, den 20. November 1839
213 Vgl. Thiersch Friedrich Wilhelm, Über den Begriff und die Stellung des Gelehrten: Rede in der öffentlichen Sitzung der königl. Akademie der Wissenschaften am 28. März 1856 zu ihrer 97. Stiftungsfeier, München 1856, S. 22 ff.
214 Ludwig Sebastian berichtet in seiner Dissertation das Ereignis mit diesen Worten: „König Ludwig I. hatte den Pfarrer Forster auf Empfehlung und Bitten des Fürsten Hohenlohe am 16. November 1844 zum Domkapitular in Bamberg ernannt, jedoch dieser resignierte bereits am 10. Dezember 1844 und schrieb an Minister Abel, er besitze wenig äußeren Anstand und würde an der Stelle eines Kanonikers sich und seinen hochgeliebten Landesvater, der ihn zu dieser Stellung erhoben, nur blamieren". Ludwig Sebastian, Fürst Alexander von Hohenlohe-Schillingsfürst 1794 bis 1849 und seine Gebetsheilungen, Diss. Würzburg, 1916, gedruckt, Kempten, München, 1918, S. 159 f. Ludwig Sebastian, * 6. 10. 1862 in Frankenstein, † 24. 5. 1943 in Speyer, von 1917 bis 1943 Bischof von Speyer, Körner

Hans-Michael, Hrsg., Große Bayerische Biographische Enzyklopädie, München 2005, Band 3, S. 1809
Kugler Hans-Jürgen, Auerbach in der Oberpfalz, die Geschichte seiner Häuser und Familien, Band 1. S. 120-123, Forster Edgar, Familienchronik der Familie Forster in Auerbach/Oberpfalz, in: Die Oberpfalz, 99. Jahrgang, 2011, Nr. 5, S. 294-303

215 Friedrich von Brenner, Dr. theol. Dr. phil., * 10. Jan 1784, † 20.8.1848, 1807 Priesterweihe, Sailers Schüler in Landshut, 1808 Kaplan St. Martin Bamberg, Nachfolger Frey Professor am Lyceum, 1821 Domkapitular, 1844 Domdechant. Sein Lebenslauf verbindet sich mit dem Lebenslauf Forsters. Vgl. Ergänzungsbände zum Conversationslexicon für das katholische Deutschland, hrsg. Binder Wilhelm, Regensburg 1849, S. 214 f.

216 „Zu dem durch die Beförderung des Herrn Domkapitulars Dr. Brenner zum Domdechanten am hiesigen Metropolitan-Kapitel erledigten zehnten Kapitulate haben seine Königliche Majestät den bisherigen Pfarrer in Hüttenheim, Herrn Joseph Forster, allergnädigst zu ernennen geruht". Bamberger Diözesanblatt, 27. Nov. 1844, S. 2

217 Frankfurt Oberpostamts-Zeitung, Nr. 1 Mittwoch, den 1. Januar 1845, S. 3; Der Text fährt fort: „Nun hat der katholische Pfarrer Dr. Göschl(Goeschel)zu Nürnberg, der einst mit dem bekannten Legationsrat v. Pfeilschifter die Aschaffenburger katholische Kirchenzeitung herausgegeben hat, mehr Hoffnung, endlich eine längst ersehnte Domherrenstelle hier zu erhalten". Dr. Jakob Marian Göschl, * 1798 Auerbach/Oberpfalz, † 1852 Nürnberg, Dr. theol et Dr. jur. can., 1826 Nachfolger von I. Döllinger als Prof. Lyzeum Aschaffenburg, 1839 Stadtpfarrer und Gymnasiallehrer in Nürnberg Vgl. Ulrich Karl, Die katholischen Gemeinden von Nürnberg und Fürth im 19. und 20. Jahrhundert, Bamberg 1989, S. 33 ff.. Die bayerische Regierung wollte ihn nicht in höheren kirchlichen Stellen haben.

218 Barthelme Georg Joseph, Joseph Forster, katholischer Pfarrer zu Hüttenheim, Ein Lebensbild, Regensburg 1886, S. 25 f. Vgl. Fürst Alexander von Hohenlohe-Schillingsfürst 1794 bis 1849 und seine Gebetsheilungen von L. Sebastian, Domkapitular K. Geistl. Rat, Diss. Würzburg, 1916, Kempten, München 1918, S. 159

219 Barthelme, Georg Joseph Joseph Forster, katholischer Pfarrer zu Hüttenheim, ein Lebensbild gezeichnet von G. J. B., Pfarrer des Bistums Würzburg, Regensburg 1886

220 Ringseis, Johann Nepomuk von, * 16.5.1785 in Schwarzhofen ( Opf. ) † 22.5.1880 in München, Mediziner, Publizist, Politiker, Körner, Hans-Michael, (Hrsg.), Große Bayerische Biographische Enzyklopädie, München 2005, Bad 3, S. S. 1619 f.; Zu Ringseis als ehemaliger Schüler in Amberg vgl. Oberstudienrat Georg Blößner, Geschichte des Hum. Gymnasiums Amberg, Beitrag zur Geschichte der Stadt Amberg, Amberg 1929, S. 196-198; Ringseis heiratete 22.3.1822 Friederike von

Hartmann, die zuvor Geliebte Kronprinz Ludwigs gewesen war. Vgl. Reiser Rudolf, König und Dame, Ludwig I. und seine 30 Mätressen, München 1999, S. 42 u. S. 88

221 Vgl. Barthelme Georg Joseph, Joseph Forster, katholischer Pfarrer zu Hüttenheim, Regensburg 1886, Kapitel IV. S. 135 ff.
222 Döllinger, Johann Joseph Ignaz von, Kath. Theologe, Kirchenhistoriker, *28. 2. 1799 in Bamberg, † 10. 1. 1890 in München, Professor, Landtags-Abgeordneter, bekannt durch sein Votum gegen die Infallibilität
223 Ludwig Sebastian, *6. 10. 1862 Frankenstein, † 20. 5. 1943 Speyer, 1883 Abitur, Studium der Theologie Lyceum Bamberg,1892 Pfarrer in Hohenmirsberg und 1900 Ansbach, 1914 Domkapitular 1917 Bischof von Speyer.
224 Fürst Alexander von Hohenlohe-Schillingsfürst 1794 bis 1849 und seine Gebetsheilungen von L. Sebastian, Domkapitular K. Geistl. Rat, Diss. Würzburg, 1916, Kempten, München 1918
225 Fürst Alexander von Hohenlohe-Schillingsfürst 1794 bis 1849 und seine Gebetsheilungen von L. Sebastian, Domkapitular K. Geistl. Rat, Diss. Würzburg, 1916, Kempten, München 1918, S. 158 f.
226 G. J. B.,(Barthelme Georg Joseph), Joseph Forster, katholischer Pfarrer zu Hüttenheim, Ein Lebensbild, Regensburg 1886, S. 158
227 Bonifaz Kaspar von Urban, *6. 1. 1773 Oberherrnhausen bei Beuerberg, † 9. 1. 1858 Bamberg, 1792 Augustiner, 1796 Priester, Gymnasialprofessor, 1821 Domkapitular in München, 1832 Domdekan, 1834 Weihbischof in Regensburg, 1842 Erzbischof von Bamberg
228 Fürst Alexander von Hohenlohe-Schillingsfürst 1794 bis 1849 und seine Gebetsheilungen von L. Sebastian, Domkapitular K. Geistl. Rat, Diss. Würzburg, 1916, Kempten, München 1918, S. 159
229 Vgl. Bamberger Pastoralblatt, 13. Jg., Bamberg 1870, 152 u. S. 164
230 Vgl. Chronik von Hüttenheim in: Forster Edgar, Pfarrer Joseph Forster – Ein Gebetsheiler, in: Oberpfälzer Heimat, Beiträge zur Heimatkunde der Oberpfalz, 54. Bad, 2010, S. 91–102, S. 97
231 G. J. B. (Barthelme Georg Joseph), Joseph Forster, katholischer Pfarrer zu Hüttenheim, Regensburg 1886, S. 80
232 Vgl. Sebastian Ludwig, Fürst Alexander von Hohenlohe=Schillingsfürst 1794 bis 1849 und seine Gebetsheilungen, Kempten und München, 1916/18, S. 155
233 Vgl. Forster Edgar, Pfarrer Joseph Forster – ein Gebetsheiler, in: Oberpfälzer Heimat, Beiträge zur Heimatkunde der Oberpfalz, 54. Band, 2010, S. S. 91–102, S. 98, dort die Originalquellen, insbesondere die Hüttenheimer Chronik
234 Hobson Richard, Charles Waterton, his Home, Habits, and Handwork: Reminiscens of an intimate and most confiding personal association for nearly thirty Years, London 1867, S. 363 Richard Hobson (1795–1868), Arzt und Literat, vgl.

The Lancet, A Journal of British and Foreign Medicine, Physiology, Surgery, Chemistry, Criticism, Literature, and News, ed. James G. Wakley, London 1868 Vol 2, S. 751

235 Verzeichnis der Danksagungen und Erklärungen verschiedener Genesenen, durch die Heilkraft Sr. Durchlaucht des Herrn Alexander Fürsten von Hohenlohe, Bamberg 1821, S. 2 ff.; Vgl. Daumer Georg Friedrich, Das Wunder: Seine Bedeutung, Wahrheit und Nothwendigkeit, den Herren Strauss, Frohschammer, Lang, Renan, Reinkens &c. gegenüber ins Licht gesetzt: Nebst thatsächlichen Belegen aus Geschichte und Ueberlieferung, Regensburg 1874, S. 135 „Der Fürst erschien noch denselben Tag am späten Abend in Begleitung des Bamberger Stadtkaplans Forster und des Lichtenfelder Stadtkaplans Musinan, der des Leidenden Bruder war". Neu abgedruckt 2011.

236 Sebastian Ludwig, Fürst Alexander von Hohenlohe-Schillingsfürst 1794 bis 1849 und seine Gebets-Heilungen, Diss. Kempten und München, 1918, S. 80 f.

237 Vgl. Johann Friedrich, Ignaz von Döllinger, München 1899, Band 1, S. 141

238 Hesperus Nr. 195, Donnerstag 15. August 1822, S. 777 f.

239 Sebastian Ludwig, Fürst Alexander von Hohenlohe-Schillingsfürst 1794 bis 1849 und seine Gebetsheilungen, Diss. Würzburg 1916, Kempten u. München 1918, S. 82

240 Vgl. THE PERENNIAL CALENDAR; AND Companion to the Almanack; illustrated the Events of every Day in the Year as connected with History, Chronology, Botany, Natural History, Astronomy, Popular Customs & Antiquities, with usefull Rules of health, Observations on the Weather; Explanations of the Facts and Festivals of the Church, an other miscellaneos usefull Informations, London 1824, hrsg. T. Forster, of Corpus Christi College, Cambridge, 1824, S. 383 f.

241 Karmeliterinnen von Marienthal im Elsass, Leben des Prinzen Alexander von Hohenlohe, Großpropst von Großwardein, Titularbischof von Sardika, Infulierter Abt von Gaborjan, etc. etc., Marienthal, 1893, S. 221 f.

242 Leben des Prinzen Alexander von Hohenlohe, Großpropst von Großwardein – Titularbischof von Sardika – infulierter Abt von Gaborjan etc. etc., von den Karmeliterinnen von Marienthal im Elsaß, Karmel von Marienthal im Elsaß, 1893, S. 221 f.

243 An Authentic Account of what God hath given to the Prayers of Prince Alexander Hohenlohe, And those wo united him in the Celebration of the Eucharistic Sacrifice of the Catholic Church, in the cure of Miss Mary Lalor in the Parish Chapel of Maryborough, Ireland, on the 10th of June 1823; and that young Lady, Residing in Bouverie Street, Fleet Street, London, on the 13th of same Month. London, 1823, S. 3–18, S. 14 Eine deutsche Übersetzung erschien schon 1823: Nachricht von einem Wunder welches der Fürst von Hohenlohe, Priester der katholischen Kirche, den 10. Juni 1823 an der Miß Maria Lalor von Roßkilten

welche durch sechs Jahre und fünf Monate stumm gewesen ist, gewirkt hat. – Mitgetheilt durch einen Hirtenbrief der Geistlichkeit und dem Volke der vereinigten Diöcesen von Kildare und Leighlin von dem Hochwürdigsten Bischofe Jakob Doyle. Übersetzt aus dem Englischen von F. L. W. M., 1823; Nahezu der gleiche Text veröffentlicht unter: Sermons of the Rev. Richard Hayes, Priest of the catholic Church, O. S. F., Volume the first, Dublin 1823, Sermon XXIV, On Prayer – Miracles of Prince Hohenlohe, S. 193–216, S. 211 die Briefe Forsters

244 Nachricht von einem Wunder welches der Fürst von Hohenlohe, Priester der katholischen Kirche, den 10. Juni 1823 an der Miß Maria Lalor von Roßkilten welche durch sechs Jahre und fünf Monate stumm gewesen ist, gewirkt hat. – Mitgetheilt durch einen Hirtenbrief der Geistlichkeit und dem Volke der vereinigten Diöcesen von Kildare und Leighlin von dem Hochwürdigsten Bischofe Jakob Doyle. Übersetzt aus dem Englischen von F. L. W. M., 1823, S. 31 f. Der nachfolgende Erfolgsbericht S. 32–36

245 Finlayson Joseph, Rev., (Irish Miracles or) The voice of Facts from the convent of S. Joseph, Ranelagh, Dublin, MDCCCXXIV, S. 62 f.

246 Vgl. Saturday Night: compromising a review of new publications; biography; essays on literature; the arts and sciences; anecntotes, topographical descriptions; sketches of society; historical narratives; family recipes; & c. Vol. I, London 1824, S. 13 f. Eine kurze Beschreibung des Falls Miss Lalor von N. O'Connor

247 Vgl. Pfeufer D. C., Psychological and medical Researches respecting the Cures attributed to the Prayers of Prince Hohenlohe (Alexander von), in: The Edinburgh Medical and Surgical Journal: exhibiting A concise View Vol. 25., 1826, S. 63–73, sowie S. 208–216

248 Vgl. SERMON XVII. of THE REV: RICHARD HAYES: CORPUS CHRISTI; DUBLIN: 1822, S. 67–69

249 London 1823, PRINTED FOR JOHN MURPHY; No: 8, DRAKE-STREET; RED. LION SQUAM. Auf Seite 14 ist Forster erwähnt.

250 William Blackwood, Edinburgh; and T. Cadell, London, MDCCCXXIV. Auf S. 76 ist Pfarrer Forster genannt.

251 Finlayson Joseph, Rev., (Irish Miracles or) the Voice of Facts from the convent of S. Joseph, Ranelagh, Dublin, London, MDCCCXXIV, S. 120

252 The examiner No. 892 Monday, March 7, 1825, S. 152 f.

253 The Irish monthly magazine of politics and literatur, 1874 Band 2, S. 150 f.

254 Vgl. Chronik von Hüttenheim in: Forster Edgar, Pfarrer Joseph Forster – Ein Gebetsheiler, in: Oberpfälzer Heimat, Beiträge zur Heimatkunde der Oberpfalz, 54. Bad, 2010, S. 91–102, S. 93 f.

255 Vgl. Johann Friedrich, Ignaz von Döllinger, München 1899, S. 141

256 Hesperus, Encylopädische Zeitschrift für gebildetere Leser, herausgegeben von Christian Karl André, Januar 1824, Stuttgart und Tübingen, 1824, Sonnabend, 31. Januar 1824, S. 108

257 G. J. B. (Barthelme Georg Joseph), Joseph Forster, katholischer Pfarrer zu Hüttenheim, Ein Lebensbild, Regensburg 1886, S. 74 f.

258 Hesperus, Encylopädische Zeitschrift für gebildetere Leser, herausgegeben von Christian Karl André, Januar 1824, Stuttgart und Tübingen, 1824, Sonnabend, 31. Januar 1824, S. 108

259 Quintessenz aus Anfang, Mitte und Ende der Wundercurversuche, welche zu Würzburg und Bamberg, durch Martin Michael, Bauer von Wittighausen und durch Se. Hochwürden und Durchlaucht den Herrn Domherrn, Vicariatsrath und Prinzen Alexander v. Hohenlohe=Schillingsfürst unternommen worden sind. Mit Beleuchtungen des Wunderbaren und des Wunderbeweises überhaupt, Leipzig, 1822, S. 340

260 Ein weiteres Beispiel eine Heilungsanfrage des Pfarrers von Saint-Ambroise de Popincourt: Vgl. L'Ami de la Religion et du Roi; Journal Ecclésiastique, politique et littéraire, tome Trente-Septieme, Paris 1823, S. 155

261 Vianney Jean-Baptiste Marie, *8. 5. 1786 Dardilly, † 4. 8. 1859 in Ars-sur-Formans, „Pfarrer von Ars", 13. 8. 1815 Priesterweihe, 9. Februar 1818, Pfarrer in Ars, zahlreiche Heilungen und Wunder schrieb er der Heiligen Philomena zu, 1850 Ehrendomherr, 1855 Ehrenlegion, 8. Januar 1905 Seligsprechung, 31. Mai 1925 Heiligsprechung, Schutzpatron der Pfarrer.

262 G. J. B. (Barthelme Georg Joseph), Joseph Forster, katholischer Pfarrer in Hüttenheim, Regensburg 1886, S. 80 f.

263 Vgl. Wolf, Jos. Heinr., Hrsg., Allgemeine Bayerische Landes- und Volkschronik oder Geschichtsjahrbücher des neunzehnten Jahrhunderts mit Miszellen allgemeiner Länder= und Völker=, Erd= und Himmelskunde, II. Jahrbuch, 2. Band, München 1842, S. 178

264 Vgl. Der deutsch-österreichische Postverein, in: Steger Fr. Hrsg., Ergänzungs Conversationslexikon der neuesten Zeit auf das Jahr 1857/58, Leipzig Meißen, S. 417–429, S. 418

265 Le Conservateur Belge, Recueil, Ecclesiastique et Littéraire, Liége 1823, S. 554; wortgleich: L'ami de la Religion et du Roi; Journal Ecclesiastique, Politque et Littéraire, Tome Trente-Sixième, Paris M.D.CCC.XXIII (1823), S. 344 f. Zeitraum Ende 1823

266 Bad Zurzach, gelegen in der Nähe der Mündung der Aare in den Rhein, ist heute eine Gemeinde im Aargau mit 4000 Einwohnern. Das Benediktiner-Chorherrenstift wurde 1876 aufgelöst.

267 Rietberg an der oberen Ems gelegen, hat heute 28.000 Einwohner. 1823 mit ca. 2000 Einwohnern gab es ein Franziskanerkloster, das 1969 endgültig geschlos-

sen wurde. Schuppmann Crescend, Triumph der christlichen Religion, Von der Geburt unsers göttlichen Herrn und Heilandes Jesu Christi, bis zum Jahre 1823. Verfaßt und mit Approbation des hochw. Erbischöflichen Generalvikariats zu München=Freising herausgeg. von einem kath. Geistlichen. Erster Band München 1824, 436 S.

268 Schärli Jolanda Cécile, Auffällige Religiosität: Gebetsheilungen, Besessenheitsfälle und schwärmerische Sekten in katholischen und reformierten Gegenden der Schweiz. Diss. Luzern 2012, S. 1; S. 251 ff. Kapitel 5.6. „Medizin versus Gebetsheilung" beschreibt einen Fall im Kanton Zürich.

269 Aus einem Brief des M. Champion, vicaire de Romans, an den Redakteur der Zeitschrift La Religion constatée universellement, al'aide des scienes et des l'érudation modernes, tome second, Paris 1833, S. 307

270 Zur Etymologie vgl. Leiß Sebastian, Lateinischer Käse, in: Forster Edgar, Sprache und Schule, München 210, S. 140–141. Das lateinische Wort calamus ist urverwandt mit dem deutschen Wort Halm, das hier im Sinn von Schreibfeder gebraucht wird.

271 G. J. B., (Barthelme Georg Joseph), Pfarrer des Bistums Würzburg, Joseph Forster, katholischer Pfarrer zu Hüttenheim, Ein Lebensbild, Regensburg 1886, S. 73

272 Vgl. Schultz Nancy Lusignan, Mrs. Mattingsly's Miracle, the prince, the widow, and the cure that shocked Washington city, New Haven London, 2011, S. 105

273 L'ami de la Religion et du Roi; Journal ecclésiastique, politique et littéraire, Tome Trente-quatrieme, Chaque vol. 7 francs et 8 franc de port. Paris 1823, S. 208 vgl. auch S. 217 und S. 240

274 Die Religion mit Hilfe der neuern Gelehrsamkeit und Wissenschaft in ihrer Allgemeinheit nachgewiesen. Nach dem Französischem bearbeitet und herausgegeben von einem katholischen Priester, Zweiter Band, Würzburg 1837, S. 414 f. Als Quellen wurden genannt: Tribune catholique Nr. vom 23. Januar 1833, und die Annales de philosophie chrétienne, Nr. vom Januar 1833

275 LA CONSERVATEUR BELGE; RECUEIL; ECCLESIATIQUE ET LITTERAIRE. TOME PREMIER; A LIEGE, 1823, S. 55 f.; Auf S. 196 f. wird die Heilung einer Rheumatikerin durch Hohenlohe und Forster geschildert.

276 L'AMI DE LA RELIGION ET DU ROI; JOURNAL ECCLASTIATIQUE; POLITIQUE ET LITTÉRAIRE; TOME QUARANTE-QUATRIEME; A PARIS, 1823, S. 335

277 Senfft von Pilsach, eine usprünglich oberpfälzische Adelsfamilie, die zur angegebenen Zeit in den Königreichen Preußen und Sachsen in leitenden Stellen vertreten war. Aus den geringen Informationen des Artikels kann die Person nicht eindeutig bestimmt werden. Ev. Ernst Freiherr Senfft von Pilsach (1795–1882) aus Wikipedia.

278 L'AMI DE LA RELIGION ET DU ROI; JOURNAL ECCLASTIATIQUE; POLITIQUE ET LITTÉRAIRE; TOME QUARANTE-QUATRIEME; A PARIS, 1823, S. 105 f.
279 L'AMI DE LA RELIGION ET DU ROI; JOURNAL ECCLASTIATIQUE; POLITIQUE ET LITTÉRAIRE; TOME QUARANTE-QUATRIEME; A PARIS, 1823, S. 124 f.
280 L'AMI DE LA RELIGION ET DU ROI; JOURNAL ECCLASTIATIQUE; POLITIQUE ET LITTÉRAIRE; TOME QUARANTE-QUATRIEME; A PARIS, 1823, S. 155 f.
281 L'AMI DE LA RELIGION ET DU ROI; JOURNAL ECCLASTIATIQUE; POLITIQUE ET LITTÉRAIRE; TOME QUARANTE-QUATRIEME; A PARIS, 1823, S. 283 f.
282 LA CONSERVATEUR BELGE; RECUEIL; ECCLESIATIQUE ET LITTÉRAIRE. TOME CINQUIEME; A LIEGE, 1824, S. 101; Der nahezu identische Text in: L'AMI DE LA RELIGION ET DU ROI; JOURNAL ECCLESTIASTIC, POLITIQUE ET LITTÉRAIRE, TOME QUARTIEME, A Paris 1824, S. 38 f.; Schon 1823 ein Hinweis auf die Adresse Forsters in Hüttenheim: Vgl. L'Ami de la Religion et du Roi; Journal ecclésiastique, politique et litéraire, Tome Trente-Septieme, Paris 1823, S. 64 f.
283 L'AMICO D'ITALIA; GIORNALE MORALE DI LETTERE, SCIENZE ED ARTI; ANNO SECUNDO; VOLUME TERZO; TORINO 1823, S. 171
284 Virchow Rudolf, * 13. 10. 1821 Schivelbein, Pommern, † 5. 9. 1902 Berlin, Arzt, Politiker, Anthropologe, 1843 Dr. med., Prosektor Berlin, Teilnehmer an Revolution 1848, 1849 Professor Uni Würzburg, Stadtverordneter in Berlin, Preußischer Landtag, Reichstag Führer der Nationalliberalen
285 Vgl. Virchow Rudolf, Gesammelte Abhandlungen zur Wissenschaftlichen Medizin, Frankfurt 1856, Kapitel: Ueber die Verbreitung des Cretinismus in Unterfranken, Vorgetragen in den Sitzungen der Phys. med. Ges. vom 9. Mai und 13. November 1852, S. 939–969 Der Cretinismus in Hüttenheim und Umgebung wird in der medizinischen Literatur öfter erwähnt.
286 „In früheren Jahren kam Kropf häufig vor in den Gemeinden Bullenheim und Hüttenheim, wofür schon der Spottvers Zeugnis ablegt: Bullenheim, Hüttenheim und Iphof (Iphofen), Hat's kein Buckel, hat's en Kropf." Schittenheim A., Weichardt W., Der endemische Kropf mit besonderer Berücksichtigung des Vorkommens im Königreich Bayern, Berlin 1912, S. 55 f.
287 Chronik der Pfarrei Hüttenheim, in: Forster, Edgar, Pfarrer Joseph Forster- Ein Gebetsheiler, Oberpfälzer Heimat, Beiträge zur Heimatkunde der Oberpfalz, 54. Band, 2010, S. 91–102, S. 96 f.
288 G. J. B. (Barthelme Georg Josef), Joseph Forster, katholischer Pfarrer zu Hüttenheim, Regensburg 1886, S. 147 ff.

289 Bamberg'sche Jahrbücher von 741 bis 1833, verfaßt von Joachim Heinrich Jäck, königl. Bibliothekar zu Bamberg, 5. Jg., 1833, S. 794 Frage: Ist der Verfasser ein Verwandter des genannten irren Konrad Jäck? Jaeck Heinrich Joachim, * 30. 10. 1777 Bamberg, † 26. 1. 1847 Bamberg, Benediktiner und Ordenspriester in Banz, 1803 Bibliothekar in Bamberg, veröffentlichte zahlreiche Schriften zur Bamberger Geschichte
290 Kropp, Kroup: membranbildende Entzündung im Kehlkopf bei Diphterie mit schwerer Schleimhautzerstörung, Pseudokrupp durch Grippeviren, echter Krupp durch Diphteriebakterien hervorgerufen. Symptome sind bellender Husten und Erstickungsanfälle.
291 Vgl. Sebastian Ludwig, Fürst Alexander von Hohenlohe=Schillingsfürst 1794 bis 1849 und seine Gebetsheilungen, Kempten München 1918, S. 158
292 Vgl. Ein belgischer Wunderheiler des XIX Jahrhundert., Charakterzüge und wunderbare Begebenheiten aus dem Leben des Benediktinermönches Pater Paul von Moll, 1824-1996, Durach 1995, * 15. 1. 1824 in Moll, † 24. 2. 1896 Abtei Termone, Wiederhersteller der Abtei Ailigheim, Stifter des Klosters von Steenbrügge
293 Pastoral=Blatt für die Erdiözese Bamberg, Vierter Jahrgang 1861, S. 14
294 Pastoral=Blatt für die Erzdiözese Bamberg, Vierter Jahrgang, Nr. 35, Freitag, 20 Dezember 1861, S. 146
295 Joseph von Schork, * 7. 12. 1829 Kleinheubach bei Miltenberg, † 25. 1. 1905 Bamberg, von 1891 bis 1905 Erzbischof von Bamberg
296 Julier Jürgen, Die Kath. Pfarrkirche in Hüttenheim ( Lkr. Kitzingen ), in: Jahrbuch der Bayerischen Denkmalpflege, Bd. 35, 1981, S. 129-142, S. 141
297 Quelle: http://print.willanzheim.de/kirchen/uebersicht.php; vgl. Jürgen Julier, Die kath. Pfarrkirche in Hüttenheim (Lkr. Kitzingen ), in: Jahrbuch der Bayerischen Denkmalpflege, Bd. 35, 1981, S. 129-142
298 Aschaffenburger Zeitung, 18. Juli 1863 Nr. 171, fast wortgleich: Eichstätter Tagblatt, 18.7. 1863, S. 508;
299 Vgl. Chronik von Hüttenheim in: Forster Edgar, Pfarrer Joseph Forster - Ein Gebetsheiler, in: Oberpfälzer Heimat, Beiträge zur Heimatkunde der Oberpfalz, 54. Band, 2010, S. 91-102, S. 94
300 G. J. B., (Barthelme Georg Joseph), Joseph Forster, katholischer Pfarrer zu Hüttenheim, Ein Lebensbild, Regensburg 1886, S. 59 f.
301 G. J. B., (Barthelme Georg Joseph), Joseph Forster, katholischer Pfarrer zu Hüttenheim, Ein Lebensbild, S. 133
302 G. J. B.,(Barthelme Georg Joseph), Joseph Forster, katholischer Pfarrer zu Hüttenheim, Ein Lebensbild, Regensburg 1886, S. 154
303 Gunkel Hermann, Die Religion in Geschichte und Gegenwart: Handwörterbuch in gemeinverständlicher Darstellung, Tübingen 1912, S. 70

304 Helfferich Adolf Johann, Johann Karl Passavant: ein christliches Charakterbild, Frankfurt a. M. 1867, S. 134

305 Lammert G., Volksmedizin und medizinischer Aberglaube in Bayern und den angrenzenden Bezirken begründet auf die Geschichte der Medizin und Cultur, Würzburg 1869, S. 22

306 Verein für Geschichte der Deutschen in den Sudetenländern, Mitteilungen, Band 7, 1898, S. 50

307 Vogel A., Tschackert P., in: Realencyopädie für protestantische Theologie und Kirche, Band 8. Leipzig, 1900, S. 251

308 Historischer Verein von Oberbayern, Oberbayerisches Archiv, Band 61, 1918. S. 313

309 Görresgesellschaft, Historisches Jahrbuch, Band 55, 1935, S. 375

310 Vgl. Herbermann Charles George, The Catholic encyclopedia: an international work of reference on the constitution, doctrine, discipline, and history of the Catholic Church, Appleton 1910, S. 385 „His method (Hohenlohes) of curing the sick was continued after his death by his friend and disciple Joseph Forster, pastor of Huttenheim, who died in 1875". Bezeichnung Freund und Jünger / Schüler!

311 Sekretär ist die häufigste Bezeichnung, z. B. Gosse Philip, The squire of Walton Hall: the life of Charles Waterton, Cassell 1940, S. 162

312 Vgl. Ronan Myles Vincent, An apostle of Catholic Dublin: Father Henry Young, Dublin 1944, „… that Hohenlohe employed as his secretary and disciple, the Rev. Joseph Forster". S. 105

313 L'Amico D'Italia, Miscellanea Morale di Lettere, Scienze, ed Arti, Anno quinto, Volume Decimo, Torino 1826, S. 17 Auf Deutsch: „(1826) Er gedachte, sich an den Prinzen von Hohenlohe zu wenden, an den er geschrieben hatte im vergangenen April und hatte er nicht prompt Antwort bekommen mit Datum des 11. Mai gezeichnet im Namen des Prinzen, von Herrn Kurator Forster, der ihm verschrieb eine Novene zu Ehren des heiligsten Namen Jesu vom Tag des 3. bis zum 12. Juni und ihm versprach an diesem Tage von 9 Uhr morgens für seine Genesung zu beten". Übersetzung Dr. Tanja Jörgensen-Leuthner.

314 Memorie di Religione di Morale e di Letteratura, Tomo XVIII, Modena 1831, S. 455–472, S. 458 Auf Deutsch: Unter dem Titel „Die wunderbare Genesung von Maria Oheria … habend ihm mittels des Kurators von Hüttenheim bei Bamberg in Bayern, in jeden Monat eine Novene für unsere Mitbürger zu fixieren, bekamen wir folgende Antwort schon am 3. Dezember 1828". Übersetzung Dr. Tanja Jörgensen-Leuthner.

315 Vgl. La Voce della verità, Gazetta dell'Italia Centrale, Anno secondo, Dal Num. 143 al Num. 299, Modena 1832/33, Nr. 244, Martedi 26. Febbrajo 1833

316 Vgl. Three Years in North America by James Stuart, Esq. Third Edition, Revised in two Volumes Vol. II, Edinburgh, London, 1833, S. 56; vgl. Six Months in Ame-

rica, by Godfrey T. Vigne, Esq., in: Waldie's Select Circulating Library, Vol. I. Nr. 6, Philadelphia, November 21, 1832, S. 88

317 Vgl. La Voce della Verità, Gazetta dell' Italia Centrale, Anno secondo, Dal Num. 143 al Num. 299, Modena, Martedi 26. Febrajo 1833, Nr. 244

318 Vgl. La Religion constatée universellment, a l'aide des science et de l'érudition modernes, Tome second, Paris 1833, S. 278–308. In diesem Artikel werden viele Wunderfälle dargestellt, wie z. B. „Origine céleste du Phénomene de Migné", die Heilung der Mrs. Mattingly in Washington, Heilungen in Italien, usw.

319 Jocham Magnus, Nekrolog. Rupert Leiß, Abt von Scheyern, Sonderdruck aus dem 34./35 Jahresbericht des historischen Vereins von und für Oberbayern, 3 S. Rupert Leiß, (* 26. 2. 1795 Kelheim, † 6.11. 1872 Scheyern), der Ur-ur-ur-Großonkel meines Neffen Sebastian Leiß wurde 1843 der Gründungs-Abt des neu etablierten Klosters Scheyern.

320 o. V., Der heiligste Name Jesus, das sicherste Hilfsmittel in Krankheiten, wo kein Arzt helfen kann. Oder: Beispiele von Krankenheilungen durch gläubiges Gebet. Aus den darüber geführten Protokollen und mehreren Schriften zusammengetragen vom Verfasser der Gebetbücher: Schritte zur vollkommenen Liebe Gottes; Jesus Christus, der wahre Gott und Mensch, Herr erhöre mein Gebet etc. etc., Fünftes Bändchen, Regensburg 1841, S. 81; S. 81–86 Der gesamte Bericht.

321 The Mirror of Literature, Amusement, and Instruction: containing original essays; historical narratives; biographical memoirs; manners and customs; topographical discriptions, sketches and tales; anectotes; select extracts from new and expensive works; poetry, original, and selected; The spirit of the public journals; discoveries in the arts and scienes; new facts in natural history &c., Vol. XXXII, London 1838, S. 231 „pretended miracles of Prince Hohenlohe"

322 Mesmer Franz Anton, * 23. 5. 1734 Iznang, † 5. 3. 1815 Meersburg, Arzt, Heiler und der Begründer der Lehre vom animalischen Magnetismus. Er studiert in Wien Medizin, er erfand den Mesmerismus als Heilmethode, der 1777 von einer Expertenkommision als Betrug bezeichnet wurde. Er ging nach Paris, erzielte dort große Erfolge und wurde in seine Bodenseeheimat abgeschoben.

323 Haandbog i Laegevidenskabens Historie af Dr. Bremer Andreas Frederik, Kjobenhavn, 1844, Artikel § 60. Animalsk Magnetisme, S. 370–374, S. 373

324 The Works of the Right Rev. John England, First Bishop of Charleston, collected and arranged under the advice and direction of his immediate successor, the Right Rev. Ignatius Aloysius Reynolds, and printed for him, in five volumes. Vol. III. Baltimore, 1849, S. 393–476, Pfarrer Forster auf Seite 459

325 Artikel: HOHENLOHE (Les miracles du prince de), in: Nouvelle Encyclopédie Théologique, ou nouvelle Serie de Dictionaire sur toutes les parties de la science religieuse, offrant, en francais et par ordre alphabétique, la plus claire, la plus facile, la plus commode, la plus variée et la plus complète des théologies, publiée

par M. L'Abbé Migne …, Tome vingt-quatriéme. Dictionare des Prophéties et des miracles..Barriére d'enfer de Paris, 1852, S. 825–835

326 Vgl. Artikel in: El ECO DEL MUNDO CATÓLICO;Oktober 1856, D. 309–312

327 Historia General de la Iglesia, desde la Predicacion de lo Apostoles, hasta el Pontificado de Gregorio XVI, Segunda Edicion, Tomo VIII, Madrid, 1854, S. 341–347; dieselbe, Tomo IX, Barcelona, 1856, S. 262–270

328 Vgl. Opere del P. Gioacchino Ventura, Enciclopedia Ecclesiastica, Riprodotta e Riordinata dal P. Francesco Saverio Procopio del SS. Redentore, Vol. I, Napoli 1864, S. 264–266, S. 436–437

329 Howitt William, Healing Mediums.-Prince Hohenlohe., in: The Spiritual Magazine, Vol III, London November 1867, S. 481–492

330 The Catholic World, A Monthly Magazine of General Literature and Science, Vol. IX, New York April 1869, S. 366–372, S. 371

331 The New American Cyclopaedia: A Popular Dictionary of General Knowledge. Edited by George Ripley and Charles A. Dana, Vol. IX., Hayne-Jersey City, New York, London 1867, S. 229

332 Müller Michael, Priester aus der Versammlung des allerheiligsten Erlösers, Das allerheiligste Sakrament des Altars, unser größter Schatz, New=York und Cincinati, 1870, S. 197 f.

333 The Irish monthly magazine of politics an literature …, Band 2, S. 150 und S. 151 „In answer to your kind note I give you the adress of Rev. Mr. Forster as stated by his Grace Dr. Murray. The Adress to his Serene Highness I send you as it was sent to me in the last package I received: a Son Altesse le Prince Alexandre de Hohenlohe, Chanoine titulaire de d'Eglise Cathedral …" Hier ging es anscheinend um die Massenaussendungen von Briefen Hohenlohes durch Forster.

334 Über Pfarrer Barthelme ist wenig bekannt: Barthelme Georg Josef, geb. ca. 1830 in Obervolkach, 1852/53 Student der Theologie an der Uni Würzburg. Vgl. Amtliches Verzeichnis des Personals der Studirenden an der Julius-Maximilians-Universität zu Würzburg für das Winter-Semester 1852/53, S. 23; Caplan bei St. Peter und Paul in Würzburg, ab 16. Mai 1871 Pfarrer in Sulzfeld a. M., Bezirksamt Kitzingen, Vgl. Regierungs=Blatt für das Königreich Bayern, München 1871, S. 989

335 Zum Besten eines frommen Werkes. – Die Wirkung des Glaubens in einer fürstlichen Familie des 19ten Jahrhunderts. – Leben des Prinzen Alexander von Hohenlohe, Großprobst von Großwardein – Tituarbischof von Sardikon, – Infulierter Abt von Gaborjan etc. etc. Mit einem Stahlstich. Von den Karmeliterinnen von Marienthal im Elsaß. Mit Approbation Seiner Gnaden des Hochwürdigsten Herrn Bischofs von Straßburg. Alle Rechte vorbehalten. Zu haben beim Karmel von Marienthal im Elsaß. 1893

336 Vgl. Schnebögl, Fritz, Auerbach in der Oberpfalz, Aus der Geschichte der Stadt und ihres Umlandes, Auerbach 1976, S. 245 ff, sein Bild S. 359, zur Chronik S. 360

337 Realencyklopädie für protestantische Theologie und Kirche, Unter Mitwirkung vieler Theologen und Gelehrten in 3. verbesserter und vermehrter Auflage, hrsg. Albert Hauck, Leipzig 1899, S. 250/251

338 Zum Besten eines guten Werkes. Briefe und Schriften des im Rufe der Heiligkeit verstorbenen Bischofs Prinz Alexander von Hohenlohe nebst den Berichterstattungen über die auf sein Gebet erfolgten wunderbaren Krankenheilungen. Mit einem Bildnis und einer kurzen Lebensbeschreibungen. Herausgegeben und zu beziehen durch das Karmelkloster in Marienthal im Elsaß. Zweite Auflage, Roma 1907

339 Herbermann Charles George, The Catholic encyclopedia: an international work of reference on the constitution, doctrine, discipline, and history of the Catholic church, Band 7, San Diego, Calefornia, 1913, S. 385

340 Vgl. Schuster Joseph, Die Heilversuche des Geistl. Rates Fürsten Alexander von Hohenlohe 1821 und 1822 zu Würzberg und Bamberg, Ein Beitrag zur Kultur- und Medizingeschichte Bayerns, in: Oberbayerisches Archiv für vaterländische Geschichte zugleich Forschungen zur Geschichte Oberbayern, 60. Band, München Bayern. Hrsg. Historische Vereine von 1916, S. 296–313, S. 311 ff.

341 Merkle Sebastian, * 28. 8. 1862 Ellwangen / Jagst, † 24. 4. 1945 Wargolshausen, 1887 Priesterweihe, 1892 Dr. phil, 1894–1896 Stipendiat am Historischen Institut der Görres-Gesellschaft in Rom, 1898 Dr. theol. Prof. Kirchengeschichte in Würzburg, 1935 Bayerische Akademie der Wissenschaften

342 Merkle Sebastian, Zur Beurteilung des Wundertäters Alexander v. Hohenlohe, in: Historisches Jahrbuch im Auftrage der Görres-Gesellschaft und unter Mitwirkung von Heinrich Finke / Heinrich Günter / Erich König / Gustav Schnürer, hrsg. von Philipp Funk, Köln 1935, 55. Band / 2./3. Heft S. 371–391, S. 375

343 Vgl. Gosse Philip, The Squire of Walton Hall: the Life of Charles Waterton, Cassell 1940, S. 162

344 An Apostle of Catholic Dublin: Father Henry Young, by Myles V. Ronan, Dublin 1944, S. 105

345 Vgl. Reichert Karl, Prinz Alexander von Hohenlohe, ein „Wunderdoktor" zu Beginn des 19. Jahrhundert: Ein Beitrag zur Medizingeschichte Frankens, Universitäts-Nervenklinik Würzburg Diss. 1955, 87. Seiten

346 Hanauer Josef, Der Teufelsbanner und Wudnerheiler Johann Joseph Gaßner (1727–1779), in: Schwaiger Georg, Mai Paul, Beiträge zur Geschichte des Bistums Regensburg, Regensburg 1985, S. 303–545, S. 524

347 Koskull, Baron von, Stephan. Wunderglaube und Medizin am Beispiel der religiösen Heilungsversuche des Fürsten Alexander von Hohenlohe in Franken 1821–1822, Diss. Bamberg 1988, S. 148

348 Clemens Wenzeslaus Brentano de La Roche, * 9. 9. 1778 Ehrenbreitstein, † 28. 7. 1842 Aschaffenburg, romantischer Dichter, führte ein unstetes Leben, von

1818 bis 1824 beobachtete er in Dülmen die Visionen der stigmatsierten Nonne Anna Katharina Emmerick, 1831 erschien sein Buch „Die Barmherzigen Schwestern", das die Einführung des Ordens in Deutschland förderte. Hier ist er Vorläufer der Professoren Forster und Ringseis. Letzterer war mit Clemens, Christian und Bettina Brentano befreundet. Vgl. Fels Heinrich, Johann Nep. von Ringseis, Katholische Männergestalten, Laien die zu Christus führen, Dülmen 1936. Vgl. Brentano Clemens, Die Barmherzigen Schwestern in Bezug auf Armen= und Krankenpflege. Nebst einem Bericht über das Bürgerhospital in Coblenz und erläuternden Beilagen. Zum Besten der Armenschule des Frauenvereins in Coblenz, Coblenz 1831

349 Vgl. Behrens Jürgen, Frühwald Wolfgang, Lüders Detlev, Freies Deutsches Hochstift (Frankfurt am Main, Germany) Hrsg., Clemens Brentano, Sämtliche Werke und Briefe, Die Barmherzigen Schwestern, Kleine religiöse Prosa, Band 22, Teil 2, Stuttgart 1990, S. 486–495, Zitat S. 492 Hier auch ein französischer Massenbrief.

350 Das Pseudonym Signor Pastorini ist Walmesley Charles, * 13. 1. 1722, † 25. 11. 1797, war römisch-katholischer Titularbischof von Rama und Apostolischer Vikar des Westlichen Distrikts von England. Er wurde vor allem in Irland bekannt durch seine Prophezeiungen über den Untergang des Protestantismus in den Jahren 1821 bis 1825. Vgl. Geary Laurence M., Prince Hohenlohe, Signor Pastorini and Miracoulous Healing in Earley Nineteenth-Century in Ireland, S. 40–58, in: Jones Greta, Malcolm Elizabeth, Medicine, Disease and the Staate in Ireland 1650–1940, Cork 1999

351 Brandl Manfred, Die deutschen katholischen Theologen der Neuzeit: ein Repertorium, Salzburg 2006, Bd. 2–3, S. 171 Ein mehrbändiges Lexikon der Theologen.

352 Eine Übersicht der Artikel: http://www.mrsmattinglysmiracle.com/reviews.html

353 http://online.wsj.com/artiecle/SB10001424052748704438104576219550647370 360.html 2. 10. 2012 Dazu folgen wiederum 9 Kommentare

354 Winters Michael Sean, The Beltway Healing, in: http://www.tnr.com/book/review/mrs-mattingly-miracle-nancy-schultz?page=0,0, 2. 10. 2012, S. 1 Text vom 28. 6. 2011

355 Vgl. http://quondamdc.wordpress.com/category/holy-trinity-parish-washington-dc/ 19. Sept. 2012

356 http://www.saintpatrickdc.org/novena_holyname.shtml

357 http://www.kirkusreviews.com/book-reviews/nancy-lusignan-schultz/mrs-mattingly

358 Schultz Nancy Lusignan, Mrs. Mattingsly's Miracle, the prince, the widow, and the cure that shocked Washington City, Washington 2011, S. 117 ff.

359 Kohlmann Anthony (Antoine), * 13. 7. 1771 Kaisersberg im Elsaß * 11. 4. 1836 Rom, studierte in Freiburg / Schweiz, Priesterweihe, Direktor im Seminar Dillingen, 1801 Jesuit in Russland, 1804 Georgetown / USA und New York, 1824

Hauptakteur im Fall Ann Mattingly, Theologieprofessor an der Gregorianischen Universität in Rom

360 Most Reverend Ambrose Maréchal, S. S., * 28. 8. 1764 Ingré nahe Orleans, Frankreich, † 29. 1. 1828 Baltimore,1792 Priesterweihe, Flucht nach Baltimore, 1799 Theologie-Professor, 1817 Erzbischof von Baltimore

361 Vgl. Schultz Nancy Lusignan, Mrs. Mattingsly's Miracle, the prince, the widow, and the cure that shocked Washington City, Washington 2011, S. 134 ff.

362 Vgl. Schultz Nancy Lusignan, Fire & Roses, the burning of the Charlestone convent, 1834, New York 2000

363 Vgl. Schultz Nancy Lusignan, Mrs. Mattingsly's Miracle, the prince, the widow, and the cure that shocked Washington City, Washington 2011, S. 142 ff.

364 A Collection of Affidavits and Certificates relative to the Wonderful Cure of Mrs. Ann Mattingly, which took Place in the City of Washington, D. C., on the tenth of march 1824, City of Washington 1824, 41 S.

365 England John * 23. 9. 1786 Cork, Irland, † 11.1842 Charleston, Süd Carolina. Der Bischof engagierte sich für die Afro-Amerikaner und ihre Schulbildung und für die Entwicklung der armen katholischen Minorität.

366 Vgl. The Works of the Right Rev. John England, First Bishop of Charleston, collected and arranged under the Advice and Direction of his immediate Successor, The Right Rev. Ignatius Aloysius Reynolds, and printed for him, in five volumes. Vol. III. Baltimore 1849, S. 393–471, Forster auf S. 459 genannt.

367 Vgl. Schultz Nancy Lusignan, Mrs. Mattingsly's Miracle, the prince, the widow, and the cure that shocked Washington City, Washington 2011, S. 159 f.

368 Baker Eddy Mary * 16. 7. 1821 Bow bei Concor, New Hampshire, † 3. 12. 1910 Chestnut Hill, Boston, dreimal verheiratet, 1866 Heilungserfahrung führt zu Christian Science Bewegung, 1875 Buch „Science and Health, With Key to the Scriptures" erschien in vielen Ausgaben

369 Quimby Phineas Parkhurst * 16. 2. 1802 Lebanon / New Hampshire, † 16. 1. 1866 Belfast / Main, seinem Wohn- und Wirkungsort, Philosoph, Magnetismusheiler, Messmerist, als Uhrmacher auch Erfinder, Im Rahmen der amerikanischen Erweckungsbewegung Gründer der Neugeistbewegung, beeinflusste Mary Baker Eddy

370 Kuhlmann Kathryn Johanna * 9. 5. 1907 Concordia / Missouri, † 20. 2. 1976, Methodistin, „faithhealer and evangelist", Geistheilerin und Evangelistin, verheiratet mit dem Evangelisten Borroughs Waltrip. Sie hielt zahlreiche Heilungsgottesdienste. Vgl. Kuhlmann Kathryn, Ich glaube an Wunder, Schorndorf 1978 und Buckingham Jamie, Kathryn Kuhlmann, Ihr Leben und Wirken, Schorndorf 1979; Ihre Heilungswirkung wurde vielfach bestritten, aber auch von Ärzten anerkannt. Vgl. Casdorph Richard H., Diagnose: Göttliche Heilung, Schorndorf 1977

371 Beispiele: Amalie Hohenester, * 4. 10. 1827 Vaterstetten, † 24. 3. 1878 Maria Brunn, „Doktorbäuerin" in Mariabrunn bei Dachau, vgl. Norbert Göttler, Die Pfuscherein, Amalie Hohenester, Wunderheilerin und Doktorbäuerin, Dachau 2000; Friederike Hauffe * 23. 9. 1801 Prevorst, † 25. 8. 1829 Löwenstein, als Seherin von Prevorst vom Arzt und Dichter Justinus Kerner in Weinsberg betreut. Vgl. Kerner Justinus, Die Seherin von Prevorst, Eröffnungen über das innere Leben des Menschen und über das Hereinragen einer Geisterwelt in die unsere, 1829 Erstveröffentlichung, Leipzig o. J., S. 173, Kapitel „Krankheit und Heilbestrebungen des Innern". Johann Christoph Blumhardt, * 16. 7. 1805 Stuttgart, † 25. 2. 1880 Bad Boll, evangelischer Pfarrer in Möttlingen und Bad Boll, Gebetsheiler. Alle dieser Heiler waren zu Lebzeiten heftig umstritten.

372 Vgl. P. Ritz Emil, La Salette, Die Botschaft einer Marienerscheinung, Kisslegg 2001; Das Buch ist bei all dem echten Glauben auch sehr selbstkritisch über die Verpflichtung zur gläubigen Akzepanz einer privaten Offenbarung (S. 34 f.) und über die Glaubwürdigkeit der Seherkinder (S. 214 ff.). Ausgesprochen kritisch äußert sich auch: Englisch Andreas, Gottes Spuren, Die Wunder der katholischen Kirche, München 2008, Kap. 14, La Salette und die Grenze zwischen Wunder und Betrug, S. 232–239. La Salette ist der einzige große Wallfahrtsort, an dem Maria erschienen sein soll, zu dem Papst Johannes Paul II. nicht pilgerte, weil die Zeugen der Marienerscheinung sich Jahre nachder Anerkennung des Wunders in Widersprüche verwickelten.

373 Die wunderbare Erscheinung eines Kreuzes zu Migné im Jahre 1826, Beschrieben von P. Rupert Leiß, dermaligem Propste des Benediktinerstiftes Scheyern, und Mitglied des histor. Verei ns von Oberbayern, Augsburg 1842

374 Vgl. Englisch Andreas, Gottes Spuren, Die Wunder der katholischen Kirche, München 2008, Kap. 8, Medjugorje: Verlogenes Komplott um Maria? S. 120–126 Kardinal Ratzinger, heute Papst Benedikt XVI. hat sich eindeutig gegen diesen Ort aus gesprochen.

375 Vgl. Landersdorfer Anton, Gregor von Scherr (1804–1872), Erzbischof von München und Freising in der Zeit des Ersten Vatikanums und des Kulturkampfes, München 1995, S. 366–374; Louise Beck * 19. 4. 1822 in Altötting, † 9. 8. 1879 Gars am Inn, Ekstatikerin und Visionärin. Sie erhielt „Weisungen aus dem Jenseits" und übte großen Einfluss auf die Kirche aus.

376 Vgl. Artikel „Heilung durch geistige Kräfte", in: Schott Heinz, u. a., Die Chronik der Medizin, Dortmund 1993, S. 552

377 Vgl. Bartens Werner, Das falsche Signal, in: Süddeutsche Zeitung Magazin, Nummer 4, 25. Januar 2013, S. 8–13

378 Die erste kurze, aber fast vollständige Biographie aus neuerer Zeit enthält der Artikel von Reinhard Weber, für den das Leben Forsters nur ein Nebenaspekt war, weil die große Untersuchung über den medizinischen Standard der bayeri-

schen Bevölkerung, der sog. Physikatsbericht, erst unter dem Nachfolger Forsters durchgeführt wurde. Vgl. Weber, Reinhard, Zum Medizinwesen im Raum Freising im 19. Jahrhundert, in: Amperland, 1995, 31. Jg., 4 Vj. Heft 4, S. 187–197, S. 188 und Anm.7, S. 195, vgl. Ärztliches Intelligenz-Blatt 6, 1859, S. 67–68; eine etwas abweichende Biografie bringt: Prantl, Karl von, Geschichte der Ludwig-Maximilians-Universität in Ingolstadt, Landshut, München, Nachdruck Aalen 1968, S. 728 und S. 531, Biografie Nr. 347: „Forster, Joh., 1840 Prof. an der Baderschule zu Landshut, 1843 in München, 1845 Gerichtsarzt in Freising; † 1857. Schrieb: Lehrb. d. innern Heilkunde. Landsh. 1839"

379 „Forster (Reichsritter). Im 18. Jahrhundert zählten die von F. mit der Herrschaft Burghausen (Hausen) zum Kanton Altmühl des Ritterkreises Franken". Köbler Gerhard, Historisches Lexikon der deutschen Länder, Die deutschen Territorien vom Mittelalter bis zur Gegenwart, München 1988, S. 148

380 Abendblatt zur Neuen Münchener Zeitung, Nr. 8, 10. Januar 1859, Johann Forster (Nekrolog)

381 Beckenbauer Alfons, Die Ludwig-Maximilians-Universität in ihrer Landshuter Epoche 1800–1826, München 1992, S. 13

382 LMU Hrsg., Ludwig-Maximilians-Universität München, München 1995, S. 40

383 Goerke Heinz, die Medizinische Fakultät von 1472 bis zur Gegenwart, in: Boehm Laetitia, Spörl Johannes, Die Ludwig-Maximilians-Universität in ihren Fakultäten, Berlin 1972, Erster Band, S. 185–280, S. 208 f.

384 Vgl. Geyer Erdmann Anton, Die medizinischen Lehranstalten der Ludwig-Maximilians-Universität in Landshut (1800–1826), Diss. München 1966, S. 4 f.

385 Spitzlberger Georg, Aus der Geschichte der medizinischen Fakultät der Universität Landshut 1800–1826, in: Das Klinische Lehrgebäude der Ludwig-Maximilians-Universität München in Landshut, Festschrift zum Neubau 1975–1977, Landshut 1977, S. 5–24, S. 18 ff.

386 Vgl. ebd. S. 18

387 Spitzlberger Georg, Aus der Geschichte der medizinischen Fakultät der Universität Landshut 1800–1826, in: Das Klinische Lehrgebäude der Ludwig-Maximilians-Universität München in Landshut, Festschrift zum Neubau 1975–1977, Landshut 1977, S. 5–24, S. 17 f.

388 Vgl. Freninger Franz Xaver, General-Repetitorium über sämtliche an der Ludwig-Maximilians-Universität zu Landshut von 1800 bis 1826 immatrikulierte Studirende, Friedberg 1861, S. 28

389 Vgl. die Biographien: G. J. B. (Barthelme Georg Joseph), Joseph Forster, katholischer Pfarrer zu Hüttenheim, ein Lebensbild, Regensburg 1886, und Scharold, Carl Gottfried, Lebensgeschichte Alexanders Fürst von Hohenlohe und Waldenburg-Schillingsfürst bis zum Jahr 1822, Würzburg 1822

390 Vgl. Strohmeyer Georg Friedrich Louis, Erinnerungen eines deutschen Arztes, Hannover 1875, zitiert nach: Bruch Rüdiger vom, Müller Rainer A., Hrsg., Erlebte und gelebte Universität, Die Universität München im 19. und 20. Jahrhundert, Pfaffenhofen 1986, S. 46

391 O. V. Johann Forster. (Nekrolog), in: Abendblatt zur Neuen Münchener Zeitung, Nr. 8, Montag 10. Januar 1859 Aber diese Stimme spricht aus freundschaftlicher Sicht 40 Jahre nach den Ereignissen und ist mit Skepsis zu hören.

392 Quellen: Das klinische Lehrgebäude der Ludwig-Maximilians-Universität München in Landshut, Festschrift zum Neubau 1875–1977, Landshut 1977 S. 26 f.;

393 Vgl. Beckenbauer Alfons, Die Ludwig-Maximilians-Universität in ihrer Landshuter Epoche 1800–1826, S. 115 ff.

394 Engelhardt, Dietrich von, Zwischen Naturphilosophie und Experiment, in: Schott Heinz, Die Chronik der Medizin, Dortmund 1993, S. 249–250, S. 250

395 Vgl. Habrich Christa, Von Ingolstadt nach Landshut: Akademische Medizin zwischen aufgeklärter Empirie und romantischer Naturphilosophie, in: Boehm Laetitia und Tausche Gerhard, Hrsg., Von der Donau an die Isar, Vorlesungen zur Geschichte der Ludwig-Maximilians-Universität 1800–1826 in Landshut, Berlin 2003, S. 191–218, S. 216 f.

396 Vgl. Beckenbauer Alfons, Die Ludwig-Maximilians-Universität in ihrer Landshuter Epoche 1800–1826, S. 61

397 Vgl. Wehner Philipp, Die burschenschaftliche Bewegung an der Universität Landshut-München in den Jahren 1815–1833, in: Oberbayerisches Archiv für vaterländische Geschichte. Zugleich Forschungen zur Geschichte Bayerns, 60. Band, 1. Heft, München 1915, S. 63–163, S. 80 ff. Unter den lithografierten Mitgliedern des Studentencorps Isaria ist 1826 ein „Forster" genannt, wahrscheinlich nicht Johann Forster, denn es gab an der Universität mehrere Studenten mit dem Familiennamen Forster. Vgl. Schönwerth, von, Einunddreißigster Jahres—Bericht des historischen Vereines von und für Oberbayern, für das Jahr 1868, München 1869, S. 28

398 Regierungs= und Intelligenz=Blatt für das Königreich Baiern, 1823, Nr. 38, München, Mittwochs den 15. Oktober 1823, S. 145

399 Vgl. Wallenreiter Clara, Die Vermögensverwaltung der Universität Landshut-München, Ein Beitrag zur Geschichte des bayerischen Hochschultyps vom 18. zum 20. Jahrhundert, Berlin 1971, S. 127 f.

400 Abendblatt zur Neuen Münchener Zeitung, Nr. 8, Montag, 10. Januar 1859, Johann Forster (Nekrolog)

401 Vgl. Freninger Franz Xaver, Das Matrikelbuch der Universität Ingolstadt-Landshut-München, 1872, S. 58; Annales Alma Literatum Universitatis Ingolstadtiensis, Monachia, 1859, S. 405: „ 16. Aug. 1824, Joannes Forster, Auerbachensis, Bejus Med., Rector DLXXIV: Fridericus Kaeppen, Phil. Prof."

402 Brown John, *1735 Berwickshire / Schottland, † 7.10.1788 London, Krankheit verstand er als Ausdruck zu starker (stenische Krankheiten) oder zu geringer Erregung (asthenische Krankheiten).
403 Preißler Peter Reinhold, Wirtschaft und Gesellschaft Landshuts in der Zeit von 1834–1914, Diss. Erlangen-Nürnberg 1973, S. 198. 1830 gab es erst 98 Protestanten, denen der Gottesdienste nicht erlaubt wurde. Vgl. ebd. S. 218 f.
404 Das Allgemeine Krankenhaus ( heute in der Ziemsenstraße ) wurde 1813 gegründet, ging 1819 in städtisches Eigentum über. Es war ein vorbildliches Krankenhaus in Hygiene und Bauweise, das auch als Lehrkrankenhaus diente. Es wurde in die Universitätsklinik umgewandelt.
405 Medizinische Topographie und Ethnographie der k. Haupt- u. Residenzstadt München, hrsg. von einer Commission des ärztlichen Vereins München, Erstes Heft, bearb. v. Dr. Carl Wibmer, München 1862, S. 142
406 Vater: Ignaz Döllinger, *14.5.1779 Bamberg, † 14.1.1841 München, 1826 Anatom LMU München; Sohn: Johann Josef Ignaz (Ritter von) Döllinger, * 28.2.1799 Bamberg, † 10.1.1890 München, Theologie insbes. Kirchengeschichte, Vgl. Graf Friedrich Wilhelm, Ignaz von Döllinger (1799–1890), in: Weigand Katharina Hrsg., Münchner Historiker zwischen Politik und Wissenschaft, 150 Jahr Historisches Seminar der LMU, München 2010, S. 59 f.
407 Vgl. Huber Ursula, Universität und Ministerialverwaltung, Die hochschulpolitische Situation der Ludwig-Maximilians-Universität München während der Ministerien Oettingen-Wallerstein und Abel (1832–1847), Berlin 1987, S. 107 ff.; Goerke Heinz, Die Medizinische Fakultät von 1472 bis zur Gegenwart, in: Boehm Laetitia, Spörl Johannes, Hrsg., Die Ludwig-Maximilians-Universität in ihren Fakultäten, Berlin 1972, S. 260 f.
408 Johann Forster, (Nekrolog), in: Abendblatt zur Neuen Münchner Zeitung, Nr. 8, Montag 10. Januar 1859
409 Vgl. Schematismus der promovierten, zur Praxis berechtigten Arzte Bayern, Ende October 1852, Zusammengestellt von Dr. G. J. Agatz, Würzburg 1852, S. 1 (ohne Nummerierung)
410 Vgl. Jahrs-Bericht der königlich-baierischen Central-Veterinär-Schule über das Schul-Jahr 1824/25, München 1825, S. 12 f.
411 Der Bayerische Volksfreund, Bd. 4, 1827, S. 461.
412 Vgl. Waltenberg Fr. Jos. M., Jahrbuch der gesammten Heilkunde, Ein Repertorium der med.-chirurg. Journalistik, 1 + 2 Bd., München 1927. Es erschien nur der Jahrgang 1827. „(Es fand) nirgends eine günstige Aufnahme". Kritisches Repertorium für die gesammte Heilkunde, hrsg. Dr. Johann Ludw. Casper, 24. Bd., Berlin 1830, S. 147
413 Archivmaterial des Instituts für Geschichte der Medizin der LMU, Nr. 386

414  Zwischen den Medizinischen Fakultäten München und Landshut gab es eine rege personelle Wanderung. Ringseis, der Leibarzt von König Ludwig I., den Johann Forsters Bruder Joseph von der Gymnasialzeit in Amberg her kannte, dozierte seit 1827 über Pathologie und Therapie in München und war Leiter der Uniklinik und des allgemeinen Krankenhauses. Von einer persönlichen Verbindung zwischen Ringseis und Johann Forster ist auszugehen. Der Mediziner Ignaz Döllinger sen., der Vater des berühmten Theologen, müsste auch zu diesem Kreis gehören, denn der Sohn war ebenfalls mit dem Bruder Joseph bekannt. Vgl. Dr. (Johann Nepomuk) Sepp, Ludwig Augustus, König von Bayern und das Zeitalter der Wiedergeburt der Künste, Schaffhausen 1869, S. 127 f.; Sepp war Mitglied des Görreskreises und einer der entlassenen Professoren 1847. J. N. Sepp, *7.8.1816 Tölz, †5.6.1909 München, Orientreisender, Historiker, Kirchenhistoriker, Volkskundler, Abgeordneter. Vgl. Beiträge zur Isarwinkler Heimatkunde, Typisch Sepp, Begleitband zur Sonderausstellung im Stadtmuseum Bad Tölz, Bad Tölz 2009

415  Medizinische Topographie und Ethnographie der k. Haupt- und Residenzstadt München, herausgegeben von einer Commission des ärztlichen Vereins München, Erstes Heft. Sanitäts- Behörden, Sanitätspersonal und Sanitäts-Anstalten in München, bearbeitet von Dr. Carl Wibmer, München, 1862, S. 127

416  Johann Baptist von Weißbrod (*14.11.1778 Burghausen, †14.1.1865 München), Landärztliche Schule München, Kreismedizinalrat, Professor für Gynäkologie LMU München. Entstand hier eine lebenslange Gegnerschaft zu Johann Forster?

417  Dr. Fr. Seraph Giel, k. b. Central-Impfarzt, Ueber Kuhpocken=Impfung, in: Münchener=Conversations=Blatt, Mitgabe zum Bayerischen Beobachter, München Nr. 171 Sonntag, den 1. November 1829, verfasst am 25. Okt.1829, S. 783

418  Die Impfung ein Mißbrauch: ein Spiegel für die Schrift: Würdigung der großen Vortheile der Kuhpocken=Impfung für das Menschengeschlecht, von Dr. Michael Reiter, königl. Baier. Central-Impfarzte in München, München 1852, von C. G. G. Rittinger, Stuttgart 1853, S. 41. Fast gleichlautend äußern ihre Kritik die „Neueste(n) Nachrichten aus dem Gebiet der Politik" 1850, S. 4083; Die Schutzpockenimpfung völlig unnütz und Verderben bringend, Aus statistischen Tabellen und durch die berühmtesten Autoritäten nachgewiesen, Ein Mahnruf allen Staatsgewalten ans Herz gelegt, von Arthur Lutze, Dessau 1854

419  Vgl. Schreiben der Direktion der Klinik an Dr. Forster in den Akten des Instituts für Geschichte der Medizin Nr. 739

420  Vgl. Erinnerungen des Dr. Johann Nepomuk v. Ringseis, gesammelt, ergänzt und herausgegeben von Emilie Ringseis, Erster Band, Regensburg und Amberg, 1886, S. 137–152 (Wien) und S. 166–218 (Berlin)

421  Abendblatt zur Neuen Münchner Zeitung, Nr. 8, Montag, den 10. Januar 1859, Johann Forster (Nekrolog)

422 Vgl. Köbler August, Historisches Lexikon der deutschen Länder, Die deutschen Territorien vom Mittelalter bis zur Gegenwart, München 1988, S. 435 f. Eine reichsunmittelbare Adelsfamilie, die 1805 in Bayern und Württemberg mediatisiert wurde.
423 Vgl. Topo-geographisch-statistisches Lexicon vom Königreiche Bayern oder alphabetische Beschreibung aller im Königreich Bayern enthaltenen Kreise, Städte, Märkte, Dörfer, Weiler, Höfe, Schlösser, Einöden, Gebirge, vorzüglichen Berge und Waldungen, Gewässer u. s. w., verfasst von Dr. Joseph Anton Eisenmann, Domkapitulare, geistlichem und Consistorial=Rathe und Dr. Carl Friedrich Hohn, Professor zu Bamberg, Zweiter Band M–J, Erlangen 1832, S. 65
424 Eisenmann Joseph Anton, *1776, † 10. Mai 1842, 1800 Priester in Würzburg, 1808 Professor am Cadettencorps in München, 1823 Domkapitular in Bamberg,; Binder Wilhelm, Ergänzungsbände zum Conversationslexicon für das katholische Deutschland oder Encyklopädische Ereignisse und hervorragend Persönlichkeiten in Kirche, Staat, Wissenschaft, Kunst und Gewerbe, nebst zahlreichen Nachträgen und Verbesserungen zum Hauptwerke, Regensburg 1849, S. 477
425 Bayerisches Volksblatt, hrsg. von Dr. Eisenmann, Jahrgang 1831 – Januar bis Juni, Würzburg, S. 303 f.
426 August Joseph Georg Johann Nepomuk Thaddäus Guido Graf von Rechberg und Rothlöwen zu Hohenrechberg, *11.9.1783, †15.4.1846 München, verh. Maria Antoinette Franziska Schanzenbach, *14.6.1795 Neustadt / Hardt, †9.5.1877 Salzberg, am 31.5.1831 in Mindelheim, 2 Töchter
427 Aloys Franz Xaver Graf von Rechberg und Rothlöwen, *18.9.1766, †10.3.1849, Diplomat und Minister; Anton Graf von Rechberg und Rothlöwen, *13.5.1776, †4.1.1837, Beamter Generalleutnant, Johann Bernhard Graf von Rechberg und Rothlöwen, *17.7.1806, †26.2.1899, österreichischer Ministerpräsident, ihr Stammsitz war Schloss Dondorf in Württemberg Vgl. Körner Hans-Michael (Hrsg.), Große Bayerische Biographische Enzyklopädie, München 2005, S. 1570 f.
428 Gollwitzer Heinz, Ein Staatsmann des Vormärz: Karl von Abel 1788–1859, Göttingen 1993, S. 212
429 Vgl. Chroust Anton, Gesandtschaftsberichte aus München, 1814–1848, 3. Abt: Die Berichte der preussischen Gesandten, Band 42, München 1951, S. 126
430 Huldigungen des Ober=Donau=Kreises, II. Theil, Enthaltend die Reise Ihrer königl. Majestäten vom August bis 4. September 1829, verfaßt von Julius Freiherrn v. Ecker v. Eckhoffen, Augsburg 1830, S. 16
431 Flora, Ein Unterhaltungs=Blatt, 1831, Elfter Jahrgang, Erste Hälfte, Januar bis Juny, München, S. 235
432 Vgl. Gollwitzer Heinz, Ludwig I. von Bayern, Königtum im Vormärz, Eine politische Biographie, München 1997, S. 565

433 Neue Augsburger Zeitung, Mit Königlicher Allerhöchster Genehmigung, Donnerstag 23. Juni 1831, Nr. 170, S. 678
434 Gollwitzer Heinz, Ein Staatsmann des Vormärz: Karl von Abel 1788–1859, Beamtenaristokratie – Monarchisches Prinzip – Politischer Katholizismus, Göttingen 1993, S. 30
435 Regierungs-Blatt für das Königreich Bayern, München 1830, Nro. 40, Sonnabend den 13. November 1830, S. 1219; Vgl. Der bayerische Volksfreund, Bd. 8, 1831, S. 374
436 Herzog Theo, Krankenhäuser und medizinische Unterrichtsanstalten in Landshut, 2. Teil., in: Verhandlungen des Historischen Vereins für Niederbayern, 92. Band, Landshut 1966, S. 57–179, S. 102 Bemerkenswert ist hier die richtige Zuordnung Forsters zu Mindelheim und seine falsche Namensgebung als Johann Nepomuk Forster.
437 Vgl. Gollwitzer Heinz, Ein Staatsmann des Vormärz: Karl von Abel 1788–1859, Göttingen 1993, S. 411
438 Vgl. Gollwitzer Heinz, Ein Staatsmann des Vormärz: Karl von Abel 1788–1859, Göttingen 1993, S. 418; vgl. Hubensteiner Benno, Bayerische Geschichte, Staat und Volk, Kunst und Kultur, München 1997, S. 376 ff.
439 Ringseis war der begleitende Leibarzt von Kronprinz Ludwig auf seiner ersten Italienreise gewesen und schlug die Versetzung der Universität nach München im Dezember 1817 in Sizilien vor. Vgl. Ringseis Emilie, Erinnerungen des Dr. Johann Nepomuk v. Ringseis, Erster Band, Regensburg u. Amberg, 1886, S. 419 ff.
440 Vgl. Herzog Theo, Landshut im XIX. Jahrhundert, Landshut 1969, S. 128 f.
441 Prof. Dr. (Heinrich) Haeser in Breslau, Historische Entwicklung der Chirurgie und des chirurgischen Standes, in: Handbuch der allgemeinen und speciellen Chirurgie mit Einschluss der topographischen Anatomie, Operations- und Verbandslehre, Erster Band, Erste Abtheilung, Erlangen 1865, S. 1–26, S. 23
442 Hoffmann Dr. Carl Richard, Das Civil=Medizinal=Wesen im Königreiche Bayern mit den dermalen in Wirksamkeit bestehenden Medizinal-Verordnungen, 1. Band, Die private Medizin, Landshut 1858, S. 215–223., S. 216; Es folgte die „Instruktion für die Landärzte vom 10. Februar 1812" S. 223–237, die die Funktionen und beruflichen Berechtigungen der Landärzte im Detail regelt.
443 Vgl. Hoffmann Dr. Carl Richard, Das Civil=Medizinal=Wesen im Königreiche Bayern mit den dermalen in Wirksamkeit bestehenden Medizinal-Verordnungen, 1. Band, Die private Medizin, Landshut 1858, S. 240 ff. u. S. 243 ff.
444 Neue Jahrbücher für Philologie und Paedagogik oder Kritische Bibliothek für das Unterrichtswesen, hrsg. Dr. Gottfried Seebode, 1. Jg., 3. Bd., 1. H., 1831, S. 372; Allgemeiner Bayerischer München, Militär- und Hofbeamter, seit 1818 Generaladjutant König Maximilians I. Joseph von Bayern und National=Korrespondenz, Zweiter Band, 1831, Augsburg 1831, 11. Juni 1831, Nr. 46, S. 378;

445 Die folgende Kapitel über Professor Forster in Landshut folgen der Arbeit von Theo Herzog, Krankenhäuser und medizinische Unterrichtsanstalten in Landshut, in: Verhandlungen des Historischen Vereins für Niederbayern, 92. Band, Landshut 1966, S. 57–179 Hier ein Überblick über die Chirurgische Schule und die Baderschule in Landshut. Es wurden nur die Professor Johann Friedrich Forster betreffenden Texte ausgewertet, ergänzt oder berichtigt. Auch Herzog unterliegt dem weiter verbreiteten Irrtum und bezeichnet ihn als Johann Baptist Forster. Vgl. S. 137

446 Vgl. Herzog Theo, Krankenhäuser und medizinische Unterrichtsanstalten in Landshut, 2. Teil, in: Verhandlungen des Historischen Vereins für Niederbayern, 92. Band, Landshut 1966, S. 57–179, S. 117 f.

447 Regierungsblatt für das Königreich Bayern, 1831, Nr. 38, München Montag, den 24. Okt.1831, S. 699 f.

448 Vgl. Regierungs- und Intelligenz-Blatt für das Königreich Bayern, 13. April 1823, S. 496

449 Vgl. Der Bayerische Volksfreund, 1830, Nr. 156, Mittwoch, den 15. September 1830, S. 542; Adressen- und Handbuch für den Ober-Main-Kreis, Bd. 2, 1820, S. 104

450 III. Die Chirurgische Schule in Landshut, IV. Die Baderschule in Landshut 1836–43, in: Verhandlungen des historischen Vereins für Niederbayern, 92. Band, Landshut 1966, S. 59–179, S. 168

451 Herzog Theo, Krankenhäuser und medizinische Unterrichtsanstalten in Landshut, in: Verhandlungen des Historischen Vereins für Niederbayern, 92. Band, Landshut 1866, S. 59–179, S. 117 ff.

452 Herzog Theo, Krankenhäuser und medizinische Unterrichtsanstalten in Landshut, in: Verhandlungen des Historischen Vereins für Niederbayern, 92. Band, Landshut 1866, S. 59–179, S. 120.

453 Vgl. Staudenraus Alois, Chronik der Stadt Landshut in Bayern, Dritter Theil, Landshut 1832, S. 105–116

454 Staudenraus, a. a. O., S. 105

455 Vgl. Signate König Ludwigs I. München 1989, Band 2: 1832–1835, S. 10/015, 1.10.1832

456 Staudenraus, a. a. O., S. 106 f.

457 Staudenraus, a. a. O., S. 107

458 Staudenraus, a. a. O., S. 115

459 Vgl. Staudenraus Alois, Chronik der Stadt Landshut in Bayern, Dritter Theil, Landshut 1832, S. 115

460 Die Korrespondenz über diese Querelen vgl. BayHStA-AII/ Akt MInn 23811; Vgl. Herzog Theo, Krankenhäuser und medizinische Unterrichtsanstalten in Lands-

hut, 2. Teil, in: Verhandlungen des Historischen Vereins für Niederbayern, 92. Band, Landshut 1966, S. 57–179

461 Herzog Theo, Krankenhäuser und medizinische Unterrichtsanstalten in Landshut, 2. Teil, in: Verhandlungen des Historischen Vereins für Niederbayern, 92. Band, Landshut 1966, S. 57–179, S. 136 f.

462 Vgl. Bastgen Beda, Bayern und der Heilige Stuhl in der ersten Hälfte des 19. Jahrhundert, II. Teil, München 1940, S. 534 ff.

463 Vgl. Jahrbücher der in- und ausländischen Gesammten Medicin, hrsg. von Carl Christian Schmidt, Jahrgang 1843, 37. Band, Leipzig 1843, S. 380; Dr. Johann Heinrich Oesterreicher, * 1802 Bamberg, † 20. 2. 1843 in St. Georgen, heute Bayreuth, Anatom, Studium und Habilitation an der LMU München Er war Fachmann für Hodenleiden.

464 Herzog Theo, Krankenhäuser und medizinische Unterrichtsanstalten in Landshut, in: Verhandlungen des Historischen Vereins für Niederbayern, 92. Band, Landshut 1866, S. 57–179, S. 132–140

465 Johann Baptist von Weißbrod, * 14. 11. 1778 Burghausen, † 14. 1. 1865 München, 1804 Gerichtsarzt Mühldorf, 1821 Prof. Geburtshilfe und gerichtliche Medizin in München, Geheimer Obermedizinalrat

466 Herzog Theo, Krankenhäuser und medizinische Unterrichtsanstalten in Landshut, 2. Teil, in: Verhandlungen des Historischen Vereins für Niederbayern, 92. Band, Landshut 1966, S. 57–179, S. 138 f. Weißbrods Sohn hatte Forster in München in der Münchner Blatternklinik behandelt. Besteht ein Zusammenhang?

467 Ludwig Kraft Ernst Fürst von Oettingen –Wallerstein *31. 1. 1791 Wallerstein, † 22. 6. 1870 Luzern, verh. 7. 7. 1823 mit Maria Crescentia Bourgin (1806–1853) und wurde wegen dieser Messalliance seiner aristokratischen Rechte enthoben, die König Ludwig ihm wiedergab. Von 1832–1837 bayerischer Innenminister liberal-konservativer Couleur.

468 HStArchiv Akt MInn 23811Nr. 16559 16. Juny 1832/12. 7. 1832 Am 3. 10. 1832 schrieb Forster einen großen Rechtfertigungsbrief an König Ludwig Vgl. Nr. 2/547

469 Am 3. 10. 1832 schrieb Forster diesen großen Rechtfertigungsbrief an König Ludwig Vgl. HSTArchiv, AktMinn Nr. 21547

470 Bayerischer National=Korrespondent zur Besprechung des Gemeinwohls und zur Unterhaltung der Bewohner. „In dem Etat für das Schuljahr 1834/35 stand für die Besoldung des Lehrpersonals ein Betrag von 4.848 fl. zur Verfügung, von welchem durch den Ausfall des Direktors und des Professors der Anatomie aber 2.362 fl. nicht ausbezahlt zu werden brauchten und nach herkömmlicher Übung nun für andere Zwecke, auch für solche der Schulregie, zur Verfügung standen." Bayerns und angränzender Länder und allgemeiner Anzeiger für Bayern, Nr. 98, Sonnabend, den 8. December 1832, S. 782

471 Vgl. Signate König Ludwigs I., München 1997, Band 2. 1832–1835, S. 460/468, 15.8.1834
472 Vgl. Koskull, Baron Stephan von, Wunderglaube und Medizin am Beispiel der religiösen Heilungsversuche des Fürsten Alexander von Hohenlohe in Franken 1821–1822, Diss. München 1988, S. 111 ff. Sein Gutachten zu Mathilde von Schwarzenberg, ebd. S. 149–153
473 Vgl. Herzog Theo, Krankenhäuser und medizinische Unterrichtsanstalten in Landshut, 2. Teil, in: Verhandlungen des Historischen Vereins für Niederbayern, 92. Band, Landshut 1966, S. 57–179, S. 134 ff.
474 Vgl. Herzog Theo, Krankenhäuser und medizinische Unterrichtsanstalten in Landshut, 2. Teil, in: Verhandlungen des Historischen Vereins für Niederbayern, 92. Band, Landshut 1966, S. 57–179, S. 142
475 Behschel S. A., Der Werth der Chirurgischen Schulen im Königreiche Bayern geprüft auf dem Probiersteine der Erfahrung, Bamberg 1835 Der Autor bezweifelt auch die mangelnde praktische Ausbildung der Doktoren.
476 Vgl. Herzog Theo, Krankenhäuser und medizinische Unterrichtsanstalten in Landshut, 2. Teil., in: Verhandlungen des Historischen Vereins für Niederbayern, 92. Band, Landshut 1966, S. 57–179, S. 142 f.
Herzog Theo, Krankenhäuser und medizinische Unterrichtsanstalten in Landshut, 2. Teil., in: Verhandlungen des Historischen Vereins für Niederbayern, 92. Band, Landshut 1966, S. 57–179, S. 138 f.
477 Herzog Theo, Krankenhäuser und medizinische Unterrichtsanstalten in Landshut, in: Verhandlungen des Historischen Vereins für Niederbayern, 91. Band, Landshut 1865, S. 5–82, S. 59 ff.
478 Herzog Theo, Krankenhäuser und medizinische Unterrichtsanstalten in Landshut, in: Verhandlungen des Historischen Vereins für Niederbayern, 91. Band, Landshut 1865, S. 5–82, S. 63
479 Scherer Emil Clemens, Schwester Ignatia Jorth und die Einführung der Barmherzigen Schwestern in Bayern, Zur Jahrhundertfeier der Barmherzigen Schwestern aus dem Mutterhause zu München am 1. März 1932, Köln 1932, S. 54 Zum Beginn des Ordens in Landshut vgl. ebd. S. 104 ff.
480 Vgl. Dr. (Johann Nepomuk) Sepp, Ludwig Augustus, König von Bayern und das Zeitalter der Wiedergeburt der Künste, Schaffhausen 1869, S. 410
481 Rugel Leonhard, Die Anfänge der Barmherzigen Schwestern in Augsburg, in: Jahrbuch des Vereins für Augsburger Bistumsgeschichte e. V., 28. Jg. 1994, S. 133–159, S. 141 Der Verfasser ist inzwischen verstorben, so dass weiteres Informationsbegehren ins Leere führte. Vgl. o. V. Literarisches Treiben in München, Die Zwanglosen und der Verein für deutsche Dichtkunst, in: Blätter für literarisches Unterhaltung Jg. 1849, 2. Bd., S. 734–736 u. 739

482 Dr. Johann Michael Hauber, * 2.8.1778 Irrsee, † 20.5.1843 München, Studium Lyceum Freising, 1801 Priesterweihe, 29.8.1833 Ordens-Superior der Barmherzigen Schwestern, 1.5.1841 Propst von St. Cajetan; Vgl. Schmid Aloys, Einige Worte zum Andenken an den Hochwürdigen, Hochwohlgeborenen Herrn Dr. Michael Hauber, Propst des k. Kollegiatstifts zu St. Kajetan, Direktor der k. Hofkapelle, erzbischöfl. Geistl. Rath, Superior des Mutterinstituts der barmherzigen Schwestern und Ritter des k. Verdienst=Ordens vom heil Michael., München 1843 ; Hauber als Stiftspropst von St. Kajetan ist einer der Auslöser des Beerdigungsskandals, der indirekt Johann Forster seine Stelle als Universitätsprofessor kostete.

483 Herzog Theo, Krankenhäuser und medizinische Unterrichtsanstalten in Landshut, in: Verhandlungen des Historischen Vereins für Niederbayern, 91. Band, Landshut 1865, S. 5–82, S. 69 f.

484 übernahmen die Barmherzigen Schwestern auch noch die Armen=Beschäftigungs=Anstalt in Landshut unter ähnlichen Bedingungen. Vgl. Wiesend Anton, Topographische Geschichte der Kreishauptstadt Landshut in Niederbayern, Landshut 1858, S. 161 ff.

485 Mößmer Anton, Ärzte, Bürger, Herzöge, Landshut 2004, S. 599

486 Forster Johann, nur mit F. gekennzeichnet, Vermischte Aufsätze. Das Filial= Institut der barmherzigen Schwestern in Landshut, in: Landshuter Wochenblatt, Stueck 36., Sonntag, am 4. September 1836, S. 287–289 Der Artikel wurde teilweise wieder abgedruckt in: Zellinger-Kratzl Hildegard, 175 Jahre Barmherzige Schwestern in Bayern 1832 bis 2007, München 2007, Eigenverlag, S. 73

487 Ringseis Johann Nepomuk, Die Barmherzigen Schwestern und ihre Gegner, in: Historisch-politische Blätter für das katholische Deutschland, hrsg. G. Phillips und G. Görres, 24. Bd., München 1849, S. 93–103, S. 96. Grauvogl war Assistent an der Landshut Klinik von 1836 bis 1837. ebd. S. 94

488 Vgl. Neue medicinisch=chirurgische Zeitung, hrsg. Dr. G. Ludwig Ditterich, Erster Band, München 1849, S. 276 ff.

489 Vgl. Beilage zur Augsburger Postzeitung, Nr. 91, 20. April 1852, S. 361 ff.

490 Vgl. Grauvogl, Dr. von (Eduard), Die Zukunft der ärztlichen Arbeit, Erlangen 1848, S. 128 ff.

491 www.orden-online.de – 2008 barmherzige schwestern

492 Münchner Politische Zeitung. Mit Seiner königlichen Majestät Allergnädigstem Privilegium. Nr. 156, Montag, 4. Juli 1836, Außerordentliche Beilage zur Münchener politischen Zeitung Nro. 156. S. 1021 f.; Die Bayerische Landbötin, Nr. 81, Donnerstag, 7. Juli 1836

493 Bergdolt Klaus, Das Gewissen der Medizin, Ärztliche Moral von der Antike bis heute, München 2004, S. 206

494 o. V. Zum Gedächtnis an Dr. August Max Einsele, k. Gerichtsarzt und Professor, seinen Freunden aus Dankbarkeit und Verehrung gewidmet von dem Botanischen Vereine in Landshut, Landshut 1871, Fußnote S. 64
495 Herzog Theo, Krankenhäuser und medizinische Unterrichtsanstalten in Landshut, in: Verhandlungen des Historischen Vereins für Niederbayern, 92. Band, Landshut 1866, S. 59–179, S. 148
496 Herzog Theo, Krankenhäuser und medizinische Unterrichtsanstalten in Landshut, in: Verhandlungen des Historischen Vereins für Niederbayern, 92. Band, Landshut 1866, S. 59–179, S. 150 ff.
497 Döllinger G., Sammlung der im Gebiet der inneren Staats=Verwaltung des Königreichs Bayern bestehenden Verordnungen aus amtlichen Quellen geschöpft und systematisch geordnet, 15. Band, Abth. XVI, Medicinalwesen enthaltend, München 1838, Tit. 2 § 26, II. Zu dem § 3. des Edicts über das Medicinalwesen, Magistri chirurgiae, Bader, Landärzte und Chirurgen, § 28, V. Schuldisciplin § 17, Abs. 1 u. 2, S. 67
498 Döllinger G., Sammlung der im Gebiet der inneren Staats=Verwaltung des Königreichs Bayern bestehenden Verordnungen aus amtlichen Quellen geschöpft und systematisch geordnet, 15. Band, Abth. XVI, Medicinalwesen enthaltend, München 1838, Tit. 2 § 26, II. Zu dem § 3. des Edicts über das Medicinalwesen, Magistri chirurgiae, Bader, Landärzte und Chirurgen, § 28, I. Personal und Verwaltung der Schulen, § 5, Abs. 1 u. 2, S. 61
499 Herzog Theo, Krankenhäuser und medizinische Unterrichtsanstalten in Landshut, in: Verhandlungen des Historischen Vereins für Niederbayern, 92. Band, Landshut 1866, S. 59–179, S. 153
500 Herzog Theo, Krankenhäuser und medizinische Unterrichtsanstalten in Landshut, in: Verhandlungen des Historischen Vereins für Niederbayern, 92. Band, Landshut 1866, S. 59–179, S. 159 + S. 161.
501 Herzog Theo, Krankenhäuser und medizinische Unterrichtsanstalten in Landshut, in: Verhandlungen des Historischen Vereins für Niederbayern, 92. Band, Landshut 1866, S. 59–179, S. 154
502 Herzog Theo, Krankenhäuser und medizinische Unterrichtsanstalten in Landshut, in: Verhandlungen des Historischen Vereins für Niederbayern, 92. Band, Landshut 1866, S. 59–179, S. 154
503 Röggerath Jacob, Ausflug nach Böhmen und die Versammlung der deutschen Naturforscher und Aerzte in Prag im Jahr 1837, Bonn 1838, S. 189, S. 190, S. 191
504 Herzog Theo, Krankenhäuser und medizinische Unterrichtsanstalten in Landshut, in: Verhandlungen des Historischen Vereins für Niederbayern, 92. Band, Landshut 1866, S. 59–179, S. 153 f.
505 Dr. Beraz Joseph, Lehrbuch der Anatomie des Menschen mit physiologischen Zusätzen zum Gebrauche der Schulen für Bader im Königreiche Bayern nach höchs-

tem Auftrage verfasst, J. Palm'sche Verlagsbuchhandlung, Landshut 1839, 588 S. Beraz wurde 1845 Professor in Würzburg, 1854 Professor für Naturgeschichte an der Universität München, gest. 7. Juni 1869; vgl. Almanach der Koeniglich Bayerischen Akademie der Wissenschaften, 1849, S. 109

506 Vgl. Herzog Theo, Krankenhäuser und medizinische Unterrichtsanstalten in Landshut, 2. Teil, in: Verhandlungen des Historischen Vereins für Niederbayern, 92. Band, Landshut 1966, S. 57–179, S. 154 ff.

507 Vgl. Herzog Theo, Krankenhäuser und medizinische Unterrichtsanstalten in Landshut, 2. Teil, in: Verhandlungen des Historischen Vereins für Niederbayern, 92. Band, Landshut 1966, S. 57–179, S. 157

508 Vgl. Preißler Peter Reinhold, Wirtschaft und Gesellschaft Landshuts in der Zeit von 1834–1914, Diss. Erlangen-Nürnberg 1973, S. 80 f.

509 Vgl. Mößmer Anton, Ärzte, Bürger, Herzöge, Eine Dokumentation zur Medizinalgeschichte der Stadt Landshut, Landshut 2004, S. 603

510 Dr. Friedrich Bruckner, Landshut, Email 21. Oktober 2010

511 Vgl. Mößmer Anton, Vom Selhause zum Kloster und von der Baderschule zum Gymnasium, in: Hans Carossa-Gymnasium, Was bleibt? Ein Lesebuch zum 375-jährigen Schuljubiläum, München 2004, Landshut, S. 135–147, S. 145

512 Herzog Theo, Krankenhäuser und medizinische Unterrichtsanstalten in Landshut, in: Verhandlungen des Historischen Vereins für Niederbayern, 92. Band, Landshut 1866, S. 59–179, S. 156 ff.

513 Jahrbücher des Ärztlichen Vereins zu München, Bd. 3, 1841, S. 304 f., Regierungs= Blatt für das Königreich Bayern, München 1839, S. 788 f. Hier wurde er fälschlich als Johann Baptist Forster bezeichnet. Es könnte aber auch nur bedeuten, dass er nach Johannes dem Täufer benannt ist.

514 Herzog, Theo, Landshut im XIX. Jahrhundert, Landshut 1969, S. 151, S. 339

515 Repertorisches Jahrbuch für die Leistungen der gesammten Heilkunde im Jahre 1839, von Johann Jacob Sachs, Achter Jahrgang, Band I., Die Heilkunde Deutschlands, Leipzig 1840, S. 94

516 Bibliotheca medico-chirurgica et anatomico-physiologica, Bd. 1, hrsg. Wilhelm Engelmann, 1848, S. 171

517

518 Vgl. Genealogisches Handbuch bürgerlicher Familien, 1897, 5. Bd., S. 188; Kübler August, Dachau in verflossenen Jahrhunderten, Dachau 1928, S. 49 Sebastian Knorr, † 13. 8. 1791, Stammvater der Familie Knorr war Sekretär am Landgericht Dachau; vgl. Reithofer Franz Dionys, Chronologische Geschichte von Dachau in Baiern, Zum ersten Male in allem Ernst bearbeitet und herausgegeben, München 1816, S. 36

519 Vgl. Kübler August, Straßen, Bürger und Häuser in Alt-Dachau, Münnerstadt 1934, 2. Aufl. Dachau 1996, S. 59 Vorher wohnte Sebastian Knorr in der Gerichtsschreiberei, heute Sparkasse in der Dachauer Altstadt.
520 Vgl. Neunte Nachricht von der königl. Unterrichts= und Erziehungs=Anstalt für die weibliche Jugend in Nymphenburg, Als Einladung zu der öffentlichen Prüfung und Preisevertheilung am 30ten und 31ten August 1824, München
521 Bayerische National=Zeitung redigiert und herausgegeben von Dr. Joseph Heinrich Wolf, 6. Jg., 1. Hälfte, München 1839, S. 235
522 Fahrbacher Hans, Chronik der Familie Sabbadini-Knorr, Der Chronik I. Teil. Die Stammfamilien Sabbadini und Knorr im Sabbdinihaus an der Kaufinger-Gasse in München, 1918, Unveröffentlichtes Schreibmaschinen-Manuskript, S. 14. Auch hier wird Johann Friedrich Forster fälschlicherweise Johann Baptist Forster genannt, aber das Manuskript wurde ca. 70 Jahre nach seinem Tod verfasst. Die Bezeichnung erklärt sich aber aus der Unterscheidung von Johannes, dem Täufer, von anderen Heiligen mit dem Vornamen Johannes. Vgl. Regierungsblatt für das Königreich Bayern, Nr. 35, München, Sonntag den 25. August 1839, S. 789. Hier wird er fälschlich als Johann Baptist Forster in Landshut benannt. Es gab aber auch einen Johann Nepomuk Forster, der Gerichtsarzt in Höchstädt und ab 27. Juni 1863 in Landshut war. Vgl. Aerztliches Intelligenz-Blatt, hrsg. vom ständigen Ausschusse bayerischer Aerzte, Nr. 27, München 4. Juli 1863, S. 386
523 Vgl. Nachruf auf Angelo Knorr (1820–1872) vom 20. März in: Schwabmünchner Tages=Anzeiger, Freitag, Nr. 69 22. März 1872 Er war jahrzehntelang Mitglied des Münchner Gemeindekollegiums.
524 Vgl. Zerback Ralf, München und sein Stadtbürgertum: eine Residenzstadt als Bürgergemeinde 1770–1870, München 1997, Diss., S. 283 f.
525 Das weitere Schicksal der Familie Knorr schildert: Michael Roever Stiftung, Die Villa Knorr am Starnberger See 1855–2005, 150 Jahre Geschichte zu Architektur und Nutzung, Feldafing 2005; Vgl. Forster, Edgar, Der Kochwirt, Geschichte(n) eines bayerischen Wirtshauses, München 1999, S. 12 ff. Hier wird über den Großvater Knorr weiteres ausgeführt. Vgl. o. V. Die Bayer. Hypotheken- und Wechsel-Bank zur Feier ihres fünfzigjährigen Bestehens, München Okt. 1885, S. 16. Mitgründer ist Ludwig Knorr.
526 Münchner Merkur, Dachauer Nachrichten, 4. Januar 2012, Artikel: Welcher Biergarten ist der älteste?
527 Burgmaier Andreas, Häuserbuch der Stadt München, Band 3, München 1962, S. 147
528 Die Villa Knorr am Starnberger See 1855–2005, 150 Jahre Geschichte zu Architektur und Nutzung, hrsg. von der Michael Roever Stiftung, Dezember 2005, S. 71
529 Eine sehr persönliche Schilderung des exklusiven Lebens in der Villa Knorr bietet: Brand Isa, Die Knorr-Dynastie, in: Schermann Karl, Starnberger Merkur,

Starnberger See G'schichten, Percha 1986, S. 76–86. Sie stützt sich auf das Tagebuch von Louise Promoli-Knorr (1816–1882), eine Schwägerin von Prof. Forster. Hier tagten auch die Harbni-Ritter, eine Künstler-Professoren-Reiche-Bürger-Gesellschaft Vgl. Schreiber Hans, Monumenta Harbni, Frankfurt 1922, S. 26 ff. Angelus von Rothenbuch = Angelo Knorr S. 76 f. Forster war vermutlich nicht Mitglied, aber die wieder ausgeschiedenen Gründungsmitglied werden nicht benannt.

530 Die Urenkelin Helene Wenninger war verheiratet mit dem Prof. Dr. Anton Waldmann, *21.2.1878 Zwiesel, †26.3.1941 München, Facharzt für Hygiene, Generaloberstabsarzt, Heeres-Sanitätsinspekteur der Reichswehr und der Wehrmacht. Waldmann-Kaserne in München 1955 bis 1995 Vgl. Arbeitspapier von Prof. Wolfgang Locher, Institut für Geschichte der Medizin der LMU und Acta den Professor der chir. Klinik Dr. Forster betreffend Univers. Archiv Stand 1870 Littera E Abtheilung II Fascikel Nr. 76

531 Der Apotheker Ludwig Forster wird als Mitglied genannt in „Berichte der Bayerischen Botanischen Gesellschaft zur Erforschung der heimischen Flora", Band 1, München 1992. Im Jahre 1854 wird er als Schüler der lateinische Klasse genannt im: Jahresbericht über die Königliche Studienanstalt zu Eichstätt in Mittelfranken für das Schuljahr 1853/54, Eichstätt 1854, S. 29

532 Vgl. Knorr, Joseph von, Die Familie Knorr von Dachau bei München und alle ihre Nachkommen vom Jahre 1783 bis 1883, München 1883; Der Herzog Adolf von Nassau erwarb 1870 Schloss Hohenburg; 1890 wurde er Großherzog von Luxemburg. Seit 1953 war die Mädchenschule der Ursulinen im Schloss. Vgl. Vecchiato Alexandra, Hohenburg, Manchmal steht der Barock ein bisschen im Wege, in: Glanz und Gloria, Leben auf oberbayerischen Adelssitzen, München 2008, S. 47–54; „Ernannt: ... Herr Apotheker Ludwig Forster in Tölz zum Großherzogl. Luxemburgischen Hofapotheker", in: Apotheker-Zeitung, No. 2, 1894, S. 22

533 Vgl. Blath Peter, Bad Tölz, Alltagsimpressionen, Die Reihe Archivbilder, Erfurt 2009, S. 29

534 Vgl. Artikel im Tölzer Kurier und Todesanzeige 21.7.1918 Demnach sind zwei Söhne im 1. Weltkrieg gefallen. Als Hinterbliebene in der Todesanzeige sind genannt: Ehefrau Magdalena, Auguste Reismüller, geb. Forster, Ehefrau von Dr. Georg Reismüller, K. Kustos der Hof- und Staatsbibliothek, später Generaldirektor der bayerischen Staatsbibliothek, und Georg Forster, Gymnasiast.

535 Vgl. Hirth-Knorr, Siegfried Julius, Stammbaum der Familie Knorr=Sabbadini, München 1896

536 Vgl. Münchner Merkur, 8.1.2012 Zauner Hans, *28.12.1885 Bad Tölz, †2.10.1973 Dachau, Das Zauner Buchbindergeschäft liegt in Bad Tölz gegenüber

der Großherzoglich Privilegierten Hofapotheke, deren Inhaber Ludwig Forster war.

537 Herzog Theo, Krankenhäuser und medizinische Unterrichtsanstalten in Landshut, 2. Teil. in: Verhandlungen des Historischen Vereins für Niederbayern, 92. Band, Landshut 1966, S. 57–179, S. 159

538 Grauvogl, Dr. von ( Eduard), Die Zukunft der ärztlichen Arbeit, Erlangen 1848, S. 124 und viele weitere Ausführungen zur Abwertung der minderen Wettbewerber

539 Die Baderschulen in Bayern nach ihrer gegenwärtigen Einrichtung nicht blos der praktischen Medizin überhaupt, sondern auch der Arzneikunde als wissenschaftlicher Kunst ganz widersprechend, beurtheilt nach der Erfahrung und den Instruktionen der neuen Bader, Für Regierungs- und Medizinal-Beamte, Aerzte und Laien, Verfaßt von einem Arzte, Augsburg 1840, 46 Seiten, S. 10 f.

540 Vgl. Ringseis Emilie (Hrsg.), Erinnerungen des Dr. Johann Nepomuk v. Ringseis, Regensburg u. Amberg, 1886, Band. 3, S. 239–254 Kapitel: Amtliches über das unterärztliche Personal, (Landärzte, Chirurgen, Bader.) 1843; ebenda, Band 4, S. 168–183 Kapitel: Ueber Ringseis' Antrag, eine zweite, in ihrem Fach wissenschaftlich gebildete Klasse von Aerzten neben den promovierten Doktoren zu schaffen.

541 Philipp Franz von Walther *31. 1. 1782 Burrweiler, † 29. 12. 1849 München, Medizinalrat und Prof. Chirurgenschule in Bamberg, Prof. Landshut, 1830 Obermedizinalausschuss, das oberste Medizinische Gremium in Bayern.

542 Zahlen aus dem Internet (Ärztekammer) und Zahl der Ärzte von 1852 im Schematismus der promovierten, zur Praxis berechtigten Arzte Bayern, Ende October 1852, hrsg. Dr. G. J. Agatz, Würzburg 1852

543 Zum Vergleich die Zahl der Ärzte aller Art im Verhältnis zu den Einwohnern in Preußen um 1850: 1 : 3000 Akademische Ärzte: 1 : 4600 . die Zahlen gleichen denen in Bayern. Vgl. Artikel: „Ausbildung für Landärzte wird verbessert", in: Schott Heinz, Die Chronik der Medizin, Dortmund 1993, S. 294

544 Vgl. Erinnerungen des Dr. Johann Nepomuk v. Ringseis, gesammelt, ergänzt und herausgegeben von Emilie Ringseis, 2. Bd., Regensburg und Amberg 1886, Kapitel 20.2, Amtliches über das unterärztliche Personal, (Landärzte, Chirurgen, Bader) 1843, S. 239–254, S. 247

545 Hoffmann Dr. Carl Richard, Das Civil=Medizinal=Wesen im Königreiche Bayern mit den dermalen in Wirksamkeit bestehenden Medizinal-Verordnungen, 1. Band, Die private Medizin, Landshut 1858, S. 203 ff.

546 Vgl. Bogner Josef, Das frühere Badergewerbe im Amperland, in: Amperland, Heimatkundliche Vierteljahrsschrift für die Kreise Dachau, Freising und Fürstenfeldbruck, 13. Jahrgang 1977, S. 248–151, S. 273–277

547 Vgl. Mößmer Anton, Ärzte, Bürger, Herzöge, Eine Dokumentation zur Medizinalgeschichte der Stadt Landshut, Landshut 2004, S. 596 Auch wird er fälschlich Johann Nepomuk Forster genannt, eine Verwechslung mit diesem Medziner, der erst nach Johann Friedrich Forster nach Landshut kam.
548 Vgl. Herzog Theo, Krankenhäuser und medizinische Unterrichtsanstalten, in: Landshut, 2. Teil. in: Verhandlungen des Historischen Vereins für Niederbayern, Landshut 1966, S. 57–179, S. 164 ff.
549 Vgl. Zeiss J. G., Zum Gedächtnis an Dr. August Max Einsele: k. Gerichtsarzt und Professor: seinen Freunden aus Dankbarkeit und Verehrung gewidmet von dem Botanischen Vereine in Landshut, 1871
550 Hof- und Staatshandbuch des Königreichs Bayern, München 1840, S. 385; Große Bayerische Biographische Enzyklopädie, München 2005, Bd. 1, S. 144
551 Vgl. Ringseis Emilie, Erinnerungen des Dr. Johann Nepomuk v. Ringseis, Dritter Band, Regensburg und Amberg, 1886, S. 176 ff.
552 Vgl. Herzog Theo, Krankenhäuser und medizinische Unterrichtsanstalten, in: Landshut, 2. Teil. in: Verhandlungen des Historischen Vereins für Niederbayern, Landshut 1966, S. 57–179, S. 163 f.
553 Vgl. Reskript des Königs vom 21.1.1844 Signate König Ludwigs I., Bd. 5: 1842–1844, München 1993, S. 490
554 Allgemeines Repertorium der gesammten deutschen medizinisch chirurgischen Journalistik, 1842, S. 205, hier „Abdominaltyphus-Epidemie"
555 Allgemeines Repertorium der gesammten deutschen medizinisch chirurgischen Journalistik, Band 15, 1842, S. 95, S. 343; Repertorium für Anatomie und Physiologie, kritische Darstellung fremder und Ergebnisse eigenen Forschung, 1842, S. 447; Medizinisches Correspondenz-Blatt bayerischer Aerzte, Band 1, 1840, S. 161; Schmidt's Jahrbücher der in- und ausländischen gesammten Medicin, Band 29, 1841, S. 299 f.; Repertorisches Jahrbuch für die Leistungen der gesammten Heilkunde, Band 10, 1842, S. 139, S. 161; Sachs' medicinischer Almanach, 1843, S. 36; Schneider Joseph, Das Wissenswürdigste über den Abdominaltyphus, Monographie, 1844, S. 38;
556 Amtlicher Bericht über die achtzehnte Versammlung der Gesellschaft deutscher Naturforscher und Aerzte zu Erlangen im September 1840 erstattet von den Geschäftsführern Dr. J. M. Leupoldt und Dr. L. Stromeyer, Mit den Facsimiles der Theilnehmer, Erlangen 1841, Gedruckt in der Jungeschen Universitätsdruckerei, S. 152–157; Vgl. Die Therapie der Gegenwart, medicinisch-chirurgische Rundschau für praktische Ärzte, Bd. 20, 1879, S. 474;
557 Medicinisches Correspondenz-Blatt bayerischer Aerzte, Nr. 11, 10. Oct. 1840, S. 161–168

Coecum = Zökum = Blinddarm

558  Eine Auswahl: Sachs Johann, Repertorisches Jahrbuch für die Leistungen der gesammten Heilkunde im Jahre 1841, 10. Jahrgang, Band 1, Die Heilkunde Deutschlands, Leipzig 1842, S. 139 f., S. 161 f.; C. W. Hufeland's Bibliothek der practischen Heilkunde. Fortgesetzt von Dr. E. Osann, LXXXV Band, Berlin 1841, S. 114, S. 141; Medicinischer Almanach für das Jahr 1843, von Johann Jacob Sachs, 8. Jg., Berlin 1843, S. 57 f.

559  Koch Robert * 11. 12. 1843 Clausthal, Harz, † 27. 5. 1910 Baden-Baden, Er perfektionierte die Mikroskopie, wies den Choleraerreger nach, erforschte und bekämpfte Tuberkulose, Pest, Malaria, Schlafkrankheit und Rinderpest, Professor, Leiter des Instituts für Infektionskrankheiten, heute Robert-Koch-Institut

560  Pasteur Louis * 27. 12. 1822 in Dole, Dep. Jura, † 28. 9. 1895 in Villeneuve-l'Etang bei Paris, französischer Chemiker, der entscheidende Beiträge zur Vorbeugung gegen Infektionskrankheiten durch Impfung geleistet hat. Er forschte zu Gärung, Fäulnis, Antisepsis, Impfung, erfand die Pasteurisierung.

561  Pettenkofer Max, *3. 12. 1818 Lichtenheim bei Neuburg an der Donau, † 10. 2. 1901 München; Seine Verdienste als Begründer der Hygiene, Wegbereiter der Umweltmedizin, experimenteller Feldforscher, Chemiker und Ernährungsphysiologe waren bahnbrechend und sind heute weltweit anerkannt.

562  Vgl. Birkner Othmar, Die Stadt im Zeitalter der Epidemien, in: Bauwelt, 8. März 1985, Nr. 10, 76. Jg., S. 337–341

563  Herzog, Theo, Landshut im XIX. Jahrhundert, Landshut 1969, S. 147 f.

564  Vgl. Mößmer Anton, Ärzte, Bürger, Herzöge, Landshut 2004, S. 595

565  Geschäfts= und Addreß=Handbuch für den Regierungsbezirk Niederbayern, Bearbeitet von Franz Sartorius und Karl Wolf, Kgl. Regierungssekretäre, Landshut 1841, S. 121

566  Medicinisches Correspondenz-Blatt bayerischer Aerzte, unter Mitwirkung vieler Aerzte herausgegeben von Dr. Heinrich Eichhorn, 3. Jg. Erlangen 1842, S. 141

567  Vgl. Siemann Wolfrum, Österreich, Clemens Fürst von Metternich und das Königreich Bayern unter Ludwig I., in: Schmid Alois, Weigand Katharina, Bayern mitten in Europa, vom Frühmittelalter bis ins 20. Jahrhundert, München 2005, S. 283–302., S. 292

568  Das kurze Kapitel folgt mit Ergänzungen: Gollwitzer Heinz, Ludwig I. von Bayern, Eine politische Biographie, München 1997, S. 532 ff.

569  Liebhart Wilhelm, Bayerns Könige, Königtum und Politik in Bayern, 2. verbesserte, erweiterte Auflage, Frankfurt a. Main, Berlin, Bern, New York, Paris, Wien 1997, S. 67

570  Vgl. Sauer Thomas, Anton Ruland (1809–1874), Ein Beitrag zur Geschichte der katholischen Restauration in Bayern, München 1995, S. 83 f.

571 Vgl. Kapfinger Hans, Der Eoskreis 1828 bis 1832, Ein Beitrag zur Vorgeschichte des politischen Katholizismus in Deutschland, Diss. München 1928. Kapfinger ist der Gründer der Passauer Neue Presse.

572 Adolph Kolping (1813–1865), der Gesellenvater und Gründer des heutigen Kolpingwerks, studierte 1841/42 drei Semester in München bei den Führern des Katholizismus Josef Görres, Ignaz Döllinger und Friedrich Windischmann. Zu letzteren entwickelte er ein persönliches Verhältnis. Vgl. Scheidgen Hermann-Josef, Der deutsche Katholizismus in der Revolution 1848/49, Episkopat, Klerus, Laien, Vereine, Köln 2008, S. 414; Koneberg, J. G., Adolph Kolping, in: Fortbildungsschule für deutsches Volk und deutsche Jugend, eine Zeitschrift für's Leben zur wissenschaftlichen Bildung und Unterhaltung, Redigiert von A. Büschl und A. Reichensperger, 3. Jg., 1. H., VI. Bd., I. Abt., Augsburg 1866, S. 91–95. Vgl. Conzemius Viktor, Adolf Kolping (1813–1865), in: Poll Bernhard Hrsg., Rheinische Lebensbilder, Bd. 3, Düsseldorf 1968, S. 221–233, S. 223. Ob Johann Forster Adolf Kolping in diesem katholischen Umfeld getroffen hat, lässt sich kaum mehr feststellen ist aber eher unwahrscheinlich.

573 Landersdorfer Anton, Gregor von Scherr (1804–1877), Erzbischof von München und Freising in der Zeit des Ersten Vatikanums und des Kulturkampfes, München 1995, S. 7

574 Weiß Otto, Ein Ultramontaner frohlock ich zu sein, Wandlungen im bayerischen Katholizismus unter König Ludwig I., in: Kritzer Peter Hrsg., Unbekanntes Bayern, Politik, Staat und Kirche Bd. I., München 1980, S. 61–73, S. 69

575 Neustadter Wochenblatt, Nr. 21, Dienstag, den 15 März 1842, S. 82, ein Wort Ludwigs an den neuen Bischof von Regensburg Riedel, dem er den toleranten Bischofsvorgänger Sailer als Vorbild nahe legte.

576 Vgl. Gollwitzer Heinz, Ein Staatsmann des Vormärz: Karl von Abel 1788–1859, Göttingen 1993, S. 412

577 Karoline Friederike * 13.7.1776 Karlsruhe, † 13.11.1841 München, Königin von Bayern, Tochter des Erbprinzen Karl Ludwig von Baden und dessen Gemahlin Amalie, Prinzession von Hessen-Darmstadt, seit 1797 vermählt mit Max Joseph, Herzog von Zweibrücken, dem späteren König von Bayern; sie hatten 8 Kinder. Sie gründete mit Ihrem Hofprediger Ludwig Friedrich Schmidt die Evangelisch-Lutherische Landeskirche in Bayern. Vgl. Rall Hans, Wittelsbacher Lebensbilder von Kaiser Ludwig bis zur Gegenwart, Führer durch die Münchner Fürstengrüfte mit Verzeichnis aller Wittelsbacher Grablegen und Grabstätten, München o. J., S. 115 f.

578 Eine zurückhaltende Stellungnahme des protestantischen Münchner Pfarrers Dr. Karl Fuchs: Annalen der Protestantischen Kirche im Königreich Bayern, Neue Folge, 3. Heft, München 1842, Die Königin von Bayern. Ihr Tod und ihre Leichenfeier, S. 252–273

579 Mielach J.C., Kurze Erzählung von dem Leben, Sterben und Begräbnisse Ihrer Majestät der verwittweten Frau Königin Caroline von Bayern, Mit drei beigefügten Trauergedichten, Ein Stammblatt zur Erinnerung für Ihre Verehrer, München 1841, S. 11

580 Gelzer Heinrich, Hrsg., Protestantische Monatsblätter für die innere Zeitgeschichte. Zur Erkenntniß unserer sittlichen und religiösen Zustände und Aufgaben, 7. Band, Januar bis Juni 1856, S. 62

581 Schad Martha, Bayerns Königinnen, Regensburg 1995, S. 90

582 Der Ur-ur-ur-Großonkel meines Neffen Sebastian Leiß der Abt von Scheyern Rupert Leiß erhielt einen Tadel aus Rom, weil er in der Kirche der Abtei ein Requiem für protestantische Königin Karoline gehalten hatte. Vgl. Gollwitzer Heinz, Ludwig I. von Bayern, Eine politische Biographie, München 1997, S. 533. Wegen des Tadelsbriefs aus Rom wurde die Stiftungsurkunde für die Wiederrichtung der Abtei Scheyern auf Grund des römischen Einspruchs vom 9. Juni 1842 geändert. Der König verzichtete auf das Requiem für die verstorbenen evangelischen Wittelsbacher, aber er errichtete auch das geplante königliche Mausoleum in Scheyern nicht mehr. Die politisch-theologische Diskussion aber zog sich noch Jahre dahin.

583 Allgemeine Literatur-Zeitung vom Jahr 1845, Halle und Leipzig 1845, Monat September, S. 516; Vgl. Die Katholische Kirchenreform, Monatsschrift hsrg. von Mauritius Müller, Berlin 1845, II. Band, Mai-Heft, S. 199

584 Vgl. Bastgen Beda, Bayern und der heilige Stuhl in der ersten Hälfte des 19. Jahrhundert, II. Teil, München 1940, S. 635; Schad Martha, Bayerns Königinnen, 3. Aufl. Regensburg 1995, S. 90 f.; Die Auseinandersetzung endete 1855 mit der Versetzung Graf Reisachs als Kurienkardinal nach Rom, denn bei der Beisetzung der protestantischen Königin Therese hatte sich der Skandal von 1841 wiederholt.

585 Vgl. Kemptener Zeitung, Dienstag 10. Februar 1846, Nr. 23, S. 93 f. Für die Ketzerin Königin Karoline dürfe ein Katholik nicht beten und katholische Gottesdienste für sie dürfen nicht stattfinden.

586 Hofstätter, Heinrich von, *16.2.1805, †12.5.1875 Passau, Jurist, durch den Görres-Kreis Theologe, 1933 Priesterweihe, 1836 Domkapitular in München, 1840 Bischof von Passau, manövrierte sich durch Stellungnahmen und Aktionen u. a. gegen Protestanten und Altkatholiken in eine Außenseiterposition. Vgl. Mader Franz, Tausend Passauer, Lexikon zur Stadtgeschichte, Passau 1995, S. 104 f.

587 Vgl. Gollwitzer Heinz, ein Staatsmann des Vormärz: Karl von Abel 1788–1859, Göttingen 1993, S. 320 f.

588 Vgl. Gollwitzer Heinz, ein Staatsmann des Vormärz: Karl von Abel 1788–1859, Göttingen 1993, S. 534

589 Reskript vom 10. Jan. 1842 GHA L I. I 1 Vgl. GHA L I 46 6. 12. 41, in: Signate König Ludwig I., München 1993, Bd. 5

590 Reskript vom 13. Jan. 1842 GHA L I. 46/6/12 in: Signate König Ludwg I., München 1993, Bd. 5
591 Vgl. Bastgen Beda, Bayern und der Heilige Stuhl in der ersten Hälfte des 19. Jahrhundert, II. Teil, München 1940, S. 630 ff. Ludwig kritisierte auch den Mangel an Klugheit und Umsicht des Kandidaten Riedel, weil er einer betrügerischen Hellseherin aufgesessen war. (S. 628 f.)
592 Windischmann Friedrich Heinrich Hugo, *13.12.1811 Aschaffenburg, †23.8.1861 München, Sohn des Medizinprofessors Carl Joseph Hieronymus Windischmann, *24.8.1775 Mainz, †23.4.1838 Bonn. Der Vater setzte sich für eine enge Verbindung von Medizin, Philosophie und Theologie ein. Der Sohn wurde 1838 Professor für Neues Testament und Kirchenrecht an der LMU, 1846 bis 1856 Generalvikar in München.
593 Schad Martha, Bayerns Königinnen, 3. Aufl., Regensburg 1995, S. 91
594 Wochenblatt für die Vorstadt Au, Haidhausen und Giesing, Nr. 1, Sonntag, 16. Jänner 1842, S. 41 f.
595 Vgl. Schad Martha, Bayerns Königinnen, Regensburg 1995, S. 163 f.
596 Das folgende Kapitel stützt sich auf: Huber Ursula, Universität und Ministerialverwaltung, Die hochschulpolitische Situation der Ludwig-Maximilians-Universität München während der Ministerien Oettingen-Wallerstein und Abel (1832–1847), Berlin 1987, S. 414–419 und BayHStA-AII AktMInn 45674 ( Bayerisches Hauptstaatsarchiv Ministerium des Inneren) Die Ausführungen beschränkt sich auf Ursula Hubers Aussagen zu Professor Forster, widersprechen und ergänzen aber Huber wo erforderlich. Richtig zu stellen ist zuvörderst, dass in den biographischen Daten des Lehrpersonals die Lebensläufe von Johann Friedrich Forster mit dem von Johann Baptist Forster vermischt werden. Vgl. S. 557 f.
597 Vgl. Huber Ursula, Universität und Ministerialverwaltung. Die hochschulpolitische Situation der Ludwig-Maximilians-Universität während der Ministerien Oettingen-Wallerstein und Abel (1832–1847), Berlin 1987, S. 570 f.
598 Vgl. Gollwitzer Heinz, Ein Staatsmann des Vormärz: Karl von Abel 1788–1859, Göttingen 1993, S. 417
599 Langenbeck, Bernhard von, *9.11.1810 Padingbüttel, †29.9.1887 Wiesbaden, Privatdozent Göttingen,1842 Prof. Uni Kiel, 1848 Charité Berlin, Nachfolger in Kiel Georg Friedrich Stromeyer, Generalarzt
600 Gollwitzer Heinz, Ein Staatsmann des Vormärz: Karl von Abel 1788–1859, Göttingen 1993, S. 417
601 Goerke Heinz, Die medizinische Fakultät von 1472 bis zur Gegenwart, in: Boehm Laetitia, Spörl Johannes, Hrsg., Die Ludwig-Maximilians-Universität in ihren Fakultäten, Berlin 1972, S. 185–280, S. 237

602 Stromeyer Georg Friedrich Louis, in: Bruch, Rüdiger von, Müller, Rainer A., Erlebte und gelebte Universität, die Universität München im 19. und 20. Jahrhundert, Pfaffenhofen 1986, S. 44–46, S. 45 f.
603 Akt MInn 45674 Vorlage vom 1.10.1842
604 Dr. Radlkofer, Dr. Bauer, Das städtische Krankenhaus betreffend, in: Der Bayerische Landbote, München, 26. Jahrgang Nr. 152, Freitag, 17. Mai 1850, 2. Blatt, S. 761–763, S. 762
605 Vgl. Wallenreiter Clara, Die Vermögensverwaltung der Universität Landshut-München, Ein Beitrag zur Geschichte des bayerischen Hochschultyps vom 18. zum 20. Jahrhundert, Berlin 1971, S. 140 f.
606 Schleiss von Loewenfeld, Max Joseph, * 7.6.1809 Sulzbach, † 7.2.1897 München, studierte in München, Privatassistent von Ph. v. Walther, 1833 bis 1836 Assistenzarzt im Allg. Krankenhaus in München, Bezirksarmenarzt München, Paris, England, Belgien, Holland, 1848 Hofstabsarzt, 1851 Leibchirurg Max II., 1864 kgl. Ober.-Med.-Rat Leibarzt Ludwig II., anwesend bei dessen Tod. Die Familie Schleiss von Löwenfeld brachte viele Mediziner hervor. Vgl. Engelmann Wilhelm (Hrsg.) Bibliotheca Medico-Chirurgica et Anatomico-Physiologica, Leipzig 1848, S. 506. Am 18.1.1818 wurde der Adel der Familie Schleiss von König Max I. Joseph bestätigt Vgl. Allgemeines Intelligenz=Blatt für das Königreich Bayern, München 1818, S. 376. Der hier angesprochene Hofstabsarzt M. J. Schleiss von Löwenfeld war Schüler und Freund von Philipp Franz von Walther. Vgl. Martin Aloys, Philipp Franz von Walther's Leben und Wirken, Leipzig 1850. S. 77. Dr. Bernhard Joseph Schleiß, Leibarzt der Pfalzgräfin Franziska von Zweibrücken, untersuchte 1775 Kuren des Exorzisten und Heilers Johann Joseph Gaßner und wurde sein Anhänger. Vgl. Hanauer Josef, Der Teufelsbanner und Wunderheiler Johann Joseph Gaßner (1727–1779), in: Schwaiger Georg, Mai Paul, Beiträge zur Geschichte des Bistums Regensburg, Band. 19, Regensburg 1985, S. 303–545, S. 348; Vgl. o. V., Der heiligste Name Jesus, das sicherste Hilfsmittel in Krankheiten, wo kein Arzt helfen kann. Oder: Beispiele von Krankenheilungen durch gläubiges Gebet. Aus den darüber geführten Protokollen und mehreren Schriften zusammengetragen vom Verfasser der Gebetbücher: Schritte zur vollkommen Liebe Gottes; Jesus Christus, der wahre Gott und Mensch, Herr erhöre mein Gebet etc. etc., Erstes Bändchen, Regensburg 1837, S. 82
607 Vgl. Regierungs=Blatt für das Königreich Bayern, München 1838, S. 610 f.
608 Locher Wolfgang, Institut für Geschichte der Medizin, 175 Jahre Medizinische Klinik Innenstadt der Universität München, Vom allgemeinen Krankenhaus zur Universitätsklinik, München 1988, S. 53
609 Vgl. Huber Ursula, Universität und Ministerialverwaltung. Die hochschulpolitische Situation der Ludwig-Maximilians-Universität während der Ministerien

Oettingen-Wallerstein und Abel (1832–1847), Berlin 1987, S. 415; vgl. Signate König Ludwigs I., Band 5: 1842–1844, S. 161, Signat 511 1842.10.01

610 Chelius, Maximilian Josef von, * 16.1.1794 Mannheim, † 17.8.1876 Heidelberg, Augenarzt, Chirurg, studierte Medizin in Heidelberg, Wien und Paris, 1813 Spitalarzt in Ingolstadt, Militärarzt, 1818 Prof. in Heidelberg, 1866 Adel. Vgl. Berger Gerhart, Aurand Detlev, Hrsg., ... Weiland Bursch zu Heidelberg ..., Eine Festschrift der Heidelberger Korporationen zur 600-Jahr-Feier der Ruperto Carola, Heidelberg 1986, S. 387. In diesem Buch finden sich auch die Gasthäuser der Familie Hormuth, meiner Vorfahren mütterlicherseits, in Heidelberg: „Hotel zum Ritter" und die Studentenkneipe „Hormuthei", S. 252, S. 255, S. 264.

611 Isensee Emil, Die Geschichte der Medicin, Chirurgie, Geburtshülfe, Staatsarzneikunde, Pharmacie u. a. Naturwissenschaften und ihrer Litteratur, 2. Band, Teil 2, 5. Buch, Berlin 1844, S. 970

612 BayHStA MInn 45923 Nr. 2273 KM Universität München, in: Signate König Ludwigs I., München 1993, 1842.10.23, S. 177

613 Vgl. Huber Ursula, Universität und Ministerialverwaltung. Die hochschulpolitische Situation der Ludwig-Maximilians-Universität während der Ministerien Oettingen-Wallerstein und Abel (1832–1847), Berlin 1987, S. 408–431, Fußnote 70 S. 417

614 Die Kammer des Inneren und die Königliche Regierung von Oberbayern avisierten dem Magistrat von München den neuen Professor Forster am 10. November 1842 nach königlichem Reskript vom 1.11.1842. Vgl. Akten des Instituts für Geschichte der Medizin der LMU Nr. 38305.

615 Vgl. Freninger, Franz Xaver, General-Repetitorium über sämtliche an der Ludwig-Maximilians-Universität zu Landshut von 1800 bis 1826 immatrikulierte Studirende, Friedberg 1861, S. 36. Allgemeine Zeitung für Chirurgie, innere Heilkunde und ihre Hülfswissenschaften, Bd. 2., 2. Jg., Nr. 46, 12. Nov. 1842, S. 380; Nürnberger Zeitung, 9.-Nov. 1842, Nr. 313; Neue Jahrbücher für Philologie und Pädagogik, 1842, Bd. 37, S. 470; Die Zeitung berichtet am selben Ort über die Aufnahme Domkapitular Friedrich Windischmanns in die philosophisch-philologische Classe der Bayerischen Akademie der Wissenschaften. Vgl. Repertorisches Jahrbuch für Leistungen der gesammten Heilkunde, 1842, S. 161 u. Baier. Correspondenzblatt, 1840, Nr. 11 u.12, weiterhin Ärztliches Intelligenzblatt, 1858, S. 53 u. 659; vgl. Allgemeines Repertorium der gesammten deutschen medizinisch-chirurgischen Journalistik, 1842, S. 17, S. 147, S. 205, S. 343; Neue Jahrbücher für Philologie und Paedagogik oder kritische Bibliothek für das Unterrichtswesen, Bd. 37, 1843, S. 470; Nürnberger Zeitung, IX. Jahrgang, Nro. 313 Mittwoch, 9. November 1842; u. a.

616 Hof= und Staats=Handbuch des Königreichs Bayern 1843, München, S. 383 und S. 385

617 Archivbestand des Instituts für Geschichte der Medizin der LMU, Nr. 386
618 Institut für Geschichte der Medizin, 175 Jahre Medizinische Klinik Innenstadt der Universität München, vom Allgemeinen Krankenhaus zur Universitätsklinik, München 1988, S. 20
619 Verzeichniß des Lehrer=Personals und der sämmtlichen Studirenden an der königl. Ludwig-Maximilians-Universität München in der beiden Semestern des Studienjahres 1842/43, München 1843, S. 4
620 BayHStA MInn 45674
621 Vgl. Sachs Michael, Vom Handwerk zur Wissenschaft, Die Entwicklung der Chirurgie im deutschen Sprachraum vom 16. bis zum 20. Jahrhundert, Bd. 4 von Geschichte der operativen Chirurgie, Heidelberg 2003, S. 154
622 Vgl. Hof= und Staats=Handbuch des Königreichs Bayern 1843, München 1843, S. 383 und s. o.
623 Gollwitzer Heinz, Ein Staatsmann des Vormärz: Karl von Abel 1788-1859, Göttingen 1993, S. 417
624 wurde Rothmund das Physikat in Volkach verliehen, vorher war er praktischer Arzt in Dettelbach. Vgl. Regierungsblatt für das Königreich Bayern, München 1829, S. 450 Vom 1. März 1829 bis zum 14. Mai 1829 war er Physikus in Miltenberg. Vgl. Schirmer Jakob Josef, Chronik der Stadt Miltenberg (1850–1929), Miltenberg 2004, S. 97 In mehreren Literaturstellen wird er irrtümlich 1829 bis 1843 Miltenberg zugerechnet.
625 Vgl. Huber Ursula, Universität und Ministerialverwaltung. Die hochschulpolitische Situation der Ludwig-Maximilians-Universität während der Ministerien Oettingen-Wallerstein und Abel (1832–1847), Berlin 1987, S. 408–431, S. 418.
626 Johann Heinrich Dumreicher, Edler (später Freiherr) von Oesterreicher, *1815 Triest, †1880 Wien, 1840/45 Assistent an der Wiener Hochschule, 1847 supplierender Professor, einer der bekanntesten Chirurgen Österreichs Vgl. Zeitschrift der k. k. Gesellschaft der Ärzte zu Wien, Red. Haller Karl, 3. Jg., 2. Bd., Wien 1847, S. 465 u. Deutsches Archiv für Geschichte der Medicin und medicinische Geographie, 8. Jg., 1. Bd., 1880, S. 485
627 Ried Franz Jordan von, *11.2.1810 Kempten, †11.6.1895 Jena, Promotion 1832, Prof. und Klinikdirektor in Jena; Vgl. Pagel Julius Leopold, Geschichte der Medicin, Berlin 1898, S. 460 u. Günther Johannes, Lebensskizzen der Professoren der Universität Jena seit 1558 bis 1858, Jena 1858, S. 155
628 Vgl. Huber Ursula, Universität und Ministerialverwaltung, Die hochschulpolitische Situation der Ludwig-Maximilians-Universität München während der Ministerien Oettingen-Wallerstein und Abel (1832–1847), Berlin 1987, S. 418 f.
629 Vgl. Arbeitspapier von Prof. Dr. Wolfgang Locher, Institut für Geschichte der Medizin der LMU

630 Aus den Akten des Instituts für Geschichte der Medizin der LMU. Für Rothmund avisierte der König in diesem Reskript auch eine Gehaltssteigerung „nach treuen und zu unsererer Zufriedenheit geleisteten Dienste".

631 Intelligenz=Blatt von Unterfranken und Aschaffenburg des Königreiches Bayern, Jahrgang 1843, Würzburg, Nr. 124, Samstag, den 4. November 1843, S. 621

632 Locher Wolfgang, Institut für Geschichte der Medizin, 175 Jahre Medizinische Klinik Innenstadt der Universität München, vom Allgemeinen Krankenhaus zur Universitätsklinik, München 1988, S. 20

633 Internet: http//www.chirurgische-klinik.de/klinik/kli_08.html 10.05.2006

634 Locher Wolfgang, Institut für Geschichte der Medizin, 175 Jahre Medizinische Klinik Innenstadt der Universität München, vom Allgemeinen Krankenhaus zur Universitätsklinik, München 1988, S. 53

635 Georg Friedrich Louis Stromeyer, Chirurg, Orthopäde, * 6.3.1804 in Hannover, † 15.6.1876 in Hannover, 1838 Chirurg in Erlangen, 1841/42 in München, sodann Freiburg/Breisgau, 1848 Kiel, 1854, wieder Hannover, Generalarzt, in: Körner Hans-Michael, Große Bayerische Biographisch Enzyklopädie, München, 2005, S. 1919 ; Prantl Carl, Geschichte der Ludwig-Maximilians-Universität in Ingolstadt, Landshut 1872, Bd. 2, S. 531, Nr. 346 und J. F. Forster Nr. 347

636 Goerke Heinz, Die Medizinische Fakultät von 1472 bis zur Gegenwart, in: Boehm Laetitia, Spörl Johannes, Hrsg., Die Ludwig-Maximilians-Universität in ihren Fakultäten, Berlin 1972, Erster Band, S. 186–280, S. 237

637 Johann Ferdinand Heyfelder, * 19.1.1798 Küstrin, † 21.6.1869 Wiesbaden, Arzt in Frankreich, 1833 Hohenzollern-Sigmaringischer Leibarzt, 1849 Erlangen, 15 Jahre Russland

638 Goerke Heinz, Die Medizinische Fakultät von 1472 bis zur Gegenwart, in: Boehm Laetitia, Spörl Johannes, Hrsg., Die Ludwig-Maximilians-Universität in ihren Fakultäten, Berlin 1972, Erster Band, S. 186–280, S. 237 f.

639 Heyfelder (Johann Ferdinand), Die Versuche mit dem Schwefeläther und die daraus gewonnenen Resultate in der chirurgischen Klinik zu Erlangen, Erlangen 1848, S. 8; Dazu sind noch „Bruns und viele andere" zu nennen. Vgl. Meinel, Aug., Das Chloroform und seine schmerzstillende Kraft. Nach eigenen Erfahrungen, Hamburg 1849, S. 8; Vgl. Sachs' Medicinischer Almanach für das Jahr 1848, Neue Folge II., Berlin 1848, Der Schwefeläther S. 251–285, S. 254

640 Vgl. Prof. Dr. Klencke, Bericht über die Anwendung der Narkose durch Aether und Chloroform in der Medicin. Bis Ende 1847, Hrsg. Von Dr. Canstatt und Dr. Eisenmann, 4. Band, Specielle Pathologie, Erlangen 1848.; Vgl. A. A. Z., Schwefeläther, in: Allgemeine Zeitung für Militär-Aerzte Zur Förderung und Ausbildung des militair-ärztlichen Standes, zur Besprechung seiner Interessen und zur gegenseitigen Mittheilung aus der dienstlichen Praxis, red. Hrsg. Ph. Fr. Herm. Klencke, Jg. 1, 1847, S. 148–150

641 Vgl. Herzog Theo, Landshut im XIX. Jahrhundert, Landshut 1969, S. 178
642 Vgl. Neues Repertorium für Pharmacie, hrsg. Dr. L. A. Buchner jun., Bd. 1, München 1852, S. 21 f.
643 Forster Edgar, Pfarrer Joseph Forster – ein Gebetsheiler, in: Die Oberpfalz, 2009, S. 91–102
644 Walther, Philipp Franz von, Chirurg, Ophthalmologe, * 3. 1. 1782 Burrweiler (Rheinpfalz), † 29. 12. 1849 München, 1804 Prof. Landshut, 1818 Bonn, 1830 München, in: Große Bayerische Biographische Enzyklopädie, hrsg. von Hans-Michael Körner unter Mitarbeit von Bruno Jahn, Bd. 4, München 2005, S. 2052 f.
645 Döllinger Johannes Josef Ignaz, (1799–1890), Theologie-Professor, 1847 seines Amtes enthoben, begraben im alten Südlichen Friedhof, vgl. Hufnagel Max Joseph, Berühmte Tote im Südlichen Friedhof zu München, Würzburg 1983, S. 59 Nr. 55
646 Gollwitzer Heinz, Ludwig I. von Bayern, Eine politische Biografie, München 1997, S. 513 ff.
647 Abel Karl August, Ritter von, (1788–1859) stürzte als Innenminister, weil er Lola Montez das bayerische Indigenat verweigerte. Er ist im alten Südlichen Friedhof in München begraben. Vgl. Hufnagel Max Joseph, Berühmte Tote im Südlichen Friedhof zu München, Würzburg 1983, 4. Auflage, S. 57, Nr. 53
648 Medicinisches Correspondenz-Blatt bayerischer Aerzte unter Mitwirkung vieler Aerzte hrsg. von Dr. Heinrich Eichhorn, Erlangen 1843, S. 768
649 Grammel, Wolfgang, Geschichte der Freisinger Männergesangvereine bis zum Ersten Weltkrieg, in: Amperland, 34. Jg., 3. Vj., 1998, Heft 3, S. 397–402, S. 398; Vgl. Erinnerungen an das Gesangsfest zu Freysing am 7. Juli 1844, Freising 1844, Müller Druck
650 Oehlenschläger, Adam Gottlob, Ritter vom Danebrog, * 14. 11. 1779 Vesterbro, Kopenhagen, † 20. 1. 1850 ebenda, deutscher Abstammung, romantischer dänischer Dichter, schrieb Gedichte und Schauspiele in dänischer und deutscher Sprache
651 Im Juni 1837 gründete eine Gruppe spätromantischer Dichter in München die Zwanglose Gesellschaft. Vgl. o. V., Literarisches Treiben in München, Die Zwanglosen und der Verein für deutsche Dichtkunst, in: Blätter für literarisches Unterhaltung Jg. 1849, 2. Bd., S. 734–736. u. 739. Einer der ältesten Münchner Herrenclubs besteht noch heute. Der Teilnehmer hier ist mit größter Wahrscheinlichkeit Professor Johann Forster im Umfeld anderer speziell eingeladener (katholischer) Professoren, nicht aber Friedrich Christoph Forster (1791–1868) Historiker oder sein Bruder Ernst Joachim Forster (1800–1885) Maler und Kunsthistoriker.
652 Allgemeine Zeitung, hrsg. Cotta Johann Friedrich, Augsburg, Freitag, 2. August 1844, Nr. 215, S. 1716

653 Franz Bernhard Grosch ging 1849 in Pension, sein Nachfolger wurde der rechtskundige Bürgermeister von Amberg Joseph Rezer. Vgl. Intelligenzblatt der königlichen Regierung von Oberbayern, München 1849, S. 1573; Franz Grosch aus München wurde am 9.11.1801 für das Studium der Kameralistik eingeschrieben. Generalrepertorium über sämtliche an der Ludwig-Maximilians-Universität zu Landshut von 1800 bis 1826 immatrikulierte Studirende, 1860, S. 37

654 Vgl. Wernitz Axel, Lasaulx und die vorrevolutionäre Münchner Szene im Februar 1847, in: Oberbayerisches Archiv, 93. Band, München 1971, S. 185–189, S. 186; vgl. Gollwitzer Heinz, Ludwig I. von Bayern, Eine politische Biographie, München 1997, S. 692 f.

655 Freysinger Wochenblatt, No. 25, Sonntag, den 18. Juni 1848 Das spätmittelalterliche Rathaus wurde abgerissen und 1904 ein neues Rathaus erstellt. Vgl. Lübbeke Wolfram, Das Rathaus in Freising, Freising 1987, S. 5 ff.

656 Freysinger Wochenblatt, Nr. 14, Sonntag, den 8. April 1849, S. 53

657 Brauerei zum Laderbräu Xaver Urban, genannt 1860 in: Internet Historisches Brauereiverzeichnis Deutschlands.

658 Freysinger Wochenblatt, Nr. 14, Sonntag, den 8. April 1849, S. 54

659 Freysinger Wochenblatt, Nr. 17, Sonntag, den 29. April 1849

660 Freysinger Wochenblatt, Nr. 22, Sonntag, den 3. Juni 1849, S. 87 f.

661 Freysinger Wochenblatt, Nr. 37, Sonntag, den 16. Septmber 1849, S. 146

662 Freysinger Wochenblatt, Nr. 51, Sonntag, den 23. Dezember 1849, S. 197 f.

663 Freysinger Wochenblatt, Nr. 13, S. 38

664 Freysinger Wochenblatt, Nr. 18, S. 78

665 Erster Rechenschaftsbericht über die Verwaltung des Pensionsvereins für Wittwen und Waisen bayerischer Aerzte für das Jahr 1853, München 1854, S. 1 ff.

666 § 118 Ministerial=Entschließung vom 29. Juni 1852, den Pensionsverein für Wittwen und Waisen bayerischer Aertze betr. mit den Satzungen des Pensionsvereins, in: Hoffmann Carl Richard, Das Civil=Medicinal=Wesen im Königreiche Bayern mit den dermalen in Wirksamkeit bestehenden Medizinal=Verordnungen, 1. Band., Landshut 1858, S. 165 ff.

667 Ebenda, S. 7

668 Göschen Alexander Hrsg., Deutsche Klinik, Bd. 4, 26. Juli 1852

669 Vgl. Goscher Constantin (Hrsg.), Wissenschaft und Öffentlichkeit in Berlin 1870–1930, Stuttgart 2000, S. 36; Einhäupl Karl M., Ganten Detlev, Hein Jakob (Hrsg.), 3000 Jahre Charité – im Spiegel ihrer Institute, Berlin New York 2010, S. 171; Baumann Hans, Geschichte der Heilkunde, Medizin vom Mittelalter bis zum 1. Weltkrieg und ihr Zusammenhang mit der wissenschaftlichen, technischen und sozialen Entwicklung, Norderstedt 2004, S. 350

670 Zeitschrift für Gesetzgebung und Rechtspflege des Königreichs Bayern, 1854, S. 254–256

671 Aerztliches Intelligenz-Blatt. Organ für Bayerns staatliche und öffentliche Heilkunde. Herausgegeben vom ständigen Ausschusse bayerischer Aerzte.- Inhalt: Officielle Erlasse.- Originalien. (Zwei Kaiserschnitte). – Recensionen. – Correspondenzen ( Berlin, Wien). – Personalnachrichten. – Bekanntmachung. – Anzeigen, Nr. 7, 16. Februar 1855

672 Landshuter Zeitung: niederbayerisches Heimatblatt für Stadt und Land, 1855, Dienstag, den 21. August, Nr. 189, S. 767; Forster und Fallmerayer müssten sich von Landshut her gekannt haben. Fallmerayer Jakob Philipp *10. 12. 1790 Pairdorf bei Brixen, † 25. 4. 1861 München, Wissenschaftler, Reisender, Abgeordneter, 1821 Gymnasiallehrer in Landshut, 1826 Professor der allgemeinen und vaterländischen Geschichte am Lyzeum in Landshut, 1831 Reisen in den Orient, 1848 Nachfolger von Joseph Görres an der LMU. Vgl. Boehm Letitia, Ein Generalstudium des Alten Reiches auf dem Weg in den neubayerischen Staat, Zeitgenössische und forscherliche Wahrnehmung der Ludwig-Maximilians-Universität in Landshut,., in: Boehm Laetitia u. Tausche Gerhard, Von der Donau an die Isar, Vorlesungen zur Geschichte der Ludwig-Maximilians-Universität 1800–1826 in Landshut, Berlin 2003, S. 251–390, S. 352 ff.

673 „Obwohl der anfängliche ‚Dichterkreis', den der König mit Geibel, Heyse, Schack, Bodenstedt, Pocci, Kobell sowie Thiersch und Dönniges wöchentlich um sich versammelte, zusehens zum Gelehrtenkreis wurde …" Vgl. Brockhoff Evamaria, „… ob sie geneigt wären, nach Bayern und zwar nach München umzusiedeln …" Maximilian II und die Literatur, in: König Maximilian II. von Bayern 1848–1864, hrsg. Haus der Bayerischen Geschichte, Rosenheim 1988, S. 211–224, S. 221; vgl. Rall Hans, Die Symposien Maximians II., in: ebd., S. 63–70; hier genannt u. a. Riehl, Dollmann, Bluntschli, Liebig.

674 Vgl. Hauptbericht über die Cholera-Epidemie des Jahres 1854 im Königreiche Bayern. Erstattet von der kgl. Commission für naturwissenschaftliche Untersuchungen über die indische Cholera und redigiert von Dr. Aloys Martin, Privatdocenten und praktischen Arzte zu München. Erste Abtheilung, Bogen 1–24, mit einem Atlas, München 1856

675 Grammel Wolfgang, Hygiene im alten Freising, Ein Beitrag zur Geschichte des Gesundheitswesens, in: Amperland, Heimatkundliche Vierteljahresschrift für die Kreise Dachau, Freising und Fürstenfeldbruck, 46. Jg., 1Vj. 2010, Heft 1, S. 30–35, Heft 2, S. 59–63

676 „Der Mediziner John Snow, bekannt als Pionier der Narkose, erkennt als Erster, dass die 1854 grassierende Cholera-Epidemie nicht wie allseits befürchtet durch die Luft übertragen wird, sondern durch verseuchtes Wasser. Glauben schenkt ihm zu Lebzeiten niemand. Erst nach dem besonders heißen Sommer von 1858, der den gequälten Fluss (Themse) endgültig in eine Kloake verwandelt und als ‚Great Stink' (Großer Gestank) in die Geschichte der Stadt (London) eingeht, gibt

das Parlament grünes Licht für den Bau eines modernen Abwassersystems durch den Tiefbauingenieur Joseph Bazalgette". Meister Martina, London, Die erste Megacity der Moderne, in: P.M. History, 02/2013, S. 88–94, S. 91

677 Zenetti Arnold, * 18.6.1824 Speyer, † 2.8.1891, 1867 Stadtbaurat, baute Krankenhäuser und die Kanalisation in München, ebenso 1853 die Knorrvilla in Niederpöcking.

678 Virchow Rudolf, Canalisation oder Abfuhr?, Eine hygienische Studie, Berlin 1869, S. 51

679 Pacini Filippo; * 25.5.1812 Pistoia, † 9.7.1883 Florenz; italienischer Anatom

680 Dr. Wibmer, Originalien. Aerztlicher Jahres=Bericht für den Regierungs=Bezirk Oberbayern im Jahr 1855/56, Auszug, in: Aerztliches Intelligenz-Blatt, Redigiert von Dr. Aloys Martin, München 1858, S. 327

681 Dr. Wibmer, Originalien. Aerztlicher Jahres=Bericht für den Regierungs=Bezirk Oberbayern im Jahr 1855/56, Auszug, in: Aerztliches Intelligenz-Blatt, Redigiert von Dr. Aloys Martin, München 1858, S. 331

682 Adressbuch von München und der Vorstadt Au, 1842: Brennerstr. 8. Vater Ludwig Knorr war in diesem Jahr im 2. Stock gemeldet.

683 Die Familie Knorr besaß 1861 folgende Häuser in München: Knorr Angelo Kaufmann, Kaufingergasse 11, 12 u. Fürstenfeldergasse 4, 5
Knorr Angelo, Ludwig u. Julius Privatiers, Briennerstr. 6 ½, 7, 8, 9, 10, 11, 12 (Knorrhäuser) Herbststraße 12 und Weinbirlhof 4
Knorr Ludwig Privatier, Bergstraße 21, 22 und Wirthsstraße 16, 17 ( Vorstadt Giesing)
Vgl. Die Hauseigenthümer und Herbergbesitzer der k.b. Haupt= und Residenzstadt München am 1. Mai 1861 in zwei Alphabeten nach Straßen und Besitzern nebst den hauptsächlichen Bezirks- und Distrikts-Eintheilungen bearbeitet und mit hoher magistratischer Bewilligung herausgegeben vom Führer der Obmänner der Distrikts=Vorsteher, München 1861, S. 145

684 „Collegiatstift an der k. Hofkirche zum heil. Cajetan. Se. Maj. Der König haben den bisherigen Diakon an der St. Michaels=Hofkirche, Priester Karl Dibell, die bei dem Collegiate an der St. Cajetans=Hofkirche erledigte sechste Chorvikarstelle allergnädigst zu verleihen geruht". Der Bayerische Volksfreund, Nr. 14, München, Freitag, 16. Juli 1841, S. 106. Stiftspropst von St. Cajetan aber war seit 1839 Ignaz Döllinger, wieder eine Verbindung zu den Brüdern Forster.

685 Fahrbacher Hans, Familien-Chronik der Familie Sabbadini-Knorr, I. Teil, Die Stammfamilien Sabbadini und Knorr im Sabbadinihause an der Kaufinger-Gasse in München, 1918, unveröffentlichtes maschinen- schriftliches Manuskript aus dem Besitz von Alexander Knorr, S. 17

686 Ärztliches Intelligenzblatt: S. 172

687 „Personalnachrichten, Todesfall: Am 1. November verstarb zu München der kgl. quiescierte Gerichtsarzt und Professor, Dr. J. B. Forster, 58 Jahre alt an den Folgen einer Typhilitis". In: Ärztliches Intelligenzblatt, 1858, Band 5, S. 575 Darunter versteht man heute eine Blinddarmentzündung. Vgl. Wikipedia „Typhilitis"
688 Abendblatt zur Neuen Münchener Zeitung, Nr. 8, Montag, 10. Januar 1859
689 Rechenschaftsbericht über die Verwaltung des Pensionsvereins für Wittwen und Waisen bayerischer Aerzte im sechsten Verwaltungsjahre 1858, München 1859, S. 9 Bemerkenswert wieder seine falsche Namensnennung als Johann Baptist Forster.
690 Ärztliches Intelligenzblatt, 1858, Organ für Bayerns staatl. und öffentliche Heilkunde, 3. April, 1858, Nr. 14, S. 207
691 Münchner Tagesanzeiger, No. 168, Samstag, 16. Juni 1860 (Benno, Stadtpatr.) 9. Jahrg. S. 1120: „Begräbnisse, Samstag, den 16. Juni vom Leichenhause aus: 4 ½ Uhr: Rosa Zenetti, Kaufmanns=Gattin v. h. (gest. d. 14., 42 J. a.)"
692 Fahrmbacher Hans, Familien-Chronik der Familie Sabbadini-Knorr, I. Teil, Die Stammfamilien Sabbadini und Knorr im Sabbadinihause an der Kaufinger-Gasse in München, 1918, unveröffentlichtes maschinenschriftliches Manuskript, S. 18
693 Bayerische Zeitung, LVII. Jahrgang der Neuen Münchener Zeitung, Nr. 233, Dienstag 9. September 1862, Beilage Allgemeiner Anzeiger, S. 1660, Inserat 2732(3b)
694 Herrn Florian Scheungraber vom Grabmalbüro der Städtischen Friedhöfe München danke ich für die Informationen: 1. Kopierten Auszug aus den Original Friedhofsakten 2. Dokument „FRD 00002786: 00002786" technische Beschreibung des Grabes 3. Lageplan des Forster-Grabes im Alten Südlichen Friedhof München.
695 beschloss der Münchner Magistrat, auf dem Friedhof – wegen Übersättigung des Bodens – bis 1923 nach und nach weniger Bestattungen zuzulassen. Am 18.12.1943 wurde die letzte Bestattung vorgenommen, nachdem 1923 schon 900 Grabdenkmäler abgeräumt worden waren. Luftangriffe im 2. Weltkrieg zerstörten Teile des Friedhofs. Der Friedhof wurde nach dem Krieg mehrmals restauriert und steht heute unter Denkmal- und Naturschutz. Vgl. Langheiter Alexander, Lauter Wolfgang, Der alte Südfriedhof in München, München 2008, S. 61 ff.
696 Forster Johann, Lehrbuch der Inneren Heilkunde, Zum Gebrauche der neu errichteten Schulen für Bader im Königreiche Bayern nach Höchstem Auftrag verfaßt, Landshut 1839, S. 122 ff. § 262-§265
697 Die Therapie der Gegenwart: medicinisch-chirurgische Rundschau für praktische Ärzte, Band. 20, 1879, S. 474
698 Archiv für Klinische Chirurgie, hrsg. Dr. B. von Langenbeck, Berlin 1868, S. 274
699 Prof. Dr. Kajetan von Textor, * 28. Dez. 1782 in Markt Schwaben +. 7. Aug. 1860, 1804 Universität Landshut, 1808 promoviert, Uni-Prof. der Chirurgie und

Oberwundarzt in Würzburg, 1832 aus politischen Gründen an der Chirurgischen Schule Landshut, 1834 wieder Würzburg,

700 Jakob von Bauer, *17.12.1787 Hirschau 4.8.1854 München, Schule im Kloster Ensdorf, dann Amberg. Hier muss er Joseph Forster als Schulkamerad kennengelernt haben. Vgl. Verzeichnis aller Studierenden, welche in dem königl. Pfalzbaierischen SchulHause zu Amberg aus den LehrGegenständen des vaterländischen StudienPlanes was immer für einen Fortgang gemacht oder öffentliche Preise erhalten haben, Sulzbach 31. August 1806, hier mehrere Erwähnung von Forster und Bauer. Dann Bauers Theologie- und Rechtsstudium in Landshut, Staatsverwaltung vor 1833 in Mindelheim, 22.1.1838–4.8.1854 Erster rechtskundiger Bürgermeister in München, 1850 Adelung.

701 Bauer Jakob, Verwaltungs=Bericht über das Gemeinde- und Stiftungsvermögen des Magistrates der K. Haupt- und Residenzstadt München von den Jahren 1843/44 bis 1847/48 incl., München 1849, S. 125

702 Heimpel Hermann, Die halbe Violine, Eine Jugend in der Haupt- und Residenzstadt München, München und Hamburg 1965, S. 181, 1. Auflage 1949, Heimpel Hermann, *19.1.1901 München, †23.12.1988 Göttingen, Historiker, Professor in Freiburg, Leipzig, Straßburg, Göttingen

703 Vgl. Grunwald Erhard, Das niedere Medizinalpersonal im Bayern des 19. Jahrhunderts, Gräfelfing 1990, S. 109, S. 121

704 Von den Hofmarken, d.h. über die Hälfte des feudalen Obereigentums an Grund und Boden, waren im Kurfürstentum Bayern im 18. Jahrhundert in der Hand geistlicher Rechtsträger wie, Bistümer, Klöster, Pfarreien, Stiftungen usw. Vgl. Haus der Bayerischen Geschichte, Hrsg., Adel in Bayern, Ritter, Grafen und Industriebarone, Augsburg 2008, S. 111; Kirchliche Institutionen verfügten über 13.000 Güter, der Adel über 7.000, der Kurfürst über 4.000 landwirtschaftliche Anwesen. Vgl. Hüttl Ludwig, Ringsweis standen herum die geistlichen und weltlichen Landständ, in: Kritzer Peter Hrsg., Unbekanntes Bayern, Politik, Staat und Kirche, I 11, München 1980, S. 9–21, S. 10

705 Vgl. Prinz Friedrich, Die Geschichte Bayerns, München 2003, 4. Aufl., S. 334

706 Vgl. Schwaiger Georg, Kontinuität im Umbruch der Zeit, Beobachtungen zu kritischen Punkten der bayerischen Kirchengeschichte, in: Schwaiger Georg, Mai Paul, Hrsg., Beiträge zur Geschichte des Bistums Regensburg, Regensburg 1984, S. 367–378, S. 378 Den Ökumenismus kann man Sailer zurechnen, der römische Zentralismus lebt weiter.

707 Vgl. Hausberger Karl, Klemens Maria Hofbauer (1751–1820) und die katholische Restauration in Österreich, in: Schwaiger Georg, Mai Paul, Hrsg., Beiträge zur Geschichte des Bistums Regensburg, Regensburg 1984, S. 353–366, S. 355 ff. Die politisch-religiösen Trends zeigten sich in allen europäischen Staaten.

708 Vgl. Krauss Marita, Das Ende der Privilegien? Adel und Herrschaft in Bayern im 19. Jahrhundert, in: Demel Walter, Kramer Ferdinand, Hrsg., Adel und Adelskultur in Bayern, München 2008, S. 377–394
709 Vgl. Zenker Peter, Heinrich Mohr, der Wunderheiler aus Neurath, in: Treffpunkt Neurath, Wirtschaft, Kunst und Wunderheilung, Berlin 2011, S. 173–181; vgl. o. V., Der Schäfer von Niederempt in Rheinpreußen und seine Gebetsheilungen, Aus einer Zuschrift an die Redaction, in: Historisch=politisch Blätter für das katholische Deutschland, hrsg. G. Phillips und G. Görres, Elfter Band, München 1843, S. 374–382 Die Berichte erinnern mit den Auseinandersetzungen von Heinrich Mohr (* 1798, † 8. 5. 1884) mit Staat und Kirche an den Bauern Michel.
710 Vgl. Obermeier Christine, Abdeckersleute als Volksmediziner, 2012, Eigenverlag
711 Artikel: Ausbildung für Landärzte wird verbessert, in: Schott Heinz, Die Chronik der Medizin, Dortmund 1993, S. 294 Vgl. Hanauer Josef, Der Teufelsbanner und Wunderheiler Johann Joseph Gaßner (1727–1779), in: Schwaiger Georg, Mai Paul, Beiträge zur Geschichte des Bistums Regensburg, Regensburg 1985, S. 303–545, S. 503 ff. Hier wird sogar Karl Albert von Hohenlohe-Schillingsfürst als „Laienexorzist" bezeichnet. Mehrere seiner Kinder und Neffen litten an schweren Gesundheitsstörungen wohl „hauptsächlich psychogen überlagerte Fälle".
712 Dierbach Heike, Den Tumor weglächeln, in: Süddeutsche Zeitung, Samstag/ Sonntag, 16./ 17. März 2013, Nr. 64, S. 20
713 Meinhold Werner J., Spektrum der Hypnose, Das große Handbuch für Theorie und Praxis, Genf 1980, S. 67
714 Vgl. Hanauer Josef, Der Teufelsbanner und Wunderheiler Johann Joseph Gaßner (1727–1779), in: Schwaiger Georg, Mai Paul, Beiträge zur Geschichte des Bistums Regensburg, Regensburg 1985, S. 303–545, S. 503 ff. Hier wird sogar Karl Albert von Hohenlohe-Schillingsfürst als „Laienexorzist" bezeichnet. Mehrere seiner Kinder und Neffen litten an schweren Gesundheitsstörungen wohl „hauptsächlich psychogen überlagerte Fälle".
715 „Diese durchs heil Kreuzholz Christi unter Gebet eigens gesegneten sogenannten Scheyerer-Kreuzchen von Messing oder Silber sind nicht nur in ganz Bayern, sondern auch in Böhmen, Oesterreich, Polen, Sachsen, Schwaben, in der Schweiz, in Tyrol, Ungarn etc. bekannt". Leiß Rupert, Das Scheyerer=Kreuz oder gründliche Belehrung über den seit beiläufig 700 Jahren zu Kloster Scheyern in Oberbayern aufbewahrten Theil des wahren Kreuzes Christi. Nebst einem Anhange von Tagzeiten, Messen, Litanei, Lobgesängen, Kreuzweg=Andachten und anderen Gebeten. Für die Freunde des Kreuzes Christi neu bearbeitet, Augsburg 1843, S. 54 f. Fußnote 2. In diesem Buch schreibt Abt Leiß dem Kreuzespartikel und dem geweihten Scheyerer-Kreuzchen Wundertaten, darunter auch viele Heilungen vor Krankheiten zu. S. 50–64

716 Als Beispiel unserer Zeit sei genannt: Bruno Gröning * 30. 5. 1906 Oliva bei Danzig, † 26. 1. 1959 Paris. Gröning sah sich als von Gott gesandt und trat als Geistheiler in Massenveranstaltungen auf. Er heilte vor allem mit Stanniolkugeln, die er Heilung Suchenden überreichte. Seine Anhänger sind heute noch organisiert

717 Stone Gene, Warum manche Menschen nie krank werden … und wie auch Sie in Zukunft gesund bleiben, München 2012, S. 289 f.